サクセス管理栄養士・栄養士養成講座

第7版

解剖生理学 病理学

人体の構造と機能及び 疾病の成り立ち

監修　一般社団法人　全国栄養士養成施設協会
　　　　公益社団法人　日本栄養士会

著者　加藤昌彦
　　　　近藤和雄
　　　　箱田雅之
　　　　大荷満生

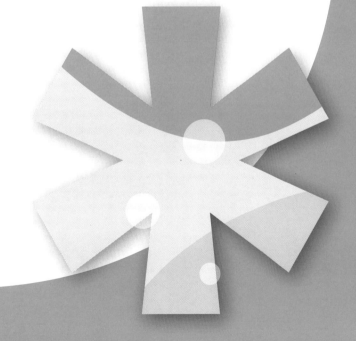

第一出版

著者紹介 （執筆順）

加 藤 昌 彦　椙山女学園大学生活科学部管理栄養学科教授

近 藤 和 雄　お茶の水女子大学名誉教授

箱 田 雅 之　安田女子大学家政学部管理栄養学科教授

大 荷 満 生　杏林大学医学部高齢医学教授

監修のことば

　栄養の専門職には，保健，医療，福祉，教育等の分野における学術の進歩や，社会の変化，国民の要請に的確に対応し，人々の健康や QOL の向上に貢献すると同時に，日本の栄養改善の知見を世界と共有し，持続可能な開発目標（SDGs）に沿った社会の実現に貢献することが求められています。その要求に応えるのが，高度な専門性と人間性，倫理性を併せ持つ管理栄養士・栄養士です。

　日本の栄養士は，1924 年の私立栄養学校の開設に始まり，第 2 次世界大戦前の栄養改善の時代，戦後の栄養欠乏対策の時代，高度経済成長期に顕著となった非感染症疾患対策の時代を経て，近年では低栄養と過栄養の栄養不良の二重負荷という複雑化した栄養課題に対処してきました。管理栄養士・栄養士は，100 年にわたり国民生活の向上と社会の発展に寄与してきたのです。その間，栄養士資格は，1945 年の栄養士規則および私立栄養士養成所指定規則公布を経て，1947 年公布の栄養士法により法制化されました。以後，国民の栄養状態の変化に対応すべく，幾度かの法改正が行われ，1962 年の一部改正では管理栄養士の資格が「栄養士のうち複雑または困難な栄養の指導業務に従事する適格性を有するもの」として新設されました。

　その後，2000 年の法改正において，「21 世紀の管理栄養士等あり方検討会報告書」を受け，管理栄養士は，「人間栄養学に基づいた対象者の栄養状態の評価に基づいた栄養管理と指導を行う」，栄養士は，「調理，献立と一般的な栄養指導を行う」と定義され，その役割が明確化されました。管理栄養士資格は登録制から免許制に変更され，国家試験の受験資格も見直され，今日に至っています。

　この改正の趣旨に合わせて，管理栄養士の養成カリキュラムは，"専門基礎分野"として「社会・環境と健康」，「人体の構造と機能及び疾病の成り立ち」，「食べ物と健康」が位置づけられ，"専門分野"として「基礎栄養学」，「応用栄養学」，「栄養教育論」，「臨床栄養学」，「公衆栄養学」，「給食経営管理論」が位置づけられるとともに，生理学，生化学，解剖学，病理学，臨床栄養学などの医学教育が重視され，臨地実習の内容も対人業務の実習が重視されることとなりました。また，管理栄養士・栄養士養成のための栄養学教育モデル・コア・カリキュラムや，その活用支援ガイドが作成され，管理栄養士国家試験出題基準も最新の知見を取り入れ，数度の改定が行われています。

　本シリーズ（サクセス管理栄養士・栄養士養成講座）は，最新のカリキュラムや国家試験出題基準準拠の問題に合わせ適宜改訂を行い，重要なキーワードの解説や要点がコンパクトにまとめられています。多くの方々が日々の学習書として活用されることを，強く希望いたします。

2023 年 2 月 1 日

一般社団法人 全国栄養士養成施設協会

会長　　滝川　嘉彦

公益社団法人 日本栄養士会

会長　　中村　丁次

目次

監修のことば

本書について

色文字①：重要語

色文字②：両側の欄に解説のある語

◀：このマークがある場合は，第 32 ～ 36 回管理栄養士国家試験に出題された内容が含まれています。

例）◀36-24：第 36 回問題 24

1 加齢・疾患に伴う変化

A 加齢に伴う変化

加齢は，生物が生きている間に年を重ねることをいう。老化は，いったん完成した体の機能が加齢により低下すること，あるいは，加齢により徐々に進行する体の機能低下による総合的変化をいう。

a 分子レベルの老化[1] ◀1 32-23

一般に私たちの体を構成する細胞は，限られた回数しか分裂・増殖できない（ヒトの体細胞は平均50回の分裂が可能）。したがって，最終的に細胞は分裂を停止し，増殖することができなくなり，その状態を細胞老化という。細胞老化（細胞の分裂寿命）を決める要因として，染色体末端にあるテロメアが注目されている。テロメアの長さは細胞分裂ごとに短くなり，テロメアが一定の短さになると，細胞は分裂できない仕組みになっている。

細胞老化は，臓器の老化につながり，個体の老化へとつながる。しかし，個体の老化と細胞老化（テロメアの長さの限界）は必ずしも一致していない。

b 臓器レベルの老化[1, 2] ◀2 34-23
33-26

細胞の分裂能は，生体のすべての細胞が同じではなく器官や組織により異なる。したがって，臓器レベルの老化では，最初からほとんど分裂能をもたない脳・神経細胞や心筋細胞のように，細胞が壊れることが直接臓器の老化につながる場合と，これら以外のほとんどの臓器にみられるように，約50回の分裂を終え，細胞が分裂しなくなることによって生じる老化がある。しかし，いずれの臓器も加齢により老化する。

臓器の老化は，実際には機能低下といった形で現れる。例えば，胃の老化では，胃壁細胞から胃酸の分泌が，主細胞からはペプシノーゲンの分泌が低下すると同時に消化管運動も低下する。また，加齢に伴い，細胞内液は減少し，それとともに体内水分量も減少する。

体内の脂肪細胞には白色脂肪細胞と褐色脂肪細胞があるが，加齢とともに褐色脂肪細胞が減少し，それに伴ってエネルギー消費が低下する。加齢による筋肉減少では，サルコペニアが起こる（p. 215）。

○ Column | **廃用症候群**

体の機能を使わないことによって，内臓，筋肉や脳の働きが低下すること。最近は，「生活不活発病」ともいわれる。心肺機能低下による息切れ，筋力低下による歩行障害や，起立性低血圧によるふらつきなどがみられる。

B 疾患に伴う変化

　各種の細胞・組織や器官が調和を保ち，体全体として均衡の取れた状態が維持されていることを健康といい，この健康な状態を維持できなくなったときを疾病（疾患）にかかっているという。

　疾病は，遺伝的要因，病原体などの外来要因，環境要因などが複雑に絡み合って発生する。疾病が発生すると，生体内反応により細胞，組織，器官に変化が生じる。

◀36-23
　35-23
　33-26

ⓐ 炎症と創傷治癒 ◀

1 炎症

　炎症とは，生体に何らかの傷害性の刺激が加わったときに起こる生体反応で，生体防御反応として重要である。炎症は，セルスス（Celsus）の4徴候として発赤，腫脹，疼痛，発熱が知られており，これに機能障害を加えたものが炎症の5徴候〔ガレノス（Galenos）の5徴候〕と呼ばれている。

●**炎症を来す病因**　炎症は病原体，化学的刺激，物理的刺激，アレルギーなど，生体に傷害を及ぼすものすべてが原因となり得る。組織に傷害が生じると傷害部（マクロファージなどの炎症細胞および滲出した漿液成分）からヒスタミン，ブラジキニン，プロスタグランジンなどの化学物質（ケミカルメディエーター）が放出され，血管の拡張，血管壁透過性の亢進，血漿成分・白血球の浸潤が生じ，炎症の徴候を引き起こす（図1-1）。

●**炎症の分類**　炎症は，その経過により急性炎症と慢性炎症に分けられる。

・急性炎症：炎症部に好中球（p. 229）の浸潤がみられ，数週間以内に炎症が終息する。

・慢性炎症：主にリンパ球やマクロファージ（p. 230）などの炎症細胞の浸潤がみられ，数か月以上にわたり炎症が持続する。

2 創傷治癒

　創傷とは，組織の損傷や欠損をいう。組織が損傷を受けると修復が始まり，局所は完全に，あるいは瘢痕を残して治癒する。この仕組みを創傷治癒という（図1-2）。

・一次性治癒：外科手術の場合には，創傷部には最小限の肉芽組織が加わるのみで，ほとんど瘢痕を残さない。

健康
WHO憲章では，「肉体的，精神的，社会的に完全に良好な状態にあることをいい，単に疾病や虚弱でないということではない」と定義されている。

腫脹
臓器が体積を増している状態をいうが，この場合は単純に"腫れていること"の理解でよい。

疼痛
痛みがあること。または，その痛み。

機能障害
ある臓器に炎症反応が起こり臓器の機能が障害されること。例えば，肘に負った火傷が治る際に，肉芽形成，結合組織増殖により肘を曲げることが困難になること。

肉芽組織
創傷治癒の過程で重要な役割を果たす増殖の盛んな若い結合組織で，肉眼的に赤味を帯び，表面は顆粒状で，柔らかい組織をもつなどの特徴がある。組織学的には，線維芽細胞と新生毛細血管に富み，マクロファージ，好中球，リンパ球や形質細胞が混在している。

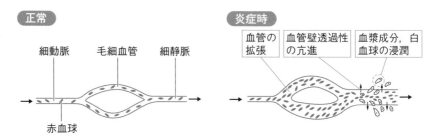

| 正常 |
細動脈　毛細血管　細静脈
赤血球

| 炎症時 |
血管の拡張　血管壁透過性の亢進　血漿成分，白血球の浸潤

図1-1　正常・炎症時の毛細血管のようす

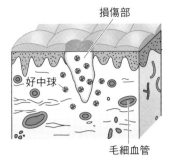

急性炎症（1〜3 日）

・毛細血管の拡張
・血管壁透過性の亢進
・好中球の浸潤

損傷部
好中球
毛細血管

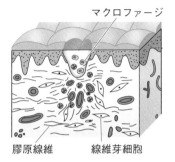

肉芽組織の形成（3〜10 日）

・線維芽細胞の増殖
・毛細血管の新生
・マクロファージ，
　好中球，リンパ球，
　形質細胞の集積
・膠原線維の新生

マクロファージ
膠原線維　　　線維芽細胞

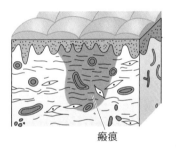

瘢痕の形成（10 日以降）

・炎症細胞の消失
・膠原線維の増加
・最終的には，ほ
　とんどが膠原線
　維のみとなる。

瘢痕

図1-2　創傷治癒

・二次性治癒：組織の欠損が大きいと，大量の肉芽組織が必要となり，瘢痕を残す。瘢痕収縮のために，臓器に変形や機能障害を残すことがある。

b 変性 ◀ 　　　　　　　　　　　　　　　　　　　　　　　◀ 33-26

　変性とは，完全に死に至らない程度に細胞や組織の構造，代謝が障害されたとき，障害された細胞や組織に異常な物質が出現・沈着したり，正常な物質であっても大量に沈着する，あるいは生理的に存在しないような部位に沈着したりする変化である。基本的に可逆的な変化である。変性には，たんぱく代謝異常（アミロイド変性，硝子変性），脂質代謝異常（脂肪変性），糖質代謝異常（糖原変性），その他（空胞変性，粘液変性）がある。過酸化反応によって脂質などの重合反応で形成されるリポフスチンの沈着は，加齢とともに増加する。

c 壊死，アポトーシス

1 壊死

壊死（ネクローシス）とは，細胞や組織が**不可逆的**な傷害を受けて死に至ること
をいう。壊死の原因には，①循環障害による虚血，②外傷，熱，電気，放射線など
の物理的因子，③酸，アルカリなどの化学的因子，④細菌，原虫やウイルスなどの
生物学的因子がある。壊死では周囲に炎症反応を伴う。

2 アポトーシス

古くなった細胞を新しい細胞と置き換えるために，細胞は遺伝子の支配下にプロ
グラムされた死を来す。これをアポトーシス（アポプトーシス）あるいはプログラ
ムされた細胞死と呼ぶ。アポトーシスした細胞は，周辺に存在するマクロファージ
によって速やかに貪食，消化されるため，アポトーシスでは炎症反応は生じない。

d 萎縮・肥大

◀36-23

正常の大きさまで成長した細胞，組織や臓器が何らかの原因で縮小することを萎
縮という。萎縮は，臓器・組織を構成する細胞の容積が減少するために組織や臓器
が小さくなる単純萎縮と，構成する細胞の数が減少することによる数的萎縮がある
が，多くは両者が組み合わさっている（**図1-3**，**表1-1**）。

細胞の容積が増大することを肥大（狭義の肥大で，単純肥大ともいう）といい，
細胞の数が増加した結果，組織や臓器の容積が増大することを過形成（増生）とい
う（**図1-3**，**表1-2**）。多くは単純肥大と過形成が同時に起こっており，これを
広義の肥大と呼ぶ。

進行性筋ジストロフィー症は，萎縮した筋組織内に脂肪組織が侵入しているため，
筋組織が肥大しているようにみえる。この状態を仮性肥大（偽性肥大）という。

e 化生，異形成

1 組織の再生・修復

再生とは，細胞の増殖で組織の欠損部を元に戻す現象で，生理的再生と病的再生
がある。

- **生理的再生** 表皮，粘膜上皮などの細胞や組織が生理的に消失するのを，そ
  の部位に存在する再生能力をもつ細胞によって補充することをいう。
- **病的再生** 循環障害あるいは物理・化学・生物学的作用で，欠損した部位に
  細胞が増殖・分化して補充することをいう。

2 組織の化生

化生とは，一度分化，成熟した組織が，ほかの組織に変化することである。

化生には，気管支の線毛上皮が扁平上皮になる扁平上皮化生や，胃の腺上皮が腸
上皮になる腸上皮化生などがある。

不可逆的
元の状態に戻らないこ
と。あるいは，戻せない
こと。

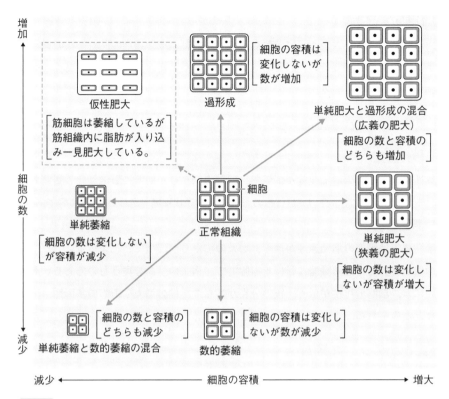

図1-3 萎縮，肥大，過形成の細胞のようす

表1-1 萎縮の種類と代表例

種　類	原　因	代表例
生理的萎縮	加齢，生理的	思春期以降の胸腺，閉経後の卵巣など
廃用萎縮(無為萎縮)	正常な機能の停止，抑制	ギプス固定や長期臥床時の下肢筋肉
圧迫萎縮	持続的な圧迫	褥瘡
神経性萎縮	支配神経の障害	筋萎縮性側索硬化症，神経切断による支配下の筋肉
放射線萎縮	放射線に被曝	骨髄，卵巣，睾丸の萎縮
内分泌性萎縮	ホルモンの分泌停止や低下	下垂体ホルモンの分泌低下による副腎の萎縮

表1-2 肥大（広義）の種類と代表例

種　類	原　因	代表例
作業肥大	持続的な機能亢進の要求	授乳期の乳腺（生理的） 高血圧の心肥大（病的）
代償性肥大	臓器の摘出・切除による残存部の肥大	一方の腎臓摘出による対側の腎臓
内分泌性肥大	ホルモンの過剰分泌	子宮内膜増殖症，巨人症
特発性肥大	原因不明	肥大型心筋症
仮性肥大(偽性肥大)	筋肉は萎縮するが全体は肥大	進行性筋ジストロフィー症

3 組織の異形成

異形成とは，胃，大腸，子宮頸部などの上皮に細胞成熟過程の乱れや核の異常を示す異型を認める病変をいう。異形成は，放置するとがんになる確率が高く，前がん病変と考えられている。

◀36-23
35-23
33-26

f 良性腫瘍，悪性腫瘍 （表1-3）

1 良性腫瘍

良性腫瘍は腫瘍の増殖速度が緩慢で，増殖の広がりが局所に限定される腫瘍である。また，細胞分化度は高い。身体への影響も圧迫症状程度であり，予後は良好である。

2 悪性腫瘍

悪性腫瘍は腫瘍の増殖速度が速く，増殖の広がりが局所にとどまらずに，リンパ管や血管を介して遠隔臓器に転移する腫瘍で，宿主の生命を奪うものである。形態学的には，細胞分化度が低く，核の分裂が盛んで，核の増大や細胞の多形性，浸潤性などがみられる。上皮性の悪性腫瘍をがん，非上皮性の悪性腫瘍を肉腫と呼ぶ。

g 発がんのメカニズム

1 腫瘍発生の原因 （表1-4）

細胞の増殖異常〔細胞のDNA（遺伝子）が繰り返し傷害を受けて，DNAの異常・変異が生じて起こる〕が腫瘍発生の原因である。

しかし，**フリーラジカル**や発がん物質，ウイルスなどによってDNAが直接ダメージを受けても生体には修復機能があり，異常は取り除かれる。腫瘍はこうした防御機構をすり抜けて発生するため，多くの腫瘍発生には20〜25年の年月を要している。

●**遺伝的要因**　遺伝的要因により発生するがんは，がん遺伝子，がん抑制遺伝子の遺伝的変異が関連する（p.8）。このため，家系内にがんが集積することがある。代表的なものに，**家族性大腸ポリポーシス**による大腸がんのほか，乳がん，網膜芽細胞腫がある。

●**環境要因**　大気汚染，排気ガス，種々の化学物質，食品および添加物，タバコ，放射線などが発がん性を有することが確認されている。また，多くのウイルス感染によっても発がんすることがわかってきている。

2 腫瘍発生のメカニズム

前がん病変を経て多段階に発生する多段階発がん説が広く受け入れられている。がんは，次の①〜③の過程を経て発生すると考えられている（図1-4）。

①**イニシエーション**　正常細胞のDNAに発がん因子が加わり，不可逆的な傷害を起こして変異細胞をつくり出し，前がん状態となる。この段階をイニシエーションという。

②**プロモーション**　イニシエーションを受けた細胞に新たに発がん因子が加わって，がん細胞が発生する。この段階をプロモーションという。

フリーラジカル
不対電子を有するため非常に反応しやすくなっている原子や分子をいう。細胞傷害性が強い。遺伝子にダメージを与えるなど生体にとって悪い働きが注目されているが，体内に侵入したウイルスや細菌などの駆逐には重要である。

家族性大腸ポリポーシス
前がん病変である大腸ポリープが多数生じ，そこから大腸がんが発生する症候群で，家族性に発症する。常染色体優性遺伝の形式をとる。がん抑制遺伝子である*APC*遺伝子の変異によって生じると考えられている。

③**プログレッション**　さらに発がん因子が加わり，プログレッションという段階に入り，がんが認知されるほどの大きさまで増殖を続ける。

表1-3　良性腫瘍と悪性腫瘍の違い

	良性腫瘍	悪性腫瘍
増殖速度	遅い	速い
増殖形式	膨張性	浸潤性
分化度	高分化，異型性が乏しい	低分化，異型性に富む
細胞分裂	少ない	多い
細胞密度	やや密である	密である
核	普通	大きい
壊死	ない	多い
転移	ない	多い
増殖の広がり	局所性	全身性
予後	良好	不良

表1-4　がん・肉腫の誘因

引き起こされるがん・肉腫	がん・肉腫の誘因
皮膚がん	コールタール
膀胱がん	アニリン
悪性中皮腫（p.203, Column），肺がん	アスベスト
肺がん	タバコ
肝細胞がん	アフラトキシン，B型・C型肝炎ウイルス
子宮頸がん	ヒトパピローマウイルス
成人T細胞性白血病	ヒトレトロウイルス
バーキットリンパ腫（悪性リンパ腫の一種）	EB（Epstein-Barr）ウイルス
カポジ肉腫（血管内皮細胞由来の肉腫）	ヒト免疫不全ウイルス（HIV）

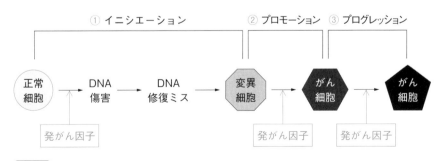

図1-4　腫瘍発生のメカニズム

h　がん遺伝子，がん抑制遺伝子

1　がんの原因となる遺伝子

前述で示したように，がんとは，細胞のDNAに変化が起こって，細胞ががん化し，無秩序に分裂，増殖して正常組織が変わってしまう疾患である。細胞のがん化の原因となる遺伝子は大きく2種類に分けられ，細胞増殖を促進するアクセル役となるがん遺伝子と，ブレーキ役のがん抑制遺伝子がある。これら複数のがん遺伝子やがん抑制遺伝子の異常が積み重なって，細胞はがん化する。

2　がん遺伝子

がん遺伝子とは，細胞の過剰増殖を促進し，腫瘍を形成する遺伝子をいう。現在までにわかっているがん遺伝子は約200種類である。*ras*遺伝子や*myc*遺伝子は代表的ながん遺伝子である（**表1-5**）。

3　がん抑制遺伝子

がん抑制遺伝子とは，細胞の増殖を抑制する遺伝子で，現在約30種類がわかっている。これらのがん抑制遺伝子が何らかの障害によって活性を消失すると，がんが発生する可能性がある。*p53*遺伝子，*Rb*遺伝子は代表的ながん抑制遺伝子である（**表1-5**）。

i　がんの増殖・浸潤・転移・播種

1　局所における腫瘍の増殖

- **●良性腫瘍**　発生した部位に限局し，皮膜に包まれていることが多い。周囲組織を圧迫し増殖する。例として，ポリープや子宮筋腫などがあげられる。
- **●悪性腫瘍**　周囲組織へ浸潤，増殖し，正常組織を破壊する。

表1-5　主ながん遺伝子とがん抑制遺伝子

	遺伝子名	細胞内局在	機能・特徴	主な関係するがん
がん遺伝子	*ras*	細胞膜	低分子GTP結合たんぱく	膵がん，胆道がん
	erbB		EGF受容体	食道がん，脳腫瘍
	met		HGF受容体	胃がん，肝がん，大腸がん
	myc	核	転写因子	多くのがん
	abl	細胞質	骨髄性白血病のRh染色体転座部位	骨髄性白血病
がん抑制遺伝子	*p53*	核	転写抑制	肺がん，乳がん，大腸がん，食道がん
	Rb			肺がん，乳がん，骨肉腫，線維芽細胞腫
	DPC-4			膵がん，大腸がん
	BRCA-1，2			乳がん，卵巣がん
	APC	細胞質	カテニンと結合	胃がん，膵がん，大腸がん

② 腫瘍の局所浸潤

腫瘍細胞が増大して周囲の組織を圧迫する。腫瘍細胞は組織融解酵素を分泌して基底膜を破壊し，原発巣から連続的に進展していく。このことを浸潤という。

③ 腫瘍の転移

腫瘍細胞が原発巣に隣接していない，ほかの部位で増殖する現象を転移といい，悪性腫瘍に特徴的な現象である。

- **●リンパ行性転移**　　リンパ管に腫瘍細胞が侵入してリンパ流にのって，遠隔臓器に転移する。
- **●血行性転移**　　血管内に腫瘍細胞が侵入して血流にのって，遠隔臓器に転移する。

④ 腫瘍の播種

腫瘍細胞が腹腔，胸腔などの体腔内に散らばって転移する様式をいう。例えば，進行性胃がんでは，腹腔内に播種がみられることがあるが，これを腹膜播種という。

浸潤
がんにおいては増殖形態の一つ。ほかにも転移，播種がある。

Ⓒ　個体の死

死とは，生命活動が不可逆的に失われた状態をいう。個体の死は，心臓や肺の機能停止と，脳機能の停止を確認することにより診断してきた。従来，死の判定は①心臓停止，②呼吸停止，③瞳孔の散大（対光反射の消失），いわゆる「死の3徴候」により行われてきた。

ⓐ 植物状態

昭和47（1972）年に日本脳神経外科学会は「植物状態」の定義を次のように示した。一般生活を送っていた人が脳損傷を受けた後で，以下の①〜⑥の項目を満たすような状態に陥り，ほとんど改善がみられないまま，3か月以上経過したものをいう。①自力移動不可能，②自力摂食不可能，③屎尿失禁状態，④たとえ声は出ても意味のある発語は不可能，⑤「目を開け」「手を握れ」などの簡単な命令にはかろうじて応ずることもあるが，それ以上の意思の疎通が不可能，⑥眼球はかろうじて物を追っても認識はできない，の6点を判定基準とした。換言すれば，植物状態とは，脳に何らかの重い障害を受け，外界からの刺激に全く反応しない状態に陥った後，呼吸や対光反射などの生命徴候は認めるが，外部との意思の疎通ができない状態をいう（**表1-6**）。

植物状態
2005年，家族の会では，この言葉に抵抗感があるとし，「遷延性意識障害」と呼ぶよう求めている。

対光反射
眼に光が入るか，光の強さが急に増加したとき，瞳孔が縮小し，光が弱くなれば瞳孔が散大する瞳孔反応。

表1-6 植物状態および心臓死，脳死の比較

	植物状態	心臓死	脳　死
心拍動	●拍動は長期間にわたり継続する。	●停止する。	●拍動は数日〜数週間以内に停止する。
呼吸	●多くは自発呼吸がある。	●停止する。	●自発呼吸はなく，人工呼吸器に依存する。
脳の機能	●脳幹機能は残存する。 ●生命徴候を認める（対光反射がある）。	●すべての脳機能が不可逆的に停止する（対光反射は消失）。	●すべての脳機能が不可逆的に停止する（対光反射は消失）。

b 心臓死

死の 3 徴候により判定される死を心臓死という（**表**1‒6）。

c 脳死

すべての脳機能が停止した後でも，体外循環器や人工呼吸器などにより，血液の循環や呼吸が人為的にある期間保たれる場合がある。この状態を脳死という（**表**1‒6）。

脳死とは，①深昏睡，②自発呼吸の停止（無呼吸），③瞳孔散大（両側瞳孔径 4mm 以上）・固定，④脳幹反射消失，⑤脳波活動消失（平坦脳波），⑥①～⑤の確認を行い 6 時間以上（6 歳以上），または 24 時間以上（6 歳未満）経過した後，第 2 回目の脳死判定を行う。2 回目の脳死判定ですべての項目が満たされた場合，法的脳死と判定する（厚生労働科学特別研究事業：法的脳死判定マニュアル，2010 年度）。

問題 次の記述について，○か×かを答えよ。

加齢に伴う変化

1 ヒトの体を構成する細胞は，限られた回数しか分裂・増殖できない。
2 細胞の分裂寿命を決める要因として，染色体末端にあるテロメアが注目されている。
3 脳・神経細胞，心筋細胞は最初からほとんど分裂能をもたず，細胞が壊れることが直接老化につながる。
4 臓器の老化は，機能面には現れないことが多い。
5 胃の老化では，塩酸の分泌が低下する。

疾患による細胞・組織の変化

6 慢性炎症の炎症部には好中球の浸潤がみられる。
7 急性炎症では血管壁透過性が抑制される。
8 ギプスの固定などによる筋肉の萎縮は，廃用萎縮に分類される。
9 進行性筋ジストロフィー症による肥大を，内分泌性肥大という。
10 細胞死のことを総じてアポトーシスと呼ぶ。

個体の死

11 従来，死の判定は「心臓停止」，「呼吸停止」，「脳波の消失」のいわゆる「死の3徴候」で判定されてきた。
12 死の3徴候により判定される死を「心臓死」という。
13 植物状態では生命徴候はほとんど認められない。
14 脳死状態では，すべての脳機能が停止しているが，自発呼吸，血液の循環が自然に行われる。
15 脳死は人の死と認められていない。

解説

1 ○ 限られた回数しか分裂・増殖ができず，ヒトの体細胞では平均50回の分裂が可能である。
2 ○ 細胞が分裂するたびに，テロメアが短くなり，一定の短さに達すると分裂できなくなる仕組みになっている。
3 ○
4 × 機能低下の形で現れる。
5 ○

6 × 慢性炎症では，リンパ球やマクロファージなどの炎症細胞の浸潤がみられる。好中球の浸潤は急性炎症でみられる。
7 × 急性炎症では血管壁透過性の亢進がみられる。
8 ○
9 × 進行性筋ジストロフィー症は仮性肥大であり，萎縮した筋組織内に脂肪組織が侵入し，筋組織が見かけ上の肥大を起こしている。内分泌性肥大はホルモンの過剰分泌によって生じる肥大で，子宮内膜増殖症や巨人症の患者でみられる。
10 × 細胞死は，アポトーシスと壊死（ネクローシス）に大別される。

11 × 死の3徴候とは「心臓停止」，「呼吸停止」，「瞳孔の散大」を指す。
12 ○
13 × 呼吸や対光反射などの生命徴候は認めるが，外部との意思疎通ができない状態を植物状態という。
14 × 脳死では，自発呼吸，血液の循環はみられない。体外循環や人工呼吸器で人為的に呼吸・循環を維持している。
15 × 個体の本質は脳機能にあるとの見地から，脳死を個体の死とみなす考え方が定着しつつある。臓器移植法では，脳死を人の死とみなす条件が定められている。法的脳死判定マニュアルでは，すべての項目が満たされた場合，法的脳死と判定する（p. 10参照）。

2 疾患診断の概要

病気になると，健康時にはみられなかったさまざまな異常が出現してくる。診断とは，患者の異常を正確に把握し，病名を決定することである。そのために，一般的診察〔問診や身体診察（現症）〕を行い，患者から疾患に関わる主な情報（主な症候）を収集し，それを裏付ける客観的情報を得るために必要な検査（臨床検査など）を行う。この診断結果に基づき，治療が行われることになる。**図2-1**は診療の手順を示したもので，治療計画以降は 3（p. 31）で扱う。

1 問診；主訴，現症，現病歴，既往歴，家族歴

問診とは，医師などの医療従事者が患者に質問することから始まる疾患診断の最初のアプローチで，問診のみで診断が可能な疾患も少なくない。患者から必要な情報を上手に聞き出すこと，聞き漏らしの項目がないようにすることが重要である。そのために，次の手順に従って進める。現症については 2 参照。

①主訴

患者が病院（医療施設）を受診した直接の動機を主訴（しゅそ）という。文字通り，これは患者が訴えたいことである。「頭が痛い」「下痢が止まらない」「疲れやすい」などがこれにあたる。

②現病歴

主訴にみられる症状が，「いつから」「どのように」発症したのか，「どのくらい持続している」「強さはどうか」など，症状の推移を明らかにしたものを現病歴という。「昨日から突然」「1週間前から徐々に」「次第に痛みが強くなっている」あるいは「少しずつ軽快してきている」などがこれにあたる。

③既往歴

患者の過去の健康状態や罹患したことのある疾患歴を既往歴（きおうれき）という。現在の疾患と一見関連のないような過去のものであっても，現在の疾患と関連していることがある。ここでは，現在服用中の薬剤，健康食品などについても聞いておく。

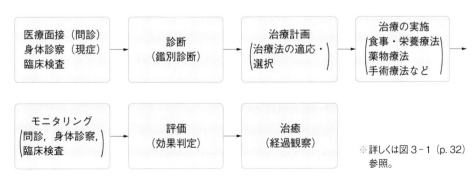

医療面接（問診）身体診察（現症）臨床検査 → 診断（鑑別診断）→ 治療計画（治療法の適応・選択）→ 治療の実施（食事・栄養療法 薬物療法 手術療法など）→

モニタリング（問診，身体診察，臨床検査）→ 評価（効果判定）→ 治癒（経過観察）

※詳しくは図3-1（p. 32）参照。

図2-1 診療の手順

表2-1 身体診察を行う主な部位

	主な部位	現症の項目
全身状態	外観	身長，体重，顔貌，体格，姿勢，体位，異常運動の有無
	精神状態	意識，見当識，知能
	皮膚	色調，湿潤度，弾力性，毛髪，爪，色素沈着，発疹，瘢痕，浮腫，静脈怒張
局所状態	頭部・顔面	大きさ，形状，頭髪，顔貌，色調
	眼	眉毛，眼瞼，眼球（位置と運動），眼瞼結膜，眼球結膜，角膜，瞳孔（大きさ，形状，左右差，対光反射），水晶体，視力，視野
	耳・鼻	形状，聴力，嗅覚，分泌物
	口	口臭，唾液分泌，口唇，舌，歯，口腔粘膜，歯肉，軟口蓋，咽頭，扁桃
	頸部	リンパ節，甲状腺，静脈拡張
	腋窩	皮膚，リンパ節
	胸部	皮膚，形状，乳房，心血管（脈拍，心音，心雑音），肺，呼吸音
	腹部	皮膚，形状，周囲，静脈拡張，圧痛，筋緊張，腫瘤，リンパ節，ヘルニア
	背部	皮膚，形状，脊柱の変形
	四肢	大きさ，形状，皮膚，筋肉，血管，リンパ管，骨，関節
	神経系	髄膜刺激症状（項部強直，ケルニッヒ徴候），脳神経系，運動系（姿勢，歩行，随意運動，不随意運動），言語（言語障害），知覚系（表在知覚，深部知覚），反射（腱，病的反射），自律神経系（血管運動障害，膀胱・直腸障害）

④家族歴

患者の家族が過去あるいは現在罹患している疾患歴を家族歴という。両親や兄弟などの血縁者に関連のある疾患があるかどうかを聞くことは，疾患の家族内発生，遺伝性を知るために重要である。

また，本来，家族歴とはいわないが，血縁ではない同居者（例えば，妻側の血縁者など）の疾患歴が有用なこともある。これは，生活習慣が似通ってくるためである。特に生活習慣病では，家庭状況が患者の疾患に関連していることも多い。

2 身体診察

患者が示している身体的状態を現症という。現症を把握するために，問診後に身体診察（視診，触診，打診，聴診の4つの方法がある）を行う（表2-1）。

●栄養学的に特に重要な部位

- 皮膚，毛髪，爪：ビタミンや微量元素の欠乏状態を反映する。
- 眼瞼・眼球：黄疸と貧血の有無を観察する。高LDLコレステロール血症では，黄色腫（黄色い扁平隆起）が上眼瞼の鼻側にみられることがある。
- 口唇，口腔，舌：ビタミンB群の欠乏で炎症を起こすことがある。
- 下肢（特に脛骨前面）：浮腫を認めやすい。

Ⓐ 主な症候

患者自身が自覚している異常を症状といい，患者は自覚していないが医師が見つけた異常を徴候という。これら両者を含めて症候という。症候を正確に捉えること

は，診断に大きく貢献する。

ⓐ バイタルサイン；血圧，脈拍，呼吸，体温，意識 ◀············· ◀35-22

バイタルサインとは，ヒトが生きていることを示す生命徴候をいい，血圧，脈拍，呼吸，体温，意識状態などを指す。

1 血圧

血液が血管壁に及ぼす圧力を血圧といい，一般に動脈の圧力を指す。血圧は，心拍出量と末梢血管抵抗により変動する。心拍出量が増加する，あるいは末梢血管抵抗が上昇すれば，血圧は上昇する。

●**血圧の測定**　臨床では，一般に上腕動脈の圧力を水銀計を用いて測定する。測定単位は mmHg を用いる。

血圧の測定
最近は，水銀を用いない上腕式自動血圧計の使用も認められている。

2 脈拍

心臓の拍動により動脈中で起こる圧力の変動を脈拍という。臨床では橈骨動脈（手首の内側で親指側）を指で触れて，脈拍数，リズムを測るのが一般的である。

●**年齢と脈拍**　健常成人は 60 ～ 80 回 / 分程度で，100 回 / 分以上になると頻脈，60 回 / 分以下になると徐脈という。小児では脈拍数が多く，3 歳までは 100 回 / 分を超える。高齢者では 60 回 / 分くらいにまで減少することもある。

●**脈拍の変化**　健常者でも睡眠時には徐脈を呈することがあり，運動選手では著しく脈拍数が少ないことがある。

3 呼吸

健常成人は，1 分間に 14 ～ 20 回の呼吸をしており，呼吸の深さやリズムは一定である。病状により特徴的な呼吸がみられることがある。

●**チェーン・ストークス呼吸**　重篤な脳疾患，心肺疾患などでみられる，呼吸と無呼吸が交互に現れる呼吸をいう。無呼吸の期間は数秒から数十秒のことが多いが，1 分以上に及ぶこともある。

●**クスマウル呼吸**　糖尿病性昏睡や尿毒症の際，アシドーシスを補正するためにみられる持続的な異常に深く大きな呼吸をいう。

●**起坐呼吸**　左心不全でみられる。横になると呼吸困難が強まるため，座位になって行う呼吸をいう。

4 体温

体温は，視床下部に存在する体温（調節）中枢でセットされた体腔の温度をいい，体腔温ともいう。体腔温は，体内の熱産生と熱放射のバランスにより，通常 37℃ 前後に維持されている。

●**測定部位**　体温計による検温は，直腸，口腔，腋窩（わきの下）で行われるが，直腸温が体腔温に最も近い。口腔温は直腸温よりも 0.2 ～ 0.5℃ 低く，腋窩温は口腔温よりもさらに 0.1 ～ 0.5℃ 低い。

●**日内変動**　体温は一定のリズムで日内変動し，午後 2 ～ 6 時ごろが最も高くなり，午前 2 ～ 4 時ごろに最も低くなる。

5 意識状態

診断では，意識の清明度が問題となる。自己を正しく認識し周囲に対して適切に反応できなくなった状態を意識障害という。意識障害の評価には，Japan Coma Scale（JCS）の 3 - 3 - 9 度方式が用いられる（p. 18, **表 2 - 5**）。

◀36-24
34-25

b 全身症候；発熱，全身倦怠感，体重減少・増加，ショック，意識障害，不穏，けいれん，めまい，脱水，浮腫◀ ·······························

1 発熱

体温中枢でのバランスが乱れ，体温が生理的変動の範囲を超えて上昇した状態を発熱という。腋窩温が 37.0℃以上の場合をいい，微熱は 37.0 ～ 37.9℃をいう。疾患によっては，特徴的な発熱パターンをとるものがあり，診断の助けになる（**表 2 - 2**）。

2 全身倦怠感

「だるい」「気力がない」などと訴える肉体的，精神的症状を全身倦怠感（けんたいかん）という。

表2-2 代表的な熱型

熱　型	体温の変動のようす		主な疾患
稽留熱	発熱が持続し，日内変動幅が 1℃以内。	(℃) 40 39 38 37 36	腸チフス 大葉性肺炎 感染性心内膜炎 オウム病
弛張熱	体温の日内変動幅が 1℃以上で，平熱にまで下がらない。	(℃) 40 39 38 37 36	化膿性疾患 ウイルス感染症 敗血症 悪性腫瘍
間欠熱	体温の変動が 1℃以上で，最低体温は平熱まで下がる。	(℃) 40 39 38 37 36	膿瘍 粟粒結核 尿路感染症
波状熱	有熱期と無熱期を不規則に繰り返す。	(℃) 40 39 38 37 36	ホジキン病 胆道閉塞症
周期熱	規則正しい間隔で発熱を繰り返す。	(℃) 40 39 38 37 36	マラリア（三日熱，四日熱）

資料）奈良信雄：身体診察による栄養アセスメント，p. 29（2006）第一出版

健常者でも過度の精神的・肉体的作業を行えば疲労が残り，全身倦怠感を訴えるが，この場合は休息により自然と回復する。一方，疲労を感じるほどの作業をしていない，あるいは休息によっても回復しない場合が病的な疲労感である。

③ 体重減少（やせ），体重増加（肥満）

エネルギーの供給と消費のバランスが負に傾く，すなわちエネルギー摂取不足あるいはエネルギー消費の増加が生じれば，体重減少となる。一方，エネルギーの供給と消費のバランスが正に傾く，すなわちエネルギー摂取過剰あるいはエネルギー消費の低下が生じれば，体重増加となる。

● **低体重（やせ），肥満の判定方法**　　日本肥満学会では，身長と体重から肥満指数あるいは体格指数（BMI）を求め，この値が 18.5 未満を低体重（やせ），25 以上を肥満と定義している（**表2-3**）。また，体重の変化を経時的に観察して算出する体重変化率も栄養状態の判定には重要であり，次の式で求められる。体重減少率が 6 か月で 3 ％以上あれば，**低栄養のリスク**があると判断する。

体重減少率（%）＝（通常体重−現在の体重）/ 通常体重× 100

低栄養のリスク
特に 6 カ月で 10 ％以上の減少があるときには，高リスクと判断する。

④ ショック

大出血，心筋梗塞や敗血症などにより，心拍出量が低下したり，血管が虚脱して血圧が低下し主要臓器への血流が減少することで，組織の代謝に異常を来して細胞機能が保てなくなった状態をショックという。一つの独立した疾患名称ではなく症候群である（**表2-4**）。

表2-3 肥満の程度による日本と WHO の基準の比較

BMI	判　定	【参考】WHO 基準
＜ 18.5	低体重	Underweight（低体重）
18.5 ≦〜＜ 25	普通体重	Normal range（正常）
25 ≦〜＜ 30	肥満（1 度）	Pre-obese（前肥満）
30 ≦〜＜ 35	肥満（2 度）	Obese class I（I 度）
35 ≦〜＜ 40	肥満（3 度）	Obese class II（II 度）
40 ≦	肥満（4 度）	Obese class III（III 度）

注 1）ただし，肥満（BMI ≧ 25）は，医学的に減量を要する状態とは限らない。
　　　なお，標準体重（理想体重）はもっとも疾病の少ない BMI 22 を基準として，
　　　標準体重（kg）＝身長（m）^{2} × 22 で計算された値とする。
注 2）BMI ≧ 35 を高度肥満と定義する。
資料）日本肥満学会：肥満症診療ガイドライン（2016）

表2-4 ショックの分類と病態

	ショックの原因疾患	病　態
循環血液量減少性ショック	大出血，脱水，腹膜炎，熱傷など	循環血漿量が減少
血液分布異常性ショック	アナフィラキシー，脊髄損傷，敗血症など	I 型アレルギー
心原性ショック	心筋梗塞，弁膜症，重症不整脈，心筋症，心筋炎など	心臓のポンプ機能の失調
心外閉塞・拘束性ショック	肺塞栓，心タンポナーデ，緊張性気胸など	心臓への過度の負担

資料）日本救急医学会（2009）より一部改変

表2-5 JCS の 3-3-9 度方式

		刺激しないでも覚醒している。
Ⅰ	1	大体意識清明であるが，いまひとつはっきりとしない。
	2	見当識障害がある。 （日時，場所等が判らない）
	3	自分の名前，生年月日がいえない。
		刺激すると覚醒するが刺激をやめると眠り込む。
Ⅱ	10	普通の呼びかけで容易に開眼する。
	20	大きな声または体を揺さぶることにより開眼する。
	30	痛み刺激を加えつつ呼びかけを繰り返すと，かろうじて開眼する。
		刺激をしても覚醒しない。
Ⅲ	100	痛み刺激に対し，払いのける動作をする。
	200	痛み刺激に対し，少し手足を動かしたり，顔をしかめたりする。
	300	痛み刺激に反応しない。

*意識が清明の場合は「0（ゼロ）」と表記する。

5 意識障害

　自己を正しく認識できず，周囲に対して適切に反応できなくなった状態を意識障害という。その原因が脳自体にある場合（脳出血，脳梗塞，脳外傷，脳腫瘍，髄膜炎）と，全身性障害の場合（糖尿病性昏睡，肝性昏睡，尿毒症）がある。意識レベルの評価には，Japan Coma Scale（JCS）の 3-3-9 度方式が用いられる（**表2-5**）。

6 不穏

　長時間持続する強度の不安や恐怖感のために，苦しんだり，もがいたり，大声を出したりして穏やかでない状態を不穏（ふおん）という。精神的な疾患でみられることが多いが，心筋梗塞時や呼吸困難時など，強度の不安や恐怖心を伴う場合にもみられる。

7 けいれん

　全身または筋肉の一部が発作的に攣縮する状態をけいれんという。けいれんは，全身に起こる全身性けいれんと身体の一部にみられる末梢性けいれんがある。

- 全身性けいれん：てんかん小発作・大発作や，熱性けいれんなどがある。
- 末梢性けいれん：顔面神経けいれんや骨格筋に痛みを伴う「こむら返り」がある。

8 めまい

　平衡機能が障害され，姿勢の保持が困難になった状態をめまいという。平衡感覚の維持には，三半規管から前庭神経が中心に働く（p. 185，**図9-21**）。めまいには真正めまいと仮性めまいがある。

- 真正めまい：「外界が回る」「自分が回る」といった運動性の訴えで，悪心，嘔吐，頭痛を伴う。
- 仮性めまい：「くらくらする」「立ちくらみ」といった体の不安定感として訴えられる。

9 脱水

　体液量が減少することを脱水という。脱水には主に水分が減少する高張性脱水，

全身性浮腫	心原性浮腫	うっ血性心不全
	肝性浮腫	肝硬変
	腎性浮腫	糸球体腎炎，ネフローゼ症候群，腎不全
	内分泌性浮腫	甲状腺機能低下症，月経前浮腫
	薬物性浮腫	女性ホルモン（経口避妊薬），血管拡張薬，抗炎症薬
	低栄養性浮腫	飢餓，たんぱく漏出性胃腸症，脚気
	その他	妊娠，特発性浮腫
局所性浮腫	リンパ性浮腫	象皮病，悪性腫瘍リンパ節転移
	静脈性浮腫	静脈瘤，上大静脈症候群，静脈血栓症
	血管神経性浮腫	遺伝性（クインケ浮腫）
	その他	炎症，アレルギー

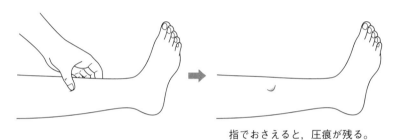

指でおさえると，圧痕が残る。

図2-2　浮腫の有無の確認

水分よりも Na の喪失が大きい低張性脱水，両者がともに減少する等張性脱水の三つの型がある。

10　浮腫

　組織液が組織間隙（かんげき）に異常に増加し，いわゆる「むくみ」を生じた状態を浮腫（ふしゅ）という。主に，血漿膠質浸透圧の低下によって引き起こされる。目に見えて分かる場合を顕在性浮腫，目に見えない場合を潜在性浮腫という。

　浮腫は，全身に生じる全身性浮腫と，局所に生じる局所性浮腫があり，**表2-6**のような疾患によって生じる。また，脛骨前面（前脛骨部）は，浮腫を診断しやすい。浮腫の有無を確認するには，**図2-2**のように下腿（脛骨前面）を指先で圧迫して圧痕をみることが多い。このとき，圧痕が認められる場合には，体重の10%以上の水分貯留があるとされる。

c　その他の症候・病態；チアノーゼ，黄疸，発疹，喀血，頭痛，運動麻痺，腹痛，悪心，嘔吐，嚥下困難，食欲不振，便秘，下痢，吐血，下血，腹部膨隆，腹水，睡眠障害

◀36-24
35-24
34-25
33-39
32-24

1　チアノーゼ

　皮膚や粘膜の色が暗紫赤色を呈するものをチアノーゼといい，毛細血管内にある血液中の還元ヘモグロビン濃度が 5 g/dL 以上に増加すると出現する。血液ヘモグ

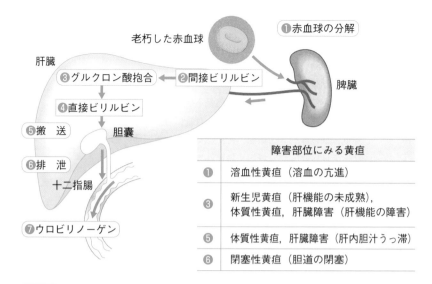

老朽した赤血球

❶赤血球の分解

肝臓

❸グルクロン酸抱合 ← ❷間接ビリルビン

脾臓

❹直接ビリルビン

❺搬　送　　　胆囊

❻排　泄

十二指腸

❼ウロビリノーゲン

	障害部位にみる黄疸
❶	溶血性黄疸（溶血の亢進）
❸	新生児黄疸（肝機能の未成熟），体質性黄疸，肝臓障害（肝機能の障害）
❺	体質性黄疸，肝臓障害（肝内胆汁うっ滞）
❻	閉塞性黄疸（胆道の閉塞）

図2-3 ビリルビンの生成と排出

資料）奈良信雄：身体診察による栄養アセスメント，p. 79（2006）第一出版

ロビン量が関係することから，血中ヘモグロビン濃度が高い赤血球増加症ではチアノーゼは出現しやすいが，貧血ではチアノーゼは出現しにくい。チアノーゼは，耳朶（耳たぶ），鼻尖部（鼻の頭），口唇，指爪床などでよくみられる。

2 黄疸

血液中のビリルビン濃度が増加し，皮膚，粘膜，その他の組織が黄染した状態を黄疸という。血中ビリルビン濃度が 2.0mg/dL 以上になると肉眼的にも黄疸が認められる（顕在性黄疸）が，血中ビリルビン濃度が 1.0 ～ 2.0mg/dL に増加しても臨床的に黄疸として認められないことが多い（潜在性黄疸）。

黄疸の原因となるビリルビンの生成・排出は，**図2-3**のように行われる。

3 発疹

皮膚に見られる肉眼的変化を発疹という。発疹には紅斑，紫斑，丘疹，水疱，びらん，潰瘍，鱗屑などがある。発疹は皮膚の局所的な疾患のほかに，全身性疾患の一部として認められることもある。全身性エリテマトーデス（SLE）患者にみられる蝶形紅斑，肝硬変患者にみられる手掌紅斑は，全身性疾患の代表である。

4 喀血

気道からの出血により血液を口腔から喀出する場合を喀血という。肺結核，気管支拡張症などの肺の炎症性疾患，肺がんや肺外傷で認められる。消化管からの出血が口腔から排出される吐血との鑑別が必要である（**表2-7**）。

5 頭痛

頭部に感じる痛みを総称して頭痛という。頭痛の原因はさまざまで，脳腫瘍などの頭蓋内疾患，眼・鼻・耳などの局所性疾患，高血圧や発熱などの全身性疾患で認められる。また，慢性的な頭痛を訴えても，身体的な原因を見出せない場合も多く，こうした頭痛には片頭痛，緊張性頭痛，心因性頭痛がある。

表2-7　喀血と吐血の鑑別

	喀　血	吐　血
血液の性状	鮮紅色	暗赤色
排出物の反応性	アルカリ性のことが多い	酸性
便	正常	タール便
食物残渣	ない	ある
その他	心臓・肺の疾患がある	消化管の疾患がある

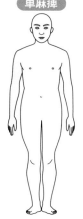
単麻痺

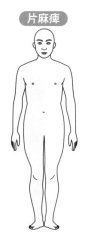
片麻痺

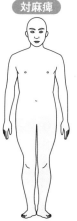
対麻痺

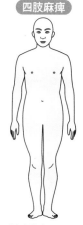
四肢麻痺

筋萎縮がないものは大脳皮質の障害，筋萎縮を認めるものは脊髄や末梢神経の障害によるものが多い。

大脳の内包付近の障害によるものが多い。

脊髄（腰髄以下の）障害によるものが多い。

頸髄障害によるものが多い。

□：麻痺の部位を示す。

図2-4　運動麻痺の分類

6 運動麻痺

運動中枢から末梢神経を経て筋線維までのどこかに障害があって，随意的な運動ができないことを運動麻痺という。運動麻痺は，その程度により全く関節運動がみられない完全麻痺と，筋力低下はあるが関節運動が残っている不全麻痺に分けられる。また，運動麻痺は麻痺の部位により，次のように分けられる（図2-4）。

・単麻痺：上下肢のうちの一肢のみにみられる運動麻痺。
・片麻痺：身体一側の上下肢にみられる運動麻痺。
・対麻痺：両下肢にみられる運動麻痺。
・四肢麻痺：両上下肢すべてにみられる運動麻痺。

7 腹痛

腹部の痛みを総称して腹痛という。痛みの場所を具体的に表現するために腹部をいくつかの区分に分けることがあるが，必ずしも厳密な境界が存在するわけではない（図2-5）。

表2-8のように腹痛の多くは腹部疾患が原因であるが，心筋梗塞などの腹部以外の疾患でも腹痛として訴えることがある。

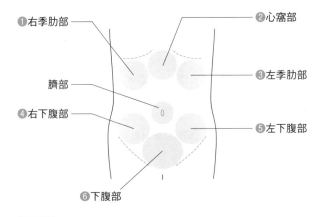

図2-5　腹部の区分

表2-8　腹痛の部位にみた原因疾患

部　位	主な疾患
❶右季肋部痛	胆石症，胆嚢炎，胆嚢がん，急性肝炎，原発性肝臓がん，肝膿瘍
❷心窩部痛	食道炎，胃炎・消化性潰瘍，急性膵炎・慢性膵炎，胃がん，急性心筋梗塞
❸左季肋部痛	大動脈瘤破裂，胃潰瘍，急性膵炎
❹右下腹部痛	急性虫垂炎，クローン病，腸型ベーチェット病，大腸憩室症，卵巣嚢腫茎捻転，右鼠径・大腿ヘルニア
❺左下腹部痛	大腸憩室症，潰瘍性大腸炎，虚血性大腸炎，S状結腸軸捻転，左鼠径・大腿ヘルニア
❻下腹部痛	急性腸炎，潰瘍性大腸炎，S状結腸軸捻転，卵巣嚢腫茎捻転，子宮外妊娠，がん（大腸・婦人科・泌尿器科系）
腹部全体の痛み	汎発性腹膜炎，消化管穿孔，絞扼性イレウス，腹部大動脈瘤破裂

・放散痛：腹部の痛みであっても，腹部以外の痛みを訴えることもある。例えば，胆石発作の際には右季肋部の痛みが出現するが，右肩の痛みを訴えることもある。これを放散痛という。放散痛は，内臓の強い痛みが脳に伝達される際に，脊髄内で隣接する神経に痛みが波及して，その神経の支配領域である腹部以外に感じる痛みで，関連痛ともいう。

⑧　悪心・嘔吐

悪心は嘔吐したいという切迫した不快な気分で，吐き気のことである。嘔吐は胃の内容物を吐き出す現象をいう。悪心・嘔吐は，延髄の外側網様体にある嘔吐中枢により制御されているため，消化器疾患以外にも，脳出血，薬物中毒，心因性によって引き起こされる。また，嘔吐中枢の近くには自律神経中枢があるため，悪心・嘔吐時には，顔面蒼白，めまい，脱力，冷汗，血圧低下，徐脈などを伴う。

⑨　嚥下困難

食物が口腔から咽頭，食道を経て胃に送られる一連の運動を嚥下という。摂食は，次の❶～❺の順に行われ，このうち嚥下は❸～❺の過程である。嚥下障害（嚥下困難）は❸～❺の過程のどこかに障害があり，食物を嚥下できない状態をいう（p.67，

図 5-6）。

　❶先行期（認知期）：何をどう食べるか判断し，口へ取り込む。

　❷準備期（咀嚼期）：食物を咀嚼し，食塊を形成する。

　❸口腔期（嚥下第 1 期）：食塊を口腔から咽頭に送り込む。

　❹咽頭期（嚥下第 2 期）：咽頭から食道に送り込む。

　❺食道期（嚥下第 3 期）：食道から胃に送り込む。

10　食欲不振

食欲とは何かを食べたいという生理的な欲求をいい，食欲不振とは，この食欲が低下あるいは消失した状態をいう。食欲は，視床下部外側野にある摂食中枢と，視床下部腹内側核にある満腹中枢の支配を受けている。摂食中枢が刺激されると食欲が生じ，満腹中枢が刺激されると食欲は抑制される。

- ●**食欲不振の原因**　胃炎，急性肝炎，胆嚢炎や膵炎といった消化器疾患が最も多くみられる。このほかにも甲状腺機能低下症や副腎皮質機能不全症などの内分泌疾患でみられる。また，ストレスなどの精神・心理的要因により食欲不振が生じる。代表例として神経性食欲不振症があり，若い女性に多くみられる。

11　便秘

口から摂取された食物は，摂取後 4 ～ 15 時間で大腸に達し，24 ～ 72 時間後には排泄される。食物の腸管内通過時間を考えると，少なくとも 3 日に 1 回は排便があると考えられる。排便の回数は，個人により異なるため，医学的に便秘とは，「本来体外に排出すべき糞便を十分量かつ快適に排泄できない状態」と定義される。便秘は，機能性便秘と器質性便秘に分類される（**表** 2-9，p.76，5-B-g）。

12　下痢

水分含量の多い糞便を頻回に排出する状態を下痢という。下痢の回数は 1 日 2 ～ 3 回から数十回に及ぶこともあるが，排便回数が多いだけでは下痢とはいわない。便の水分含量が問題であり，通常の便の水分含量は約 75％であるが，80％以上になると軟便，90％を超えてくると水様便となる。

- ●**下痢の原因**　腸管の蠕動亢進により腸管内容物の通過時間が速くなり，水分の吸収が十分に行われない場合や，炎症などにより腸液の分泌が亢進した場合，水分の吸収能が低下した場合などがある。

13　吐血・下血

消化管からの出血が口腔から排泄される場合を吐血（とけつ），肛門から排泄される場合を下血（げけつ）という。十二指腸上部より口側からの出血では吐血することがあるが，これより肛門側からの出血は基本的に吐血することなく下血となる。吐血の特徴は，**表** 2-7（p.21）参照。

- ●**吐血の色と経過時間**　胃液によりヘモグロビンが塩酸ヘマチンに変化し，時間の経過とともに暗赤色から黒褐色へと変化するため，ある程度の時間，胃内に存在した血液を吐血する場合にはコーヒー残渣様の血液を排出する。

表2-9 **慢性便秘（症）の分類**

原因分類		症状分類	分類・診断のための検査方法	専門的検査による病態分類	原因となる病態・疾患
器質性	狭窄性		大腸内視鏡検査，注腸X線検査など		大腸がん，Crohn病，虚血性大腸炎など
	非狭窄性	排便回数減少型	腹部X線検査，注腸X線検査など		巨大結腸など
		排便困難型	排便造影検査など	器質性便排出障害	直腸瘤，直腸重積，巨大結腸，小腸瘤，S状結腸瘤など
機能性		排便回数減少型	大腸通過時間検査など	大腸通過遅延型	特発性 症候性：代謝・内分泌疾患，神経・筋疾患，膠原病，便秘型過敏性腸症候群など 薬剤性：向精神薬，抗コリン薬，オピオイド系薬など
				大腸通過正常型	経口摂取不足（食物繊維摂取不足を含む） 大腸通過時間検査での偽陰性など
		排便困難型	大腸通過時間検査，排便造影検査など		硬便による排便困難・残便感（便秘型過敏性腸症候群など）
			排便造影検査など	機能性便排出障害	骨盤底筋協調運動障害 腹圧（怒責力）低下 直腸感覚低下 直腸収縮力低下　など

・慢性便秘（症）は，大腸がんなどによる器質性狭窄性の原因を鑑別したあと，症状のみによって，排便回数減少型と排便困難型に分類する。
・排便回数減少型において排便回数を厳密に定義する必要がある場合は，週に3回未満であるが，日常臨床では，その数値はあくまで目安であり，排便回数や排便量が少ないために結腸に便が過剰に貯留して腹部膨満感や腹痛などの便秘症状が生じていると思われる場合は，週に3回以上の排便回数でも排便回数減少型に分類してよい。
・排便困難型は，排便回数や排便量が十分あるにもかかわらず，排便時に直腸内の糞便を十分量かつ快適に排出できず，排便困難や不完全排便による残便感を生じる便秘である。
・さらに必要に応じて，大腸通過時間検査や排便造影検査などの専門的検査によって，排便回数減少型は大腸通過遅延型と大腸通過正常型に，排便困難型は「硬便による排便困難」と便排出障害（軟便でも排便困難）に病態分類し，便排出障害はさらに器質性と機能性に分類する。
・複数の病態を併せ持つ症例も存在することに留意する必要がある。
「日本消化器病学会関連研究会 慢性便秘の診断・治療研究会編：慢性便秘症診療ガイドライン2017, p.3, 2017, 南江堂」より許諾を得て転載。

●**下血の色と出血部位**　　胃，食道などの上部消化管，小腸，盲腸，上行結腸からの出血は，コールタール様の便（タール便）が肛門から排泄される。これに対して，下行結腸，S状結腸，直腸および肛門からの出血は，糞便に新鮮血が混じったり，新鮮血そのものを排出することがあり，これを血便と呼ぶ。

14 腹部膨隆（腹部膨満）

腹部全体あるいは腹部のある場所が限局的に膨らんでいる状態を腹部膨隆（腹部膨満）という。腹部全体が膨らむ原因としては，肥満，腹水，鼓腸（腸管内ガス貯留），宿便，胎児（妊娠子宮），腹部腫瘍による場合がある。

15 腹水

腹腔内には生理的に30〜50mLの体液が存在しているが，それ以上の液体が貯

表2-10 漏出液と滲出液の比較

	漏出液	滲出液
透明度	透明	混濁
原因	血漿膠質浸透圧の低下, 静脈圧の亢進	炎症, 腫瘍
たんぱく質含有量	2.5g/dL 以下	4g/dL 以上
リバルタ反応[*]	陰性	陽性
細胞成分	少ない	多い（白血球, 好中球, 赤血球, リンパ球など）
線維素成分	少ない	多い

注）[*] 漏出液か滲出液かを見分ける反応で，たんぱく質含有量が多いと陽性となる。

留した状態を腹水（ふくすい）という。腹水の性状には，漏出液（濾出液）（ろうしゅつえき）または滲出液（しんしゅつえき）があり，表 2-10 のような特徴をもつ。

16 睡眠障害

睡眠とは，生理的必要性から発生する意識水準の一時的な低下で，必ず覚醒する条件をもつ現象と定義される。よって，麻酔などの薬物による昏睡状態は睡眠とはいわない。

- **レム睡眠とノンレム睡眠**　睡眠には，レム睡眠とノンレム睡眠があり，健康成人では入眠後約 1 時間以内に最も深い眠り（ノンレム睡眠）に達し，その後，徐々に浅くなってレム睡眠となる。この周期は 90 ～ 120 分であり，一晩に数回繰り返す。

- **睡眠障害の種類**　睡眠障害には，不眠症，過眠症，睡眠リズム障害がある。
  - 不眠症：寝付くのに時間がかかる入眠障害，ぐっすりと眠った感じがない熟眠障害，朝早く目が覚める早朝覚醒などがある。
  - 過眠症：日中に過剰な眠気が繰り返され，社会生活に支障を来すものである。
  - 睡眠リズム障害：睡眠の経過自体には異常がないが，夜間眠るべき時間帯に不眠となり，覚醒すべき時間帯に眠気，集中力の低下，全身倦怠感などが生じる。社会生活に支障を来すものである。

B 臨床検査

a 種類と特性

臨床検査は患者から客観性の高い情報を得ることができるため，診断や治療方針の決定に重要である。

臨床検査には，患者の血液，尿，便などを検体として，形態学的，生化学的，微生物学的，免疫学的分析を行う検体検査，患者自身を対象として機械工学や電気工学の技術を用いて行う生体機能検査（生理機能検査），および臓器の一部を X 線，超音波，磁気などを用いて描出する画像検査がある。

漏出液
主に機械的原因による血液成分の漏出に基づくものであり，血漿膠質浸透圧の低下や静脈圧の亢進などでみられる。

滲出液
主に炎症による血液成分の滲出に基づくものであり，腹膜の炎症，悪性腫瘍の腹膜転移などでみられる。

レム睡眠
レム睡眠は，急速眼球運動（REM；rapid eye movement）を伴うため，この名称がついている。精神活動も活発で，夢を見るのはこの時期であるが，筋肉の緊張や反射活動は抑制されており，「体の睡眠」といわれる。

ノンレム睡眠
ノンレム（non-REM）睡眠は，REM を伴わず，大脳を休ませるための睡眠で，大脳の疲労を回復させる「大脳の睡眠」といわれる。

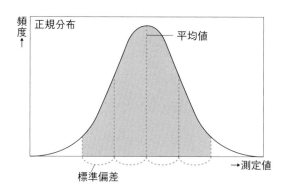

健常人の測定値から平均値と標準偏差を求め，「平均値±2×標準偏差」を基準値と表す。▨ の範囲が基準値である。

図2-6 基準値の考え方

◀33-27 **b** 基準値の考え方◀ ⋯⋯⋯⋯⋯⋯⋯⋯⋯⋯⋯⋯⋯⋯⋯⋯⋯⋯⋯⋯⋯⋯⋯

　臨床検査の多くは数値として表されるが，得られた数値が「正常」であるか，「異常」であるかの解釈は重要である。それぞれの検査値を判定する指標が基準値である。一般に，多数の健常者を対象とした検査値は正規分布を示すため，その結果の平均値±2×SD（標準偏差）の範囲を基準値とする。この値は健常者の95％が属している値であり，この値の範囲にあれば正常と判断する。しかし，健常者であっても5％は基準値から外れることになり，基準値を外れたからといって必ずしも異常とはいえない。このため，これまで正常値と呼んでいた値は，基準値（あるいは基準範囲）と表現したほうが適切といえる（**図2-6**）。

　●**偽陽性，偽陰性**　正常であるにもかかわらず，基準値の範囲から外れた場合には，一般に「異常あり」と判定するが，健常者でも5％は基準値から外れている。このように健康であるにもかかわらず基準値から外れることを偽陽性という。一方，本来は異常があるにもかかわらず，基準値を外れていないことがあり，これを偽陰性という。

　有病者の検査結果が陽性になる確率を感度（敏感度），無病者の検査結果が陰性となる確率を特異度という。スクリーニングの目的は，見落としがないように有病者を拾い上げることにあるため，感度の高い検査が適している。

◀33-27 **c** 一般臨床検査；尿，糞便，喀痰◀ ⋯⋯⋯⋯⋯⋯⋯⋯⋯⋯⋯⋯⋯⋯⋯⋯⋯

① 尿検査

全身性疾患の診断および泌尿器系の疾患のスクリーニングとして重要である。

・尿検査：一般性状として外観，尿量，比重，pHを行う。

・尿生化学検査：たんぱく，糖，ケトン体，ビリルビン，ウロビリノーゲン，潜血を行う。

・尿沈渣検査：必要に応じて行う。

② 便検査

消化管の状態を把握するための検査である。便潜血反応や寄生虫検査を行う。便潜血が陽性の場合には消化管からの出血を疑う。便潜血検査は，大腸がんのスクリーニングとして用いられている。

③ 喀痰検査

呼吸器疾患の診断のための検査である。肺炎や結核などの感染症が疑われる場合には，細菌培養検査を行う。また，気管支がんや肺がんが疑われる際には細胞診により異常細胞の存在を調べる。

> **細胞診**
> 採取した細胞の塗抹標本により細胞学的にがんなどを診断する検査法。

d 血液学検査

赤血球数，ヘモグロビン濃度，ヘマトクリット値，白血球数，血小板数を定量的に評価する検査，細胞成分の形態を観察する血液像検査，および凝固・線溶系検査がある。

① 血球検査

●**赤血球数，ヘモグロビン濃度，ヘマトクリット値**　赤血球数，ヘモグロビン濃度やヘマトクリット値の減少は，貧血の存在を示す。貧血の存在が明らかとなれば，赤血球恒数〔平均赤血球容積（MCV），平均赤血球血色素量（MCH），平均赤血球血色素濃度（MCHC）〕に基づき，小球性，正球性，大球性貧血および低色素性，正色素性，高色素性貧血に分類することにより，貧血の鑑別診断に役立つ。小球性低色素性貧血は鉄の欠乏でみられ，大球性正色素性貧血はビタミン B_{12} や葉酸の欠乏でみられる（p. 234，**表 13-4**）。

> **ヘマトクリット値**
> 血液中に占める血球の容積パーセント。大部分を赤血球が占めるため，赤血球の容積パーセントとして扱う。

●**白血球数**　白血球には，顆粒球，リンパ球，単球が観察される。白血球の増加は，感染症あるいは炎症の存在を示す。一方，白血球の減少は，薬物の副作用あるいは高度の栄養障害が考えられる。

●**血小板数**　血小板は，止血・血液凝固に重要である。血管壁が損傷されると血小板はその部位に粘着，凝集して血小板塊（一次血栓）を形成し止血を行う（p. 232，**図 13-5**）。血小板が減少すると出血傾向がみられる。

> **プロトロンビン時間**
> 外因系凝固検査。肝障害による凝固因子の産生障害，ビタミン K 不足あるいは抗凝固療法時には，延長（13 秒以上）する。

② 凝固・線溶系検査（p. 231，13-A-d）

●**凝固・線維素溶解系**　血管の損傷，組織の破壊が生じると，その部位からの血液の流出を阻止するために凝固系が働き，血液が固まる。ここで生じた凝血塊（二次血栓）は，出血が止まり組織の修復が完了すると速やかに溶解して取り除かれる。これら一連の流れを凝固・線維素溶解系（線溶系）と呼び，凝固と線溶の連携で巧みに調節されている。

> **活性部分トロンボプラスチン時間**
> 内因系凝固検査。肝障害による凝固因子の産生障害，先天性凝固因子欠損症である血友病およびその類縁疾患のスクリーニングに用いる。

●**検査方法**　検査としては出血時間，凝固時間，**プロトロンビン時間**（PT），**活性部分トロンボプラスチン時間**（APTT），**フィブリノーゲン**（Fg）や**フィブリノーゲン / フィブリン分解産物**（FDP）などを測定する。

> **フィブリノーゲン / フィブリン分解産物**
> フィブリノーゲンまたはフィブリンがプラスミンによって分解されて生じた物質。FDP の増加は，播種性血管内凝固症候群などでみられる。

e　生化学検査

　血液や尿中に含まれる生体成分を物理化学的に測定する検査法である。測定項目には，たんぱく，脂質，糖，ホルモン，ビタミン，ミネラル，酵素，腫瘍マーカーなどがある。肝臓疾患，腎臓疾患，内分泌疾患など，多くの疾患の診断に重要な情報を提供する。例えば，ALT（アラニントランスアミラーゼ）は肝機能，UA（尿酸）は痛風の指標とされる。

◀35-24

f　免疫学検査◀

C反応性たんぱく質
CRPともいう。炎症が起こると血中濃度が上昇する。

　免疫に関する検査である。感染症の免疫血清学検査，自己免疫，補体，細胞性免疫，免疫グロブリンに関する検査がある。**C反応性たんぱく質**（CRP），アレルギーの検査もここに含まれる。

g　微生物学検査

　感染症が疑われる場合には，感染部位を診断し，感染巣から病原体を分離し，顕微鏡的に検索，培養して病原体を同定する。このことは，治療方針の決定に重要である。病原体が同定されれば，薬剤感受性試験を行い，有効な抗菌薬（抗生物質）を明確にする（p. 252，図15-2）。

◀35-29
　34-24
　33-27

h　生理機能検査◀

　生理機能検査（生体機能検査）には，心機能検査，呼吸機能検査，筋電図検査，脳波検査などがある。

1　心機能検査

　心機能検査には心電図検査，心音図検査がある。

- ・心電図：心筋の収縮により生じる電気現象を体表面から記録する方法で，不整脈，心肥大，虚血性心疾患の診断に有用である。P波は心房の興奮を，QRS-T波は心室の興奮を表す（p.107）。
- ・心音図：心音や心雑音を記録するもので，心臓弁膜症や心房中隔欠損，心室中隔欠損の診断に有用である。

2　呼吸機能検査（スパイロメトリ）

　換気される空気量を測定する装置（スパイロメータ）を用いて測定する。%肺活量（% VC，肺活量比）と1秒率（% FEV₁）から，呼吸器障害すなわち換気障害の型を判定する。両者の混合型もある。

拘束性障害
肺疾患のために肺の呼吸面積自体が少ないか，胸膜疾患で十分に息が吸えない状態をいう。肺炎，肺結核，胸膜炎などでみられる。

- ・%肺活量：80%以上あれば正常で，80%未満では**拘束性障害**と診断する（p. 199，表10-1）。
- ・1秒率：70%以上が正常で，70%未満では閉塞性障害と診断する（p. 199，表10-1）。

③　筋電図検査

目的とする筋肉に細い針を刺して，筋肉の収縮活動時に発生する活動電位を記録するものである。筋肉疾患，神経疾患の鑑別に有用である。

④　脳波検査

脳細胞の活動電位を頭蓋表面から記録するものである。意識障害，行動異常，異常運動のある患者の原因診断の助けになることがある。脳死判定にも用いられる。

i 画像検査◀

◀34-24
33-27

画像検査は，放射線，超音波，磁気，放射性同位元素あるいは内視鏡などを用いて，人体の内部構造の情報を得る検査である。病変の部位を明らかにし，大きさ，性状を把握できる。画像検査には，次のようなものがある。

①　X線検査

人体のある部分をX線吸収の差を利用して映し出すものを単純X線検査という。X線の透過性が低い部分は，白く映る。胸部，腹部，骨格，乳房などの検査がある。また，X線吸収の差だけでは診断が困難な臓器では，造影剤を投与して撮影を行う造影X線検査があり，胃や大腸の検査に用いられる。

②　コンピュータ断層撮影（CT）検査

X線を人体の多方向から照射して，それぞれのX線吸収量をコンピュータ処理することにより人体の断層像を得る方法である。脳，肝臓，膵臓，腎臓などの実質臓器の診断に有用である。また，腹部CT検査では，皮下脂肪と内臓脂肪の識別ができる。1回のCT検査での放射線被曝量はわずかで，身体に影響が出るといわれている量よりも，はるかに少ない。

③　超音波（US）検査

超音波を体内に投入して，反射された超音波を分析して画像化する検査である。各臓器の断面を捉えることができ，CT検査と同様に実質臓器の診断に有用である。X線に被曝しないといったメリットから妊婦にも適用できる。

④　磁気共鳴（MRI）検査

画像診断としては，磁気共鳴画像（MRI）がある。容易に，任意の部位の断面像を得ることができるため，脳や脊髄などの中枢神経系や脊椎の診断にも有用である。US検査と同じくX線の被曝がない。

問題 次の記述について，○か×かを答えよ。

疾患に関連する症候など ┈┈┈

1　クスマウル呼吸は，重篤な脳疾患，心肺疾患などでみられる。
2　敗血症では，規則正しい間隔で発熱を繰り返す。
3　糸球体腎炎，ネフローゼ症候群，腎不全などの腎性浮腫は局所に生じる。
4　血液中のビリルビン濃度が増加し，皮膚，粘膜，その他の組織が黄染した状態を黄疸という。
5　気道からの出血により血液を口腔から吐き出す場合を吐血という。

問診・診療・検査 ┈┈┈

6　患者が病院を受診した直接の動機を主訴という。
7　臨床検査の結果で，本来は異常があるにもかかわらず，基準値を外れていないことを偽陽性という。
8　心電図検査は，不整脈，心肥大，虚血性心疾患の診断に有用である。
9　1秒率が70％未満では閉塞性障害と診断する。
10　超音波検査や磁気共鳴検査は，X線による被曝がないというメリットがある。

解説

1　×　クスマウル呼吸は，糖尿病性昏睡や尿毒症の際にみられ，持続的に異常に深く大きな呼吸が現れる。重篤な脳疾患，心肺疾患でみられるのはチェーン・ストークスの呼吸であり，呼吸の期間と無呼吸の期間が交互に現れる。

2　×　敗血症では，弛張熱が現れる。弛張熱は，体温の日内変動幅が1℃以上あり，平熱まで下がらない。発熱が規則正しい間隔で現れることを周期熱といい，マラリアなどでみられる。

3　×　腎性浮腫は，全身性浮腫である。

4　○

5　×　気道からの出血を口腔より吐き出す場合は喀血という。消化管からの出血が口腔より排泄される場合を吐血，肛門から排泄される場合を下血という。

6　○

7　×　健康であるのに基準値から外れていることを偽陽性，異常があるのに基準値から外れていないことを偽陰性という。

8　○

9　○

10　○

3 | 疾患治療の概要

治療とは，患者が罹患している疾患自体，あるいは疾患に伴うさまざまな症状を取り除くことをいう。具体的には，患者の疾患の治癒を妨げているものを排除することである。治療法はさまざまであり，同じ疾患であっても患者の状態や疾患の性質に応じて，そのつど選択しなければならない。また，最近は治療の目的が疾患の治癒のみにとらわれることなく，患者の QOL（quality of life；生活の質）を考慮した治療が求められている。治療により，疾患の状態は移り変わっていくが，これを疾患の経過と呼び，最終的な結末を転帰という。この転帰の見通しを予後といい，速やかに疾患治癒が期待できる場合には予後良好という。

Ⓐ 種類と特徴

ⓐ 原因療法，対症療法 ◀ ·· ◀33-28

1 原因療法

疾患の原因を明らかにし，原因の排除により疾患を治癒させる方法を原因療法といい，疾患治療の基本といえる。C 型慢性肝炎の抗ウイルス薬の内服治療やインターフェロン治療（C 型肝炎ウイルスの完全排除），早期胃がんの完全切除などがこれにあてはまる。

2 対症療法

疾患の原因は除去できないが，症状を緩和させながら生体自身の治癒力により疾患の治癒を促す，あるいは病態の進行を抑制する治療法を対症療法という。例えば，C 型慢性肝炎への強力ネオミノファーゲン C の投与がこれにあたり，C 型肝炎ウイルスは排除しないが，肝細胞の炎症を抑え，肝硬変や肝細胞がんへの移行を抑制する。

ⓑ 保存療法，根治療法，特殊療法 ◀ ························· ◀35-25

1 保存療法

根治療法が可能でない疾患に対して，症状の緩和や軽減を目的とした治療法を保存療法という。進行胃がんで，手術によるがんの切除が困難な場合に，がん病変部は残しつつも食事が食べられるようにバイパス手術を行うことは，患者の QOL を考慮した保存療法である。広い意味での対症療法といえる。

2 根治療法

疾患を治癒に導くために，疾患の原因を完全に取り除き，完全な治癒を目的とする治療法を根治療法という。原因療法に含まれる。

3 特殊療法

根治療法にも保存療法にも含めることが適当でないと思われる治療法を特殊療法というが，明確な定義はない。臓器移植や再生医療などは，ここに含まれるものと

バイパス手術
胃がんが取りきれないほど進行しており，根治術は不可能な場合に，少しでも食べられるようにがん病変部は残したまま胃と腸をつなぐ手術をいう。

考えられる。

治療計画・実施・評価

治療の適応・選択，実施，モニタリング，評価

●**治療の適応・選択**　　患者の治療を始めるに際しては，疾患診断が正確に行われ，それに基づいて治療計画を立てなければならない。患者の状況，疾患の性質，患者を取り巻く環境などを考慮して，適切な治療法を選択する（**図3-1**）。

●**治療の実施，モニタリング，評価**　　治療を実施したら，患者の状態を身体診察や臨床検査からモニタリングして，副作用のチェック，効果の判定などの評価を行う。治療効果がみられない，あるいは副作用が重大で治療が続けられない場合には，治療計画を再検討して是正する必要がある（**図3-1**）。

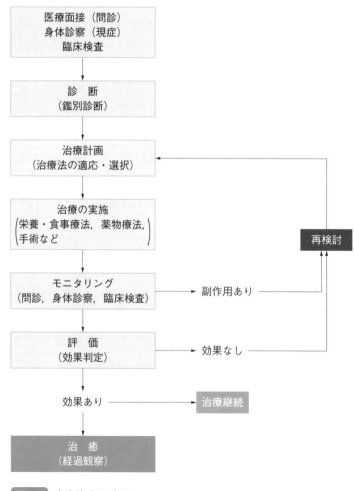

図3-1 疾患治療の流れ

B 治療の方法

a 栄養・食事療法

栄養・食事療法とは，適切な栄養を投与することにより疾患の治療効果を高めるものである。特に生活習慣病や炎症性腸疾患（クローン病や潰瘍性大腸炎）では，疾患の治療に直接つながる。

●栄養補給法の種類 栄養補給法には，消化管を用いる経消化管栄養法〔経口栄養法と経管栄養法（経腸栄養法）がある〕と静脈栄養法がある（**図3‒2**）。

経腸栄養法
わが国では経腸栄養法といえば，一般に経管栄養法を指す。

b 運動療法

栄養分野における運動療法とは，主に高血圧，虚血性心疾患，糖尿病や脂質異常症といった生活習慣病に対し，食事指導とともに適切な運動処方を加えることにより，生活習慣の改善，代謝動態の改善およびストレス解消を図り，その予防と治療を目指すものである。糖尿病における運動療法は有名で，ウォーキング，ジョギング，水泳などの有酸素運動が勧められるが，水中歩行などのレジスタンス運動も筋肉量の増大に有効である。運動療法の効果を期待するためには，1日30分程度の運動を毎日継続して行うことが重要である（あるいは，1日60分程度の運動を週に3日以上行うことも現実的かつ有効と考えられている）。

レジスタンス運動
無酸素運動の代表的なトレーニングの一つで，筋肉に負荷をかけるダンベル運動などがある。

運動療法の急性効果として，ブドウ糖（グルコース），脂肪酸の利用促進があげられる。一方，慢性効果としては，インスリン抵抗性の改善，基礎代謝量の維持・増大，エネルギー摂取量と消費量のバランス改善による減量効果などがある。

ただし，運動は適度であることが重要で，過剰な運動は逆効果となる場合もある。あるいは，糖尿病患者では，血糖コントロールが極端に悪い場合（空腹時血糖が250mg/dL以上または尿中ケトン体が陽性のとき），著明な高血圧（最高血圧180mmHg以上），眼底出血，腎機能の低下が認められる場合は，運動により急性増悪を来すことがあるため運動療法が禁忌となるケースもある。

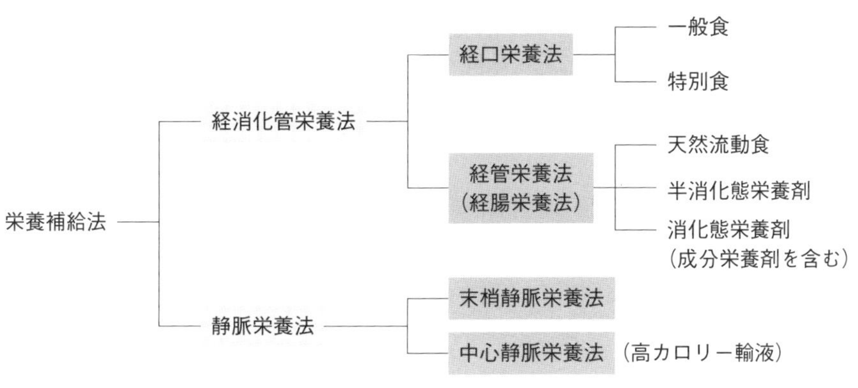

図3-2 栄養補給法

栄養補給法
- 経消化管栄養法
  - 経口栄養法
    - 一般食
    - 特別食
  - 経管栄養法（経腸栄養法）
    - 天然流動食
    - 半消化態栄養剤
    - 消化態栄養剤（成分栄養剤を含む）
- 静脈栄養法
  - 末梢静脈栄養法
  - 中心静脈栄養法（高カロリー輸液）

c 薬物療法

　薬物療法とは，薬物を用いた治療法である。原因療法にも対症療法にも用いられる。感染症の場合に，原因となっている細菌を排除するために抗菌薬（抗生物質）が用いられるが，これは原因療法である。一方，感染に伴う発熱などの苦痛を和らげるために解熱剤を使用するのは対症療法である。

● **薬物の種類**　　薬物には，経口薬，注射薬，外用薬などがあり，薬物の特性，患者の状態と目的により選択される。

● **注意点**　　薬物を使用した場合には，薬物による副作用（有害作用）の出現に注意する。患者の中には，同時に多種の薬物を服用している場合があるため，薬物間の相互作用に注意を払い，さらに薬物の作用に影響する食物があることを念頭に置くことが重要である。

◀36-25 ### d 輸液，輸血，血液浄化◀

1 輸液

　輸液とは，末梢静脈もしくは中心静脈から水分，電解質，栄養素などを補給する方法である。

● **輸液の目的**　　発熱，重症の下痢や嘔吐，重度の火傷などにより，水分や電解質が体外に喪失した場合の循環血漿量の確保や体液の恒常性の維持，あるいは食欲不振や摂食障害時の栄養素の補給を目的として行われる。

2 輸血

　輸血は，出血による血液の喪失の際に，血液あるいは血液成分を補充する目的で行われる。

● **輸血の種類**　　輸血は，その目的に応じて全血輸血，血液中の必要成分のみを分離して輸血する成分輸血がある。

● **注意点**　　血液型の不適合な輸血を行うと，多臓器不全を起こし死に至る場合がある。また，輸血血液中にあるリンパ球が受血者の組織を異物と認識して傷害する移植片対宿主反応（GVHD）を来すこともある。したがって，副作用を最小限に抑えるためにも，輸血は可能な限り抑えるべきであり，また時間的に余裕のある手術の際などには自らの血液を保存し，手術の際にはそれを用いるといった自己血輸血も行われる。

3 血液浄化法

　急性腎不全や慢性腎不全により腎機能が低下あるいは停止すると，体内の老廃物を除去できず，水分や電解質バランスにも異常を来す。そのような場合，体内に蓄積した水分，老廃物や電解質を物理化学的方法で除去する血液浄化法が行われる。

● **血液浄化法の種類**　　腹膜を利用して行う腹膜透析や，人工腎臓を用いた血液透析が行われる。

血液型
赤血球の表面にある抗原による分類。A 型は A 抗原，B 型は B 抗原，AB 型は A・B 抗原，O 型はどちらももたない。

ⓔ 手術，周術期患者の管理

- **手術**　がんに侵された臓器を摘出したり，先天性の奇形，交通事故による外傷を再建する治療を手術という。
- **周術期**　術前から術中，術後までの期間を周術期という。手術の成否には，栄養管理を含めた周術期の管理が重要な鍵を握っている。

ⓕ 臓器・組織移植，人工臓器◀

◀35-24

機能不全に陥った臓器や組織を他人から提供されたり，人工的につくられた臓器あるいは組織に置き換える治療を移植という。

- **拒絶反応**　移植で最も問題となるのが拒絶反応であるが，ヒト白血球抗原（HLA）の適合度が高いほど，生着率が高い。最近では強力な免疫抑制剤の開発と感染症対策の進歩に伴い，手術の成功率は向上している。
- **移植の種類**　現在，臓器移植としては腎臓移植，肝臓移植，骨髄移植などが行われており，組織移植としては血管，骨，皮膚などの移植が行われている。また，人工臓器としては，人工関節，眼内レンズ，ペースメーカーなどがある。

> **ヒト白血球抗原**
> ヒトの主要組織適合性複合体。非自己の病原体を選別してキラーＴ細胞やＢ細胞に危険情報を伝えるなど，免疫機能を司る。

ⓖ 放射線治療

放射線は殺細胞作用をもつため，がん細胞を消滅させる目的として放射線治療が臨床応用されている。放射線は，がん細胞を破壊すると同時に，被曝した正常な細胞も傷害する。このため，治療効果が高く副作用の少ない治療装置の開発，標的部位のみ精確に当てるなどの照射方法の工夫がなされている。

- **放射線治療の効果**　放射線治療は，悪性リンパ腫，皮膚がん，子宮がんなど，放射線に感受性の高いがんでは効果がみられるが，大腸がんや胃がんのように感受性の低いがんでは効果が期待しにくい。

ⓗ リハビリテーション

病気や外傷などにより身体的・精神的障害を引き起こした人に対して，残された能力を最大限に回復させ，あるいは新たな能力を開発し自立性を向上させることにより，積極的な生活への復帰を実現するために行われる一連の働きかけをリハビリテーションという。近年では，一般にイメージされる手足機能の回復のみでなく，人間らしく生きる権利の回復，自分らしく生きることへの回復のために行われるすべての活動をリハビリテーション（医学的リハビリテーション）と呼ぶ。例えば，脳血管障害では，疾病による運動・感覚障害や言語障害に対する機能回復訓練は重要であるが，同時に，家族関係，復職問題，経済的問題など解決すべき課題も山積していることが多く，これらの問題解決を支援するためには，理学療法士，作業療法士や言語聴覚士をはじめ，複数の専門職種がチームを組んで連携・協力して評価と治療を行わなければならない。

ⓘ 再生医療

1 再生医療

　ヒトの組織が損傷や欠損を受けた場合のように，組織レベルの創傷であれば創傷治癒ができるが，外科的摘出などにより器官の一部が大きく欠損した場合では，多くのものは再生できない。このため，現在では，ドナー（提供者）から提供された臓器の移植や，人工臓器の移植が行われているが，ドナーの不足，拒絶反応などの多くの問題を抱えている。そこで，ES（embryonic stem）細胞を培養して臓器の細胞をつくる，再生医療が注目されている。

2 万能細胞とも呼ばれる ES 細胞

　ES 細胞とは，受精卵が分裂した胚盤胞の内部細胞塊を培養したものであり，血液，神経，肝臓，膵臓といったさまざまな臓器の細胞を分化させることができる（図 3-3）。1981 年にマウス ES 細胞が，1998 年にヒト ES 細胞の培養法が確立した。図 3-4 はマウスの研究であるが，ES 細胞からドーパミン産生ニューロン，心筋細胞，血液幹細胞などの各種細胞をつくり出すことに成功している。これらが臨床応用されれば，該当疾病の治療が可能となるだろう。

3 再生医療と生命倫理

　ES 細胞をつくるには，受精卵が必要であるが，この受精卵は子宮に着床させればヒトとして生まれてくることができる。このため，生命倫理の観点から主要先進国では ES 細胞の研究に規制を設けており，慎重な姿勢がとられている。また，ES 細胞は他人のものである以上，拒絶反応を起こす可能性がある。

　ES 細胞のほかに同様の機能が期待できる細胞として，骨髄に存在する間葉系幹細胞が候補としてあげられている。間葉系幹細胞は，骨，脂肪，心臓，神経，肝臓の細胞に分化することが確認されている。また，自己の細胞を利用できるため，拒絶反応を起こすこともないという利点をもつ。なお，日本では ES 細胞の使用について，「ヒト ES 細胞の樹立に関する指針」（平成 26 年文部科学省・厚生労働省告示第 2 号，改正 平成 31 年同告示第 4 号），「ヒト ES 細胞の使用に関する指針」（平成 31 年文部科学省告示第 68 号）等で示されている。

4 iPS（induced pluripotent stem）細胞

　誘導多能性幹細胞のことで，成人の皮膚など体の細胞からつくられるため受精卵が不要である。今後の再生医療に大きく期待される。未分化な iPS を使用すると，細胞奇形腫を形成したり，がん化のリスクが問題視されていたが，それらに対する安全性は，大幅に向上しており，平成 25（2013）年に厚生労働省により臨床研究の開始が承認された。

Ⓙ 救急救命治療（クリティカルケア）

　救急救命診療が必要なのは，ショックや意識障害など，急激に進行する重篤な病態にある患者で，即座に診断して早急に適切な処置を施さなければ生命に危険があ

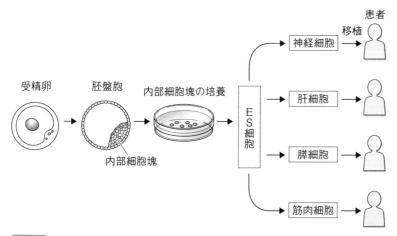

図3-3 ES 細胞を使った医療の可能性

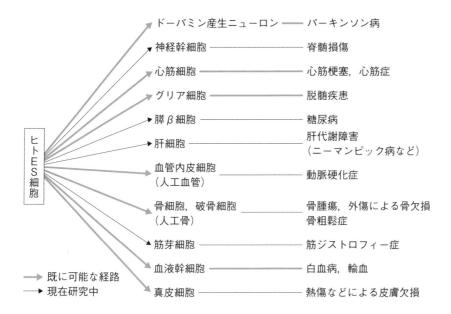

図3-4 ES 細胞分化誘導技術の現状（マウスにおいての研究）

資料）文部科学省：ライフサイエンスの広場「生命倫理・安全に対する取組」（http://www.lifescienc.
mext.go.jp/bioethics/hito_es.html）をもとに作図

ることが多い。外傷，火傷，急性腹症，心筋梗塞や脳出血などでは，限られた時間
の中で病態とその重症度を把握して，緊急手術の必要性や専門施設への移送の必要
性を判断しつつ，患者への救急処置を同時並行して進める必要がある。

○ Column ｜ **遺伝子治療**

　遺伝子治療とは，患者の細胞に遺伝子を導入し，細胞内でそれを発現させることにより疾患を治療しようとす
るものである。

● **遺伝子治療の臨床応用**：現在行われている遺伝子治療は，目的とする遺伝子を導入・発現させ，異常遺伝子に
よる細胞機能の不足を補ったり，細胞自体を修飾しようとする付加遺伝子治療である。先天性疾患やがんなど
に応用されつつある。

心肺停止またはそれに近い状態の患者には，心肺蘇生を中心とした救命処置を行う。救命処置には，特殊な器具や薬品を用いることなく，医師以外の者でも対応可能である一次救命処置と，救命器具や薬品を用いて医師，または医師の指示のもとで救急救命士などが行う二次救命処置がある（表3-1）。

1 外傷

外的要因により正常組織が離断，欠損した状態を外傷という。外力により生じる機械的暴力によるものを損傷という。外傷の中で最も頻繁にみられるのが損傷であり，外傷と損傷はしばしば同義に用いられる。

2 外科手術

救急救命診療では，緊急に外科手術が必要となることが少なくない。頭蓋内出血による脳ヘルニア，十二指腸穿孔，絞扼性イレウスなどでは緊急手術が必要である。

3 熱傷

熱による組織障害を熱傷という。熱傷の重症度は，熱傷の面積と深さにより決定される。熱傷面積の算出法には9の法則が広く利用されている（図3-5）。

重度の熱傷の場合には，病変は局所にとどまらず多臓器に及ぶことから全身管理が必要となる。循環血漿量の減少や気道熱傷が存在することが少なくないため，特に注意する。

4 集中治療（IC）

集中治療とは，24時間，呼吸・循環動態をモニタリングしつつ，バイタルサインの変化に応じた適切な処置を行い，早期の回復を図る治療である。侵襲の大きな手術や呼吸・循環障害が生じ，生命に危険があるような重篤な疾患で，厳密な呼吸管理や循環管理が必要な患者に対して行う。

ヘルニア
臓器の一部に先天的または後天的な孔口があり，ここから臓器が異なる部位に脱出する疾患。腹部内臓のほか，脳や椎間板でみられる。

絞扼性イレウス
腸管の血行障害を伴う機械的腸閉塞である。腹痛・嘔吐を生じ，早期にショック状態に陥るため，迅速な対処が要求される。

侵襲
生体の恒常性を乱す可能性がある外部からの刺激をいう。具体的事象としては，手術，火傷，出血や感染症などを指す。

◀33-28

k 緩和ケア ◀

治癒を目的にした治療に反応しなくなった患者に対して，肉体的苦痛，精神的苦痛からの解放を第一に考えた全人的ケアを緩和医療（緩和ケア）という。

l 終末期医療（ターミナルケア）

これまでの医療は主に疾患の治療を目標として研究，開発されてきたため，患者の延命が最重要課題であった。しかし，末期患者では，積極的に治療しても治癒を得られない，むしろ積極的な治療は患者の苦痛のみにつながり，適切でないと判断されることも少なくない。こうした末期患者に対する従来の治療の反省に立って，

○ Column | 侵襲とエネルギー代謝

　手術，外傷，熱傷など，生体の恒常性を破綻させる内的・外的環境の変化を侵襲という。侵襲期のエネルギー代謝は，受傷後数時間の干潮期，それに続く数日間の満潮期により異なる。干潮期には，生体のホメオスタシスを守るためエネルギー消費量が低下する。したがって，侵襲直後のエネルギー消費量は一過性に低下する。満潮期には，侵襲後の生体防御能を高めるためエネルギー消費量が増加し，それに伴い嫌気性解糖が進み，分枝アミノ酸がエネルギー源として利用され，たんぱく質の異化が亢進する。

表3-1 一次救命処置と二次救命処置の A・B・C

	一次救命処置	二次救命処置
気道（Airway）	頭部後屈，顎先挙上	気管内挿管
呼吸（Breathing）	呼気吹き込み法（口対口，口対鼻，口対口鼻）	バッグ呼吸（100%酸素）
循環（Circulation）	閉胸式胸壁圧迫	閉胸式胸壁圧迫，開胸式心マッサージ

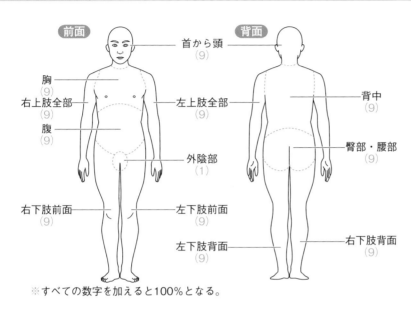

※すべての数字を加えると100％となる。

図3-5 熱傷面積の算定に用いる「9 の法則（%）」

末期患者の医療のあり方が今問われている。末期患者に緩和ケアや終末期医療を行う施設をホスピスという。

　患者の意思を尊重し，QOL（生活の質）を重視して，死が訪れるまで可能な限り積極的に生きられるようにサポートするための医療，看護，その他のサービスを提供するケアをターミナルケア（終末期医療）という。

● **ターミナルケアの対象**　治癒が見込めず，もはや積極的な治療が適切でない患者に対して行い，患者の苦痛に対する緩和が中心となる。

ⅿ 尊厳死

人間としての尊厳を保ちながら自分自身で納得のいく死を迎えることを尊厳死という。

● **リビングウィル**　近年の医療レベルの向上に伴い，従来の医療水準であれば当然死亡しているところを人工的に延命されながら病院で最期を迎えることが多くなってきている。このような不自然な死に対して，どのように最期を迎えるかは患者自らが決定しようという自己決定権の尊重が取り上げられるようになってきた。しかし，終末期状態にある患者が意思決定をすることは不可能なため，健康なうちに自分の意思を表明しておく必要がある。これをリビングウィルといい，いわば生前発行の遺書である。

問題　次の記述について，○か×かを答えよ。

疾患治療の方法 ·····

1　静脈栄養法には，末梢静脈栄養法と中心静脈栄養法がある。

2　輸血は副作用がないため，積極的に行う。

3　放射線治療では，がん細胞のみを破壊できる。

4　再生医療への活用が期待される ES 細胞は体細胞からつくることができる。

5　遺伝子治療では特定の遺伝子を不活化することで疾病の発現を防ぐ。

クリティカルケア ·····

6　口対口の人工呼吸は二次救命処置に分類される。

7　頭蓋内出血による脳ヘルニア，十二指腸穿孔，絞扼性イレウスなどでは緊急外科手術が必要である。

8　熱傷の重症度は面積と深さによって決定される。

9　集中治療は，24 時間，呼吸・循環動態をモニタリングしつつ，バイタルサインの変化に応じた処置を行い，早期の回復を図る治療である。

10　外的要因により正常組織が離断，欠損した状態を外傷という。なかでも外力による機械的暴力によるものを損傷という。

終末期患者の治療 ·····

11　終末期医療（ターミナルケア）では QOL を犠牲にしてでも患者の生存期間の延伸を図る。

12　緩和医療は精神面のケアを含めない。

13　尊厳死の判断は，医師に委ねられる。

14　健康なうちに自らの最期について自分の意思を表明することをリビングウィルという。

15　ターミナルケアの対象は，高齢者に限る。

解説

1　○

2　×　輸血血液中のリンパ球が受血者の組織を異物として傷害することがあるため，輸血は可能な限り抑える。

3　×　さまざまな工夫が講じられているが，現在，正常な細胞の被曝を完全に防ぐことはできていない。

4　×　ES 細胞の作製には受精卵が必要であり，生命倫理に関する議論を引き起こしている。

5　×　現在の遺伝子治療は，目的とする遺伝子を導入・発現させる付加遺伝子治療である。

6　×　特殊な器具や薬品を用いることのない，医師以外の者でも対応可能な救命処置を一次救命処置といい，医師や救急救命士が行う救命器具や薬品を用いた処置のことを二次救命処置という。口対口の人工呼吸は一次救命処置に当たる。

7　○

8　○

9　○

10　○

11　×　ターミナルケアは，治癒が見込めず，積極的な治療が適切でない患者を対象とし，QOL（生活の質）を重視し，苦痛に対する緩和を行う。特に高齢者に限ってはいない。

12　×　治癒が見込めず治療に反応しなくなった患者に対する，肉体的，精神的苦痛からの解放を目的とした全人的ケアを緩和医療という。

13　×　患者自身の意思が尊重される。

14　○

15　×

4 栄養障害と代謝疾患

A 栄養・代謝に関わるホルモン・サイトカイン

　ホルモンとは，内分泌器官で産生され，血液中に分泌され，標的細胞の受容体（ホルモンレセプター）に結合して組織の機能を特異的に調節する物質である。ホルモンは消化管の運動や消化吸収を調節したり，栄養素あるいは電解質などの血中濃度を一定に保っていることから栄養状態との関係が深い。ここでは，栄養と代謝に関連の深い，膵ホルモンと消化管ホルモンについて解説する。

ⓐ インスリン抵抗性に関わるホルモン

◀36-22
34-26

　膵臓には，外分泌腺とともに内分泌腺がある。外分泌腺は，膵液を分泌し，内分泌腺は，ランゲルハンス島（膵島）（p.65）と呼ばれる（**図4-1**）。ランゲルハンス島のα（A）細胞からはグルカゴン，β（B）細胞からはインスリン，δ（D）細胞からはソマトスタチンというホルモンが分泌される。

1 グルカゴン（表4-1）

　29個のアミノ酸残基からなるペプチドホルモンで，血糖上昇作用をもつ。

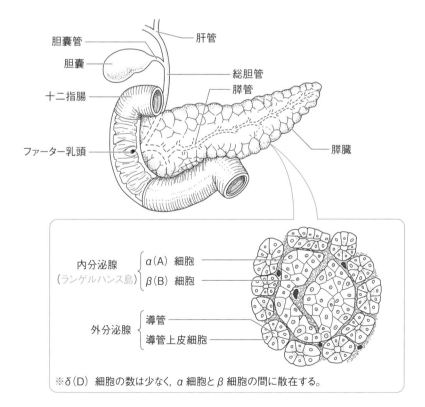

　　　　　胆囊管 ── 肝管
　　　　　胆囊
　　　十二指腸 ── 総胆管
　　　　　　　　　膵管
　ファーター乳頭 ── 膵臓

内分泌腺
（ランゲルハンス島） { α（A）細胞
　　　　　　　　　　 β（B）細胞

外分泌腺 { 導管
　　　　　 導管上皮細胞

※δ（D）細胞の数は少なく，α細胞とβ細胞の間に散在する。

図4-1 膵臓に散在するランゲルハンス島

表4-1 グルカゴン，インスリンの作用

	分泌するホルモン	作用など
α細胞	グルカゴン	血糖上昇作用：血糖が異常に低下すると分泌される。肝臓のグリコーゲンの分解を促進し，血糖を上昇させる。
β細胞	インスリン	血糖低下作用：血糖の上昇に伴って分泌される。血中のグルコースを筋肉，脂肪組織，肝臓に取り込み，血糖を低下させる。血糖低下に働く唯一のホルモンである。

2 インスリン（表4-1）

21個のアミノ酸残基からなるA鎖と，30個のアミノ酸残基からなるB鎖が2カ所でS-S結合によって連結したペプチドホルモンで，血糖低下作用をもつ。

インスリン分泌はさまざまな因子の調節を受けている。血液中のグルコース，アミノ酸，脂肪酸はインスリンの分泌を刺激する。また，副交感神経（迷走神経）と交感神経のβ作用がインスリン分泌を刺激し，交感神経のα作用は分泌を抑制する。高インスリン状態では，脂肪の蓄積，平滑筋細胞の増殖，細胞内にNa^+を貯留し，動脈硬化の原因となる。

3 ソマトスタチン

14個のアミノ酸残基からなるペプチドホルモンで，グルコース，グルカゴン，アミノ酸により分泌が刺激され，インスリン，グルカゴンの分泌，胃酸分泌，膵臓の外分泌や消化管運動を抑制する。視床下部からも分泌され，成長ホルモンの分泌を抑制する。

◀36-26
34-26
33-29

b 摂食調節に関わるホルモン ◀

a のインスリンのほか，主に次のホルモンが摂食調節にかかわる。消化管ホルモンについては，5-A-d（p.67）を参照。

1 GIP

gastric inhibitory polypeptide（GIP）は，上部小腸のK細胞から分泌され，インスリン分泌を亢進するインクレチンである。

2 GLP-1

glucagon-like peptide（GLP）-1は，下部小腸（特に回腸）および結腸に存在するL細胞から分泌され，インスリン分泌を促進し，耐糖能を改善する。腸内での血糖低下活性を有するインクレチンである。満腹時に分泌が増加する。

インクレチン
食事摂取に伴い消化管から分泌され，膵臓のβ細胞を刺激して，インスリン分泌を促すホルモンの総称。

3 レプチン

脂肪細胞が産生，分泌するアディポサイトカイン（p.47）で，インスリンにより分泌は促進される。体脂肪の増加により，レプチンの産生は増加し，視床下部の摂食中枢に働いて食欲を抑制する。また，白色脂肪細胞に働いて脂肪を分解し，褐色脂肪細胞では熱産生に働いて体重を減少させる。

4 グレリン

1999年に発見されたペプチドホルモンである。胃から分泌され，空腹時に増加し，食後低下する。視床下部を介して摂食を亢進する。また，成長ホルモンの分泌を促進する。

B 栄養障害

栄養障害とは，栄養状態が適正状態にないことをいう。すなわち，①特定の栄養素の欠乏状態（鉄欠乏性貧血，葉酸欠乏症など），②数種類の栄養素の欠乏状態（たんぱく質・エネルギー低栄養状態，飢餓など），③特定の栄養素の過剰状態（ビタミンA過剰症など），④数種類の栄養素の過剰状態（肥満など），⑤栄養素相互のバランスが崩れた状態（肝硬変患者にみられるアミノ酸インバランスなど）の五つの区分が考えられる。

a 飢餓

食物の供給が不足したり，生体に必要な栄養素が取り入れられなくなると，最初にグリコーゲンが使い尽くされ，次に脂肪の消費，筋肉の分解が進み，やがて細胞，組織や臓器が正常な機能を営めなくなる。組織，臓器は，萎縮が始まり，正常体重の60%以下になると死亡する。

b たんぱく質・エネルギー栄養障害；栄養失調症，PEM

摂取する栄養素が不足して，さまざまな症状を起こす病態を栄養失調症という。その中でもエネルギーとたんぱく質の欠乏を，特にたんぱく質・エネルギー低栄養状態（PEM；protein energy malnutrition）と呼んでいるが，栄養失調と明確な区別はない。エネルギーが不足すると，たんぱく質がエネルギーとして利用されるため，たんぱく質とエネルギーの不足は切り離して考えることはできない。最近は，高齢者のPEMが社会問題化している。

PEMには，クワシオルコルとマラスムスの二つのタイプがみられる。

1 クワシオルコル（カシオコア）

- ●栄養状態　エネルギーは相対的に保たれているが，たんぱく質の量が欠乏したために起こるPEMである。
- ●臨床的特徴　血清アルブミン値の低下が著しく，そのために浮腫が出現する。見かけ上の体重減少や身体計測値の低下は少ないが，食欲は低下しており，肝臓は腫大する。小児では成長障害や知能障害がみられる（**表4-2**，**図4-2**）。

表4-2　クワシオルコルとマラスムスの臨床的特徴

		クワシオルコル	マラスムス
所見	成長障害（小児の場合）	著明	著明
	知能障害（小児の場合）	しばしば	まれ
	腹水，浮腫	しばしば	なし
	肝臓の腫大	著明	なし
	食欲	低下	増加
血液検査	血清アルブミン値	低下	正常
身体構成成分	細胞外液量	著増	増加
	体内総たんぱく質量	低下	低下

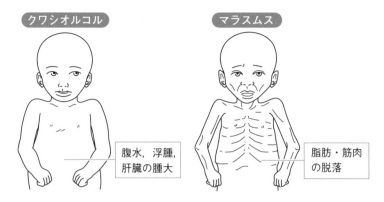

クワシオルコル

マラスムス

腹水，浮腫,
肝臓の腫大

脂肪・筋肉
の脱落

図4-2 クワシオルコルとマラスムスの外見的特徴

2 マラスムス

● **栄養状態**　たんぱく質とエネルギーがともに欠乏したときにみられる PEM である。何も食べられないといった飢餓による栄養失調である。

● **臨床的特徴**　体重減少が著しいが，食欲は旺盛である。血清アルブミン値は基準値を示し，浮腫，肝臓の腫大はない。小児では成長障害は著しいが，知能障害はほとんどみられない（**表 4-2，図 4-2**）。

3 PEM 患者の栄養療法

● **栄養療法の基本**　不足している栄養素を十分に投与することが基本となるが，いずれの PEM のタイプであってもビタミンやミネラルなど，複数の栄養素欠乏の並存が多いことに注意する。

● **栄養療法における注意点**　栄養素の投与経路は，経口投与が最善であるが，長期間 PEM にあった患者では腸粘膜の萎縮を来している場合が多いため，高エネルギー，高たんぱく質食ではなく，低エネルギー，低たんぱく質食（良質たんぱく質）から開始し，徐々に（3日〜1週間ごと）必要量まで増加させていく。最初のうちは輸液や経腸栄養剤（食品）を併用することが必要なこともある。栄養補助食品の使用も有用である。

c 悪液質（カヘキシー）

がん細胞が産生する TNF-α（腫瘍壊死因子-α）(p. 48)などのサイトカインの増加ならびにホルモンのバランスがくずれたために全身が衰弱し，不可逆的に胸水，腹水，全身浮腫の生じた状態が悪液質である。悪液質の状態は予後不良である。

がんが進行すると，すべての代謝は異化亢進状態となる。この状態に摂食量，水分摂取量の減少が加わると，栄養状態は悪化する。終末期が近づくとがん代謝は正常代謝を上回り，エネルギー消費量は増加する。こうした病態をもたらす原因の一つが悪液質で，ほかにも抗がん剤，放射線治療，手術などによるもの，消化管の通過障害などで起こる。

d ビタミン欠乏症・過剰症

ビタミンの不足や過剰摂取により，**表4-3**のような欠乏症，過剰症を来す。

e ミネラル欠乏症・過剰症

ミネラルの不足や過剰摂取により，**表4-4**のような欠乏症，過剰症を来す。

表4-3 ビタミンの欠乏症・過剰症

	ビタミン	欠乏症	過剰症
脂溶性ビタミン	ビタミンA	夜盲症，成長障害，角膜乾燥症	頭痛，皮膚の落屑，筋肉痛
	ビタミンD	くる病，骨軟化症，骨粗鬆症	高カルシウム血症，腎臓障害
	ビタミンE	未熟児の溶血性貧血，乳児の皮膚硬化症	
	ビタミンK	血液凝固不良，新生児メレナ，特発性乳児ビタミンK欠乏症（頭蓋内出血）	
水溶性ビタミン	ビタミンB₁	脚気，神経系障害（ウェルニッケ脳症，コルサコフ症）	
	ビタミンB₂	発育不良，口角炎，舌炎，皮膚炎	
	ナイアシン	ペラグラ（皮膚炎，口内炎，舌炎，下痢，神経症状）	消化管障害，肝臓障害
	ビタミンB₆	湿疹，口角炎，貧血	感覚神経障害
	ビタミンB₁₂	巨赤芽球性貧血，悪性貧血	
	葉酸	巨赤芽球性貧血 妊娠・授乳期の摂取不足→胎児の神経管閉鎖障害，乳児の発育	
	パントテン酸	ヒトでの欠乏症はまれである。	
	ビオチン	ヒトでの欠乏症はまれである。	
	ビタミンC	壊血病，皮下出血	

表4-4 ミネラルの欠乏症・過剰症

	ミネラル	欠乏症	過剰症
多量元素	ナトリウム（Na）	食欲不振，血圧低下	血圧上昇，腎臓障害
	カリウム（K）	無筋力症，不整脈	
	カルシウム（Ca）	くる病，骨軟化症，骨粗鬆症	ミルクアルカリ症候群，結石
	マグネシウム（Mg）	循環器障害，代謝不全	
	リン（P）	リフィーディング症候群*	
微量元素	鉄（Fe）	発育不全，鉄欠乏性貧血，筋力低下	胃腸障害，鉄沈着
	亜鉛（Zn）	発育不全，皮膚炎，味覚障害	
	銅（Cu）	貧血，骨異常	ウィルソン病（肝臓障害，脳障害）
	マンガン（Mn）	骨異常	
	ヨウ素（I）	発育不全，クレチン病，甲状腺腫，甲状腺機能低下症	甲状腺腫，甲状腺機能低下症，甲状腺中毒症
	セレン（Se）	克山病（心機能不全），カシン・ベック病（骨関節症）	爪の変形，脱毛
	クロム（Cr）	耐糖能低下	
	モリブデン（Mo）	成長障害，頻脈	
	コバルト（Co）	悪性貧血	

*リフィーディング症候群では，飢餓状態への高エネルギー投与がリン欠乏症を引き起こす。

C　肥満と代謝疾患

◀34-27
34-26
33-29
32-25

ⓐ　肥満，メタボリックシンドローム ◀ ⋯⋯⋯⋯⋯⋯⋯⋯⋯⋯⋯⋯⋯⋯⋯⋯⋯⋯⋯⋯

1　肥満

●**肥満とその判定方法**　　体重が重いことを過体重というが，肥満は過体重ということではなく，体脂肪が過剰に蓄積した状態をいう。体脂肪の測定法は，さまざまなものがあるが，いずれも欠点があり最適とはいえないため，現状では肥満指数（BMI，体格係数）を用いて肥満の判定をすることが多い。BMI は，25 以上を肥満と判定する（p. 17，**表 2 - 3**）。また，疾病率が最も低い BMI は，およそ 22 である。これを基準に標準体重が求められるため，標準体重は次の式で表される。

① BMI＝体重（kg）／ ｛身長（m）｝^{2}

②標準体重＝ ｛身長（m）｝^{2} × 22

●**病因**　　肥満は，摂取エネルギーと消費エネルギーの不均衡による。すなわち，摂取エネルギーが多すぎる，または消費エネルギーが少なすぎれば，エネルギーは脂肪として貯蔵され，体脂肪が増えて肥満となる。

　　この要因として，①過食，②朝食の欠食，夜食，まとめ食いなどの不適切な摂食パターン，③インスリン過剰分泌，④運動不足，⑤遺伝的要因が考えられる。

●**単純性肥満と症候性肥満**　　肥満には，過食と運動不足が病因で生じる単純性肥満と，内分泌疾患などの病態による症候性肥満（二次性肥満）がある。実際には単純性肥満が圧倒的に多く，90％以上を占める。

●**単純性肥満の治療**　　食事療法と運動療法が重要である。大切なことは脂肪組織を減少させるが，除脂肪体重を減少させないことである。

　・食事療法：一般には 1,200 ～ 1,800kcal/ 日あるいは 20 ～ 30kcal/kg 体重程度の食事が勧められる。食事内容としては，①糖質は 1 日 80 ～ 100g 程度にまで制限，②脂肪は 1 日 40g，総エネルギー量に対して 25％以内，③高たんぱく食である。同時に，夜食，まとめ食いなどの不適切な食習慣の改善も必要である。

　・運動療法：有酸素運動を中心として心臓や関節に負担をかけない運動を習慣づける。1 日に 7,000 ～ 10,000 歩の歩行を指導する。

●**肥満症**　　肥満症とは，肥満に起因ないし関連する健康障害を合併するか，その合併が予測される場合で，医学的に減量を必要とする病態をいう。疾患単位として扱う（**表 4 - 5**）。

2　メタボリックシンドローム

　　肥満は，内臓脂肪型肥満（上半身型肥満，りんご型肥満，男性型肥満にみられることが多い）と皮下脂肪型肥満（下半身型肥満，洋梨型肥満，女性型肥満にみられることが多い）に分けられる。生活習慣病を合併しやすい肥満として，内臓脂肪型

表4-5　肥満症の診断基準に必須な健康障害

1　耐糖能障害（2型糖尿病・耐糖能異常など）
2　脂質異常症
3　高血圧
4　高尿酸血症・痛風
5　冠動脈疾患：心筋梗塞・狭心症
6　脳梗塞：脳血栓症・一過性脳虚血発作（TIA）
7　非アルコール性脂肪性肝疾患（NAFLD）
8　月経異常・不妊
9　閉塞性睡眠時無呼吸症候群（OSAS）・肥満低換気症候群
10　運動器疾患：変形性関節症（膝・股関節）・変形性脊椎症，手指の変形性関節症
11　肥満関連腎臓病

資料）日本肥満学会：肥満症診療ガイドライン 2016, p. xii（2016）ライフサイエンス出版

表4-6　メタボリックシンドロームの診断基準

検　査			診　断
内臓脂肪型肥満	ウエスト周囲長 （内臓脂肪面積： 男女とも≧100cm^{2}に相当）	男性≧85cm 女性≧90cm	内臓脂肪型肥満に加え，脂質代謝異常，高血圧，高血糖のうちの2項目以上が該当する場合，メタボリックシンドロームと診断される。
脂質代謝異常	高トリグリセライド血症 かつ/または HDLコレステロール値	≧150mg/dL ＜40mg/dL	
高血圧	収縮期血圧 かつ/または 拡張期血圧	≧130mmHg ≧85mmHg	
高血糖	空腹時高血糖	≧110mg/dL	

資料）メタボリックシンドローム診断基準検討委員会：日本動脈硬化学会，日本糖尿病学会，日本高血圧学会，日本肥満学会，日本循環器学会，日本腎臓学会，日本血栓止血学会，日本内科学会，2005年4月

肥満が注目されている。内臓脂肪型肥満は，動脈硬化性疾患の発症，特に冠状動脈疾患の発症の危険因子として重要である。このことから，内臓脂肪蓄積に注目したメタボリックシンドロームの診断基準が2005年に示された（表4-6）。また，内臓脂肪がさまざまなサイトカインを分泌することによる病態として概念が確定してきた（図4-3，4-4）。この症候群の特徴は，個々の病態の心疾患へ対するリスクがそれほど高くなくとも，重なり合うリスクがハイリスクへと急上昇することにある。

●**メタボリックシンドロームの病因**　メタボリックシンドロームの発症には肥満を中心に内臓脂肪の脂肪細胞から分泌される**生理活性物質**（アディポサイトカイン），あるいは耐糖能障害によって生じるインスリン抵抗性が関与している。これらの病因の上流には食習慣の乱れがあり，食習慣の中でもエネルギー，脂肪の過剰摂取や多量飲酒などと密接に関連する。高血圧の発症にはナトリウム（食塩）摂取量と飲酒が関与している。

●**食事療法**　メタボリックシンドロームの食事療法は，基本的には肥満の是正が中心で，これに高トリグリセライド血症の改善が加わり，血圧の改善が加わる。血糖の是正は，肥満と高トリグリセライド血症の是正に包括される。こう

サイトカイン
細胞から放出され，免疫作用などの情報伝達を媒介するたんぱく質の総称。インターロイキン，インターフェロン，TNF−αなどが知られている。

生理活性物質
わずかな量で，生体の生理活動に何らかの作用を及ぼす物質のことで，ビタミン，ミネラル，核酸などが含まれる。

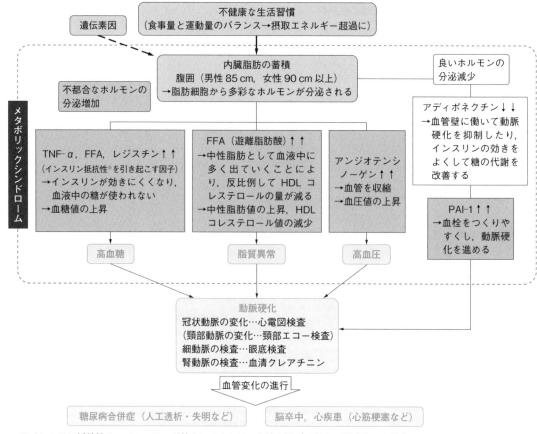

図4-3 メタボリックシンドロームはなぜ重要か
資料）厚生労働省：保健指導における学習教材集（確定版）（2007）

TNF-α
（腫瘍壊死因子-α）
インスリン抵抗性を生じ, 血糖を上昇させる。

PAI-1
プラスミノーゲンアクチベーターを抑制し, 血栓形成を促進する傾向がある。

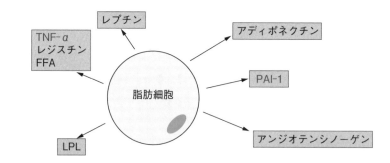

図4-4 種々の脂肪組織由来生理活性物質（アディポサイトカイン）

した食環境の改善には，「虚血性心疾患の一次予防ガイドライン」で示された食事摂取基準が参考となるが，これは日本人の栄養摂取の現状に基づいて決められていることを理解することも重要である。

補足 「虚血性心疾患の一次予防ガイドライン」において，日本人の食事摂取基準2010年版に基づいている食事摂取基準の数値は，現在，2020年版では変更されているものもあるので，確認が必要である。

●**アディポサイトカイン**　メタボリックシンドロームとアディポサイトカインの関係が注目を集めている。アディポサイトカインの一つであるアディポネクチンは，抗動脈硬化作用や抗炎症作用を有するたんぱく質であることが，多くの研究により明らかにされつつある。アディポネクチンの発見により，メタボリックシンドロームの**バイオマーカー**としての意義が確立されつつある。

バイオマーカー
生体学的変化を把握するための指標。

b 糖尿病

◀36-41
35-24

糖尿病とは，インスリンの分泌低下，あるいは末梢組織におけるインスリン感受性の低下（インスリン抵抗性の増大）により，血糖値が上昇する疾患である。血糖値が上昇する病態を耐糖能異常（耐糖能低下）という。耐糖能異常が続くと，血管合併症など，さまざまな合併症を来す。

●**病因**　糖尿病は病因から四つに分けられる（**表4-7**）。1型糖尿病と2型糖尿病は，**表4-8**のような特徴をもつ。

・1型糖尿病：インスリン分泌細胞（膵臓ランゲルハンス島β細胞）の破壊または傷害により，インスリン分泌が廃絶している。したがって，治療にはインスリン製剤が必須である。遺伝的要因に，ウイルス感染や自己免疫異常などが加わり発症する。患者は，肥満でないことが多い。わが国では人口10万人に対して年間数人程度と，比較的まれな疾患である。

・2型糖尿病：わが国の糖尿病患者の95％以上を占める。遺伝的要因に，過栄養や運動不足，ストレスなどの環境要因が加わり，インスリン分泌能はある程度は保たれているが，インスリン分泌の低下とインスリン抵抗性の増大により発症する。多くは40歳以降に肥満を伴って緩徐に発症する。

表4-7 糖尿病と糖代謝異常[*1]の病因分類[*2]

Ⅰ	●1型：膵β細胞の破壊，通常は絶対的インスリン欠乏に至る A．自己免疫性 B．特発性
Ⅱ	●2型：インスリン分泌低下を主体とするものと，インスリン抵抗性が主体で，それにインスリンの相対的不足を伴うものなどがある
Ⅲ	●その他の特定の機序，疾患によるもの A．遺伝因子として遺伝子異常が同定されたもの 　①膵β細胞機能にかかわる遺伝子異常 　②インスリン作用の伝達機構にかかわる遺伝子異常 B．他の疾患，条件に伴うもの 　①膵外分泌疾患　　　　⑤感染症 　②内分泌疾患　　　　　⑥免疫機序によるまれな病態 　③肝疾患　　　　　　　⑦その他の遺伝的症候群で糖尿病 　④薬剤や化学物質によるもの　を伴うことの多いもの
Ⅳ	●妊娠糖尿病[*3]

[*1] 一部には，糖尿病特有の合併症をきたすかどうかが確認されていないものも含まれる。
[*2] 現時点ではいずれにも分類できないものは，分類不能とする。
[*3] 99頁（本書では省略）：妊娠と糖尿病参照。
資料）日本糖尿病学会：糖尿病の分類と診断基準に関する委員会報告（国際基準対応版）．
　　　糖尿病 55：490（2012）

表4-8　1型糖尿病と2型糖尿病の特徴

特　徴	1型糖尿病	2型糖尿病
膵β細胞	破壊	疲労
発症	急激	緩徐
発症年齢	30歳未満の若年者	40歳以降
発症の要因	ウイルス，自己免疫	過食，運動不足，ストレス
肥満の有無	なし（やせ）	あり（発症前は肥満）
遺伝性HLA*との関連	関連あり	関連なし
治療	インスリン注射が必須である	食事療法・運動療法が基本　経口薬で可能なことが多い
ケトーシス	起こしやすい	まれ
全糖尿病患者に占める割合	1～2%	95%以上

注）*HLA：ヒト白血球抗原（human leukocyte antigen）

●**病態**　糖尿病にみられる病態は，糖の利用障害と，それによる脂肪，たんぱく質の異化亢進によるもので，さまざまな症状が出現する。代表的な自覚症状は，高血糖による浸透圧利尿のため，多尿となり，脱水，口渇，多飲，全身倦怠感が生じる。また，糖の利用障害のため，脂肪の動員，たんぱく質の異化が亢進して体重は減少する。

異化
物質代謝には生合成と分解があるが，そのうちの分解を指す。

●**合併症**　血糖はコントロールできても，糖尿病は治癒することのない慢性疾患であるため，合併症（二次障害）の予防が重要である。糖尿病では細小血管が障害されやすく，糖尿病の三大合併症には糖尿病性網膜症，糖尿病性腎症，糖尿病性神経障害があげられる。このほかに糖尿病昏睡などがみられる。

・糖尿病性網膜症：わが国の成人失明原因の多くを占めている。
・糖尿病性腎症：尿中に微量アルブミンの出現，持続的なたんぱく尿を経て，腎機能低下（クレアチニン増加，eGFR低下）し，腎不全に至る。
・糖尿病性神経障害：比較的早期から症状が現れる。こむら返り，手足のしびれ，知覚障害，腱反射低下に加え，起立性低血圧，便秘，膀胱障害，発汗異常などの自律神経障害がみられる。また，動脈の粥状硬化症も来しやすく，脳梗塞，心筋梗塞や下肢動脈の閉塞を起こす。さらに，感染症や皮膚の化膿を起こしやすく，陰部のそう痒感がみられることも多い。
・糖尿病昏睡：糖尿病患者にみられる昏睡のうち，高血糖と脱水を基礎として発症するものを糖尿病昏睡といい，病態によりケトアシドーシス昏睡と高血糖性高浸透圧昏睡に分けられる（表4-9）。

●**診断**　口渇，多飲，多尿，全身倦怠感や急激な体重減少などの自覚症状があれば糖尿病を疑う。しかし，こうした自覚症状は血糖コントロールがかなり悪く（血糖値が常時200～250mg/dL以上）なって初めて出現する。したがって，糖尿病患者は自覚症状がないことも多く，自覚症状のみの診断は困難である。
　糖尿病の診断には，慢性的な高血糖を確認することが不可欠である。2010年に日本糖尿病学会が改定した診断基準（表4-10）によれば，糖尿病型と診

表4-9 ケトアシドーシス昏睡と高血糖性高浸透圧昏睡の鑑別

	ケトアシドーシス昏睡	高血糖性高浸透圧昏睡
糖尿病の病型	1型糖尿病が多い	2型糖尿病が多い
誘因	インスリン注射の中止または減量，インスリン抵抗性の増大，感染，心身ストレス	薬剤（降圧利尿薬，糖質コルチコイド，免疫抑制薬），高カロリー輸液，脱水，急性感染症
発症年齢	若年者（30歳以下）が多い	高齢者が多い
身体的所見	脱水（＋＋＋），アセトン臭（＋），クスマウル大呼吸，血圧低下，循環虚脱，神経学的所見に乏しい	脱水（＋＋＋），アセトン臭（－），血圧低下，循環虚脱，神経学的所見に富む（けいれん，振戦）
検査所見　血糖　ケトン体　pH　浸透圧	250～1,000mg/dL　尿中（＋）～（＋＋＋）　低下　正常～上昇	600～1,500mg/dL　尿中（－）～（＋）　正常～やや低下　著明上昇

表4-10 糖尿病の診断基準

診断のための検査と判定区分

検　査	判定区分
① 早朝空腹時血糖値 126mg/dL 以上 ② 75gOGTT で2時間値 200mg/dL 以上 ③ 随時血糖値*200mg/dL 以上 ④ HbA1c 6.5%以上 ⑤ 早朝空腹時血糖値 110mg/dL 未満 ⑥ 75gOGTT で2時間値 140mg/dL 未満	糖尿病型：①～④のいずれかが確認された場合 正　常　型：⑤および⑥の血糖値が確認された場合 境　界　型：上記の「糖尿病型」「正常型」いずれにも属さない場合

*随時血糖値：食事と採血時間との時間関係を問わないで測定した血糖値。糖負荷後の血糖値は除く。

空腹時血糖値[注1)] および 75gOGTT による判定区分と判定基準

	血糖測定時間		判定区分
	空腹時	負荷後2時間	
血糖値 （静脈血漿値）	126mg/dL 以上　　または	200mg/dL 以上	糖尿病型
	糖尿病型にも正常型にも属さないもの		境界型
	110mg/dL 未満　　および	140mg/dL 未満	正常型[注2)]

注1）血糖値は，特に記載のない場合には静脈血漿値を示す。
注2）正常型であっても1時間値が 180mg/dL 以上の場合は 180mg/dL 未満のものに比べて糖尿病に悪化する危険が高いので，境界型に準じた取り扱い（経過観察など）が必要である。また，空腹時血糖値が 100～109mg/dL は正常域ではあるが，「正常高値」とする。この集団は糖尿病への移行や OGTT 時の耐糖能障害の程度からみて多様な集団であるため，OGTT を行うことが勧められる〔次頁：75g OGTT が推奨される場合 参照（本書では略）〕
資料）日本糖尿病学会編・著：糖尿病治療ガイド 2022-2023, p. 24, 文光堂（2022）

　　断されるのは，①早朝空腹時血糖値が 126mg/dL 以上，② 75g 経口ブドウ糖負荷試験（OGTT）の2時間値が 200mg/dL 以上，③随時血糖値が 200mg/dL 以上，④ヘモグロビン A1c（**NGSP 値**）が 6.5%以上のいずれかに該当する場合である。

　　しかし，糖尿病型が認められたといって，すぐに糖尿病と診断するわけではない。糖尿病型が認められたら，別の日に再検査（前回の検査と異なる方法が望ましい）をして，再び糖尿病型であれば糖尿病と診断する（④のみの反復検

NGSP 値
2014年4月1日の「糖尿病治療ガイド 2012-2013［血糖コントロール目標改訂版］」より，HbA1c の表記をすべてこの NGSP 値とし，JDS 値の併記は行わないとされた。現在は「糖尿病治療ガイド 2022-2023」が使用されている。

表4-11 **血糖コントロール目標**（65歳以上の高齢者については「高齢者糖尿病の血糖コントロール目標」を参照）

目 標	コントロール目標値[注4]		
	血糖正常化を[注1] 目指す際の目標	合併症予防[注2] のための目標	治療強化が[注3] 困難な際の目標
HbA1c（%）	6.0 未満	7.0 未満	8.0 未満

治療目標は年齢，罹病期間，臓器障害，低血糖の危険性，サポート体制などを考慮して個別に設定する。
注1）適切な食事療法や運動療法だけで達成可能な場合，または薬物療法中でも低血糖などの副作用なく
　　達成可能な場合の目標とする。
注2）合併症予防の観点からHbA1cの目標値を7%未満とする。対応する血糖値としては，空腹時血糖
　　値130mg/dL未満，食後2時間血糖値180mg/dL未満をおおその目安とする。
注3）低血糖などの副作用，その他の理由で治療の強化が難しい場合の目標とする。
注4）いずれも成人に対しての目標値であり，また妊娠例は除くものとする。
資料）日本糖尿病学会編・著：糖尿病治療ガイド2022-2023, p. 34, 文光堂（2022）

査による診断は不可）。ただし，糖尿病の典型的な症状，①〜③のいずれかと④の同時確認，確実な糖尿病性網膜症のいずれかがある場合には糖尿病型が1回確認されただけでも糖尿病と診断できる。

○糖尿病の診断，血糖コントロールに必要な血液検査

・血糖検査（空腹時，随時）：**表4-11**参照。

・75g経口ブドウ糖負荷試験（75gOGTT）：**表4-11**参照。

・グリコヘモグロビン（HbA1c：ヘモグロビンエーワンシー）：赤血球中の全ヘモグロビンに占めるグルコースが結合した糖化ヘモグロビンの比率であり，検査前1〜2か月間の血糖値の平均を示す（**表4-11**）。

・グリコアルブミン：血清たんぱく中のアルブミンのみの糖結合物を測定する。ただし，血清たんぱくの約60%はアルブミンが占めるため，フルクトサミンと類似の臨床的意義を有する。検査前約2週間の血糖値の平均を示す。

・1,5アンヒドログルシトール（1,5AG）：検査前数日間の血糖値の平均を示す。

・フルクトサミン：全血清たんぱくの糖結合物を測定する。検査前約2週間の血糖値の平均を示す。

○ Column | **低血糖**

　健常者では，空腹時においても血糖値は常に60〜110mg/dLに維持されている。この値を下回る場合を低血糖といい，低血糖によりさまざまな症状を起こした状態を低血糖症という。

●原因：低血糖の原因は多数あるが，代表的なものとして，糖質の摂取不足，肝臓からの糖放出の減少，組織の糖利用の亢進，インスリンの過剰分泌〔インスリノーマ*や食事反応性（特に胃切除後）〕などがある。

　補足｜*インスリノーマ：インスリンを過剰に分泌する膵島細胞腫瘍で，高インスリン血症，低血糖を起こす。多くは良性で，悪性は約10%である。

●病態：低血糖になると交感神経系が活性化され，顔面蒼白，冷汗，頻脈，動悸が生じ，さらに低血糖が進むと振戦，けいれん，昏睡といった中枢神経症状が現れる。

●診断：厳密な定義はないが，おおむね血糖値が50mg/dL以下であれば低血糖と診断してよい。

●治療：基礎疾患があれば，その治療を行う。低血糖症状に対する対症療法としては，グルコース投与，グルカゴン注射などがある。

●治療　血糖値のみならず血圧，血中脂質なども同時に良好なコントロール状態を維持し，糖尿病に伴う合併症の発症や進展を防ぐことを目的とする。

　治療は，食事療法，運動療法および薬物療法からなるが，1型糖尿病と2型糖尿病では治療の進め方が異なる。

・1型糖尿病：インスリンの絶対的不足があるため，直ちにインスリン療法を開始する。しかし，2型糖尿病と同様に食事療法と運動療法による生活習慣の管理が重要であることはいうまでもない。

・2型糖尿病：食事療法と運動療法が基本であり，これにより生活習慣の改善を図る。これらを2〜3か月継続しても，十分なコントロールが得られない場合には経口血糖降下薬を使用する。しかし，2型糖尿病であっても，インスリン依存状態に至れば，速やかにインスリン療法を開始する。

C 脂質異常症　　　　　　　　　　　　　　　　　　　　　36-25

　血液中の脂質には，コレステロール，トリグリセライド（中性脂肪），リン脂質，遊離脂肪酸がある。コレステロール，トリグリセライド，リン脂質はアポ蛋白と結合したリポ蛋白（**図4-5**）として，遊離脂肪酸はアルブミンと結合して血中に存在している。リポ蛋白は，その比重により，カイロミクロン（キロミクロン），超低比重リポ蛋白（VLDL），低比重リポ蛋白（LDL）および高比重リポ蛋白（HDL）に分類される（**表4-12**）。

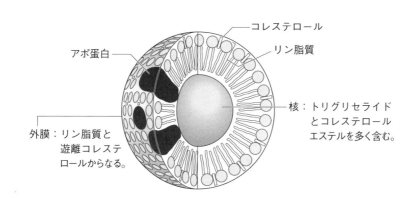

図4-5　リポ蛋白の構造

表4-12　血漿中のリポ蛋白

リポ蛋白	密度 (g/mL)	直径 (nm)	組成比（重量%）				
			コレステロール	トリグリセライド	リン脂質	たんぱく質	主なアポ蛋白
カイロミクロン（キロミクロン）	< 0.95	> 70	3 〜 7	83 〜 88	3 〜 8	1 〜 2	B-48, C, E
VLDL	0.95 〜 1.006	30 〜 90	13 〜 23	50 〜 60	8 〜 20	7 〜 13	B-100, E, C
LDL	1.019 〜 1.063	22 〜 28	40 〜 60	8 〜 13	20 〜 28	20 〜 25	B-100
HDL	1.063 〜 1.210	5 〜 12	17 〜 30	4 〜 16	30 〜 48	33 〜 57	A-I, A-II, E

注）色文字：組成割合が特に高いもの。

表4-13　脂質異常症診断基準

LDL コレステロール	140mg/dL 以上	高 LDL コレステロール血症
	120 ~ 139mg/dL	境界域高 LDL コレステロール血症[*2]
HDL コレステロール	40mg/dL 未満	低 HDL コレステロール血症
トリグリセライド	150mg/dL 以上（空腹時採血[*1]）	高トリグリセライド血症
	175mg/dL 以上（随時採血[*1]）	
non-HDL コレステロール	170mg/dL 以上	高 non-HDL コレステロール血症
	150 ~ 169mg/dL	境界域高 non-HDL コレステロール血症[*2]

注）[*1] 基本的に 10 時間以上の絶食を「空腹時」とする。ただし水やお茶などカロリーのない水分の摂取は可とする。空腹時であることが確認できない場合を「随時」とする。
[*2] スクリーニングで境界域高 LDL-C 血症，境界域高 non-HDL-C 血症を示した場合は，高リスク病態がないか検討し，治療の必要性を考慮する。
・LDL-C は Friedewald 式（TC − HDL-C − TG/5）で計算する（ただし空腹時採血の場合のみ）。または直接法で求める。
・TG が 400mg/dL 以上や随時採血の場合は non-HDL-C（= TC − HDL-C）か LDL-C 直接法を使用する。ただしスクリーニングで non-HDL-C を用いる時は，高 TG 血症を伴わない場合は LDL-C との差が + 30mg/dL より小さくなる可能性を念頭においてリスクを評価する。
・TG の基準値は空腹時採血と随時採血により異なる。
・HDL-C は単独では薬物介入の対象とはならない，
資料）日本動脈硬化学会：動脈硬化性疾患予防ガイドライン 2022 年版, p.22（2022）

表4-14　高脂血症の分類（WHO）

		Ⅰ型	Ⅱa型	Ⅱb型	Ⅲ型	Ⅳ型	Ⅴ型
増加するリポ蛋白		カイロミクロン（キロミクロン）	LDL	LDL VLDL	IDL[*]	VLDL	カイロミクロン（キロミクロン）VLDL
コレステロール		正常 ~ ↑	↑↑↑	↑↑↑	↑↑	正常	正常 ~ ↑
トリグリセライド		↑↑↑	正常	↑↑	↑↑	↑↑↑	↑↑↑
血清外観	上層	クリーム	透明	軽度混濁	ときにクリーム混濁	混濁	クリーム
	下層	透明					混濁

注）[*] IDL：中間比重リポ蛋白
↑：上昇，↑↑：中度上昇，↑↑↑：高度上昇

脂質異常症
HDL コレステロール値が低い場合も「高脂血症」と呼ぶのは適当でないこと，諸外国の表記である "Dyslipidemia（脂質異常症）" に統一するため，2007 年の診断基準の改定からこう呼ばれている。ただし，高コレステロール血症，高トリグリセライド血症を一括して呼ぶ「高脂血症」という呼称を排除するものではない。

Friedewald 式
LDL コレステロール＝総コレステロール−HDL コレステロール−トリグリセライド / 5（ただし，トリグリセライド 400 mg/dL 未満の場合）
　つまり，
LDL-C
　= TC−HDL-C
　　−（TG/5）

　脂質異常症は，血清脂質成分として，LDL コレステロール，トリグリセライドが基準値より上昇し，HDL コレステロールが基準値より低下した状態ならびにカイロミクロンレムナント，Lp(a) など，異常リポ蛋白が多く存在する状態をいう。日本動脈硬化学会では，2007 年版ガイドラインから，動脈硬化性疾患の危険因子としてのコレステロール値は，総コレステロールではなく LDL コレステロールを用いることとした（**表4-13**）。また，2022 年版ガイドラインでは，LDL コレステロールの測定値は，Friedewald 式または直接法で求めることとされている。

　高脂血症は，血清脂質成分，なかでもコレステロールやトリグリセライドが基準値以上に上昇した状態をいう。WHO は，上昇する脂質あるいはリポ蛋白のパターンによりいくつかの型に分類している（**表4-14**）。

　●**病因**　　遺伝的要因により発症する原発性高脂血症と，何らかの疾患に続発する続発性高脂血症（二次性高脂血症）がある。高脂血症（脂質異常症）では，

カイロミクロン（キロミクロン），VLDL あるいは LDL の増加がみられ，そ
れぞれ次のような病因が考えられる。

・カイロミクロン（キロミクロン）の増加：リポ蛋白リパーゼ（LPL）の機能
　障害，アポ蛋白 C Ⅱ欠損など。
・VLDL の増加：肝臓での過剰合成，LPL の機能低下など。
・IDL（中間型リポ蛋白）の増加：アポ蛋白 E2 の存在。
・LDL の増加：LDL 受容体の機能低下，LDL 受容体の欠損，肝臓での LDL
　の処理能の低下など。

●**病態**　高 LDL コレステロール血症は，冠状動脈疾患の重要な危険因子であ
り，脳梗塞の危険因子である。

・**家族性高コレステロール血症**：原発性高コレステロール血症の代表である。
　LDL 受容体の異常のために血中の LDL を十分に利用できないことにより発
　症する常染色体性優性遺伝疾患である。眼瞼黄色腫，アキレス腱黄色腫，冠
　状動脈硬化症が特徴である。近年，PCSK9（protein convertase subt-
　ilisin/kexin type 9）が家族性高コレステロール血症の新たな原因であると
　して注目を集めている。

　　LDL 受容体は，LDL の取り込みで 100 回以上のリサイクルを行っている
　が，PCSK9 は LDL 受容体に結合してライソゾームで分解し，LDL 受容体
　をリサイクルさせない。したがって，PCSK9 の機能低下，減少は，LDL 受
　容体の活性を亢進させ，LDL コレステロール濃度の低下を導く。

　　PCSK9 阻害薬が開発され，LDL コレステロールの低下に著しい効果が認
　められている。

・**続発性高脂血症**：甲状腺機能低下症，ネフローゼ症候群，ステロイドホルモ
　ン服用などにより発症する。
・**高トリグリセライド血症**：過食，肥満，運動不足，飲酒などにより，肝臓で
　の VLDL の合成が亢進することにより発症する。高トリグリセライド血症
　では脂肪肝を起こしやすく，急性膵炎を発症することもある。

●**診断**　空腹時に採血測定した結果を用いて判定する。**表 4-12**（p.53）は，
日本動脈硬化学会の診断基準である。2007 年には総コレステロール値が除去
され，2012 年には境界域が，2017 年には non-HDL コレステロールの診断
基準が設けられた。

●**治療**　食事療法，運動療法，薬物療法および特殊療法があるが，食事療法が
基本である。

・食事療法
　・第 1 段階：総摂取エネルギー，栄養素配分およびコレステロール摂取量
　　の適正化。
　・第 2 段階（第 1 段階で血清脂質が目標値にならない場合）：それぞれの病
　　型に応じた食事療法と適正な脂肪酸摂取（飽和脂肪酸を 7%エネルギー以

PCSK9
プロたんぱく質変換酵素
ファミリーの 9 番目に
発見された酵素。この発
見により，LDL 受容体
変異，アポ蛋白 B-100
変異に次いで，家族性高
コレステロール血症
（FH）の 3 番目の原因遺
伝子の存在が明らかに
なった。

下に抑える）

・運動療法：運動により，LDL コレステロール，トリグリセライドが減少し，HDL コレステロールが増加する。

・薬物療法：代表的なものに HMG-CoA 還元酵素阻害剤，フィブラート系薬剤がある。

・特殊療法：家族性高コレステロール血症など，高度の高脂血症（脂質異常症）では，血液から LDL コレステロールのみを除去する血漿浄化療法（LDL アフェレーシス）が行われることもある。

ⓓ 高尿酸血症，痛風

　核酸の構成成分（アデニン，グアニン；プリンヌクレオチド）であるプリン体の代謝産物である尿酸が，血液中で増加した状態を高尿酸血症という。通常，血中濃度は男性で 4.0 ～ 7.0mg/dL，女性では 3.5 ～ 6.0mg/dL で，女性がやや低い。

　尿酸は水に溶けにくく，特に酸性では溶解度が低下し結晶化する。高尿酸血症があると，関節内に尿酸塩の結晶を生じ，炎症を来して痛風を引き起こす。痛風は，40～50 代の男性に圧倒的に多い（男：女＝ 20：1）が，女性は閉経後に増加する。

●病因　　高尿酸血症には，原発性のものと，ほかの疾患に伴う続発性のものがあるが，いずれも病因としては，尿酸の産生過剰，尿酸の排泄低下および両者の合併による。

・尿酸：体内のプリン体から肝臓で生合成されるものと，食物中のプリン体を材料として腸粘膜で生合成されるものがあり，これらは体内の尿酸プールで一定量蓄えられる。正常な場合は，体内で生合成される尿酸は 1 日に約 700mg で，そのうちの 3 ／ 4（約 500mg）は尿中へ，1 ／ 4（約 200mg）は汗や腸管に排泄される（図 4 - 6）。尿酸代謝が異常となると，高尿酸血症が生じる。

・尿酸の産生過剰：プリン体の合成亢進（原発性），腫瘍や炎症による組織崩

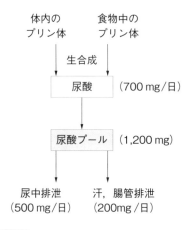

図4-6　健常者の尿酸代謝

壊（続発性）の結果，プリン体が増加し，尿酸の生合成が亢進する。プリン体を多く含む食事，アルコールの摂取，激しい無酸素運動も尿酸の生合成の亢進につながる。

・尿酸の排泄低下：腎不全，サイアザイド系降圧利尿剤の使用，尿の酸性化（アシドーシス，重度糖尿病，飢餓）により生じる。一方，女性ホルモンであるエストロゲンは尿酸排泄を促進するため，女性では閉経後に血中尿酸値の上昇をみることが多い。

●**病態**　無症候性高尿酸血症期→急性関節炎発作期→慢性関節炎発作期へと進展する。

・無症候性高尿酸血症期：尿酸が異常高値を示すが，無症状の期間である。

・急性関節炎発作期：激烈な痛みの関節炎発作が生じる。この発作を痛風発作という。発作の多くは，夜間に突然，片側の足趾の関節，特に第1中趾関節に生じる。関節は発赤，腫脹，発熱を伴い，痛みのために歩けなくなることも多い。過食，アルコール過飲，外傷，ストレスなどを契機に発作が起こり，急性症状は1週間以内に治まることが多い。最初は，数カ月〜2年に1度の発作であるが，発作を繰り返すうちにその間隔は短縮する。

・慢性関節炎発作期：急性発作を繰り返し慢性化すると，関節は持続的な変形を来す。耳介，指，膝に痛風結節を生じる。また，尿酸塩が腎臓に沈着して腎臓障害（痛風腎），尿路結石（尿酸結石）を来す。

●**診断**　年齢，性別を問わず，血清尿酸値が7.0mg/dL以上を高尿酸血症といい，この状態が持続すると尿酸の析出がみられる。血中尿酸値が8.0mg/dL以上になると，痛風発作を発症する率が高くなる。

●**治療**

・高尿酸血症：食事療法と薬物療法を行う。食事療法では，肥満を解消し，アルコールを控え，プリン体を多く含む食物（レバー，イワシ，エビ，ウニ，カニ，イカなど）は制限する。また，水分をできる限り多く摂取する。薬物療法には，尿酸排泄促進薬と尿酸生成阻害薬がある。

・痛風発作時：コルヒチンや非ステロイド性消炎鎮痛薬（NSAID）を用いた薬物療法が必要となる。コルヒチンは痛風発作の特効薬である。

D 先天性代謝異常症

先天性代謝異常とは，遺伝子障害により生まれつき，酵素，受容体，ホルモンなどに異常があるために，本来代謝されるべき物質が蓄積したり，生体に必須の物質が欠乏することで，精神障害，肝臓障害，発達障害などの症状を来す疾患である。いくつかの先天性代謝異常は，栄養療法が唯一の治療法であり，早期に発見し，早期に治療を開始して，発症を未然に防止することが重要である。

●**先天性代謝異常症のスクリーニング**

・新生児マススクリーニング：わが国では昭和52（1977）年からすべての新

生児に対して先天性代謝異常症を早期に発見するために，生後4〜7日に足蹠（足の裏）から行われる濾紙採血により，スクリーニングが行われた。対象疾患は，フェニルケトン尿症，メープルシロップ尿症，ホモシスチン尿症，ガラクトース血症の先天性代謝異常症と，**先天性副腎過形成症**，先天性甲状腺機能低下症（クレチン症，p.158）の先天性内分泌異常症の合計6疾患である。平成23（2011）年の厚生労働省通知により，タンデムマスという機器を使用した16疾患へのスクリーニングが進められた。これによって，見逃しが少なくなり，早期治療による効果が高まった。平成26（2014）年度からすべての都道府県・指定都市で行われ，平成29（2017）年に1疾患が追加された。検査によって疾患が判明した小児・保護者へのきめ細かい対応が図られている。

先天性副腎過形成症
副腎皮質でのステロイドホルモンの合成に必要な酵素が先天的に欠損，または，活性が低下していることによって起こる疾患の総称。

◀35-26　**ⓐ アミノ酸代謝異常**◀ ⋯⋯⋯⋯⋯⋯⋯⋯⋯⋯⋯⋯⋯⋯⋯⋯⋯⋯⋯⋯⋯⋯⋯⋯

●**フェニルケトン尿症**　フェニルアラニンをチロシンに代謝するフェニルアラニン水酸化酵素の欠損により，フェニルピルビン酸などの側副代謝産物が蓄積し，チロシンは欠乏する（**図4-7**）。常染色体性劣性遺伝である。

　身体・知能の発育障害，けいれんなどの中枢神経症状，易感染傾向の3大徴候がみられ，皮膚や髪の毛はメラニン色素の欠乏から色白，赤毛となる。尿はカビ様の臭いを呈する。

　フェニルアラニン制限食が唯一の治療法である。生後2〜3か月までにフェニルアラニンを制限した食事療法を開始し，少なくとも思春期までは継続する。このような食事療法により知的障害などの症状を予防できる。

●**メープルシロップ尿症**　分枝アミノ酸（バリン，ロイシン，イソロイシン）のケト酸の酸化的脱炭酸反応を行うα-ケト酸脱水素酵素の欠損症である。ケト酸が代謝されないため，代謝性アシドーシス（p.127）を来す。常染色体性劣性遺伝である。尿，汗，唾液が，メープルシロップに似た臭いを呈する。

　生後1〜2週のうちに，哺乳障害，けいれん，嘔吐，呼吸障害を来す。

　食事療法が重要で，分枝アミノ酸の摂取を制限する。

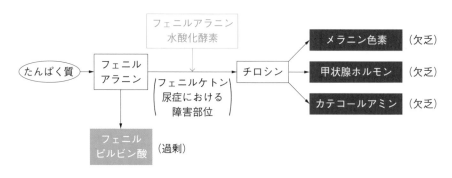

図4-7　フェニルケトン尿症

●**ホモシスチン尿症**　　メチオニンをシスチンに代謝するシスタチオニンβ合成酵素の遺伝的欠損により，血中・尿中のホモシスチン，血中のメチオニンが増加し，シスチンの低下が起こり発症する。水晶体脱臼，精神運動発達遅滞，けいれん発作，血栓症を認める。ビタミン B_6 に反応するタイプは軽症である。

b 脂質代謝異常

先天性脂質代謝異常では，先天的な酵素の欠損が原因で，細胞内の脂質に代謝が正常に行われず，蓄積して障害を起こす。ゴーシェ病，ニーマン・ピック病などがある。家族性高コレステロール血症（p.55）を含めることもできる。

c 糖質代謝異常

◀35-26

●**糖原病**　　グリコーゲン（糖原）分解にかかわる酵素の障害により，糖原病が発症する。空腹時には，グリコーゲンがグルコースに代謝されないため，低血糖を生じる。一方，一度に多くの食物を摂取すると，グリコーゲンが蓄積して肝腫大や肝臓障害を来す。

・糖原病Ⅰ型（フォン・ギールケ病）：頻度の高い疾患で，常染色体性劣性遺伝である。これは，グルコース6-リン酸のグルコースへの変換障害により，肝臓，腎臓，小腸へのグリコーゲンの蓄積と低血糖を示す。

低血糖の予防に，高糖質の少量頻回摂取やコーンスターチ療法を行う。

●**ガラクトース血症**　　ガラクトースをグルコースに変換する酵素の欠損により，ガラクトース血症が発症する。

ガラクトース血症1型は，生後まもなく嘔吐，下痢，哺乳不良，黄疸などを生じ，肝不全，感染症を発症する。また，白内障，知的障害も引き起こす。ガラクトース血症2型は，白内障が唯一の症状として生じる。

治療はガラクトース，乳糖（ラクトース）の除去食による食事療法を行う。

問題 次の記述について，○か×かを答えよ。

栄養と代謝にかかわるホルモン ··

1 グルカゴンは，膵臓の外分泌腺から分泌される。
2 インスリンは，A鎖とB鎖がS-S結合したペプチドホルモンである。
3 ソマトスタチンは，成長ホルモンの分泌を促進する。
4 コレシストキニンは，膵臓のランゲルハンス島から分泌される。
5 セクレチンは，十二指腸内容物が酸性を保つように作用する。

栄養障害 ··

6 クワシオルコルにおける小児の知能障害はまれである。
7 クワシオルコルでは，肝臓の肥大が著明である。
8 クワシオルコルでは，血清アルブミン値は低下する。
9 マラスムスでは，腹水，浮腫はみられない。
10 マラスムスでは，食欲は増加する。

メタボリックシンドロームの診断基準 ··

11 内臓脂肪面積は，110cm² 以上である。
12 血清 HDL コレステロールは，40mg/dL 以上である。
13 血清 LDL コレステロールは，150mg/dL 以上である。
14 拡張期血圧は，90mmHg 以上である。
15 空腹時高血糖は，110mg/dL 以上である。

先天性代謝異常 ··

16 糖原病では，グリコーゲンがグルコースに代謝されないため，空腹時に低血糖を生じる。
17 フォン・ギールケ病は，常染色体性劣性遺伝である。
18 ガラクトース血症の食事療法では，ガラクトースと乳糖を除去する。
19 フェニルケトン尿症では，チロシンの過剰がみられる。
20 メープルシロップ尿症では，尿・汗・唾液がメープルシロップに似た臭いを有する。

解説

1 × グルカゴンは，膵臓のランゲルハンス島α（A）細胞から分泌される。
2 ○
3 × ソマトスタチンは，成長ホルモンの分泌を抑制する。
4 × コレシストキニンは，十二指腸粘膜のI細胞から分泌される。
5 × セクレチンは，酸性の胃内容物が十二指腸に入ることが刺激となり分泌される。膵液，特に HCO_3^-（重炭酸イオン）の分泌を促進し，十二指腸内容物を中和する作用をもつ。

6 × 小児のクワシオルコルでは，知能障害がしばしばみられる。
7 ○
8 ○
9 ○
10 ○

11 × 内臓脂肪面積は，100cm² 以上である。
12 × 血清 HDL コレステロールは，40mg/dL 未満である。
13 × 血清トリグリセライド値は，150mg/dL 以上である。
14 × 拡張期血圧は，85mmHg 以上である。
15 ○

16 ○
17 ○
18 ○
19 × フェニルアラニンをチロシンに代謝するフェニルアラニン水酸化酵素の欠損により，フェニルピルビン酸などの側副代謝産物が蓄積し，チロシンは欠乏する。
20 ○

5 消化器系

A 消化器系の構造と機能

a 消化管の構造と機能

◀36-27
35-27
34-28
32-26

　消化器系は，口腔から肛門まで続く長い管（消化管）と，唾液腺，肝臓，胆嚢，膵臓などの付属器官からなる（図5-1，5-A-b）。さらに消化管には，胃腺などの消化液を分泌する消化腺があり，食物の咀嚼，消化，吸収，排泄の役割を担っている。

　食道から直腸までの消化管壁は原則として共通の構造をもっている。基本構造は，管腔側から粘膜（粘膜上皮，粘膜固有層），粘膜筋板，粘膜下層，固有筋層（輪状筋，縦走筋），漿膜の5層からなっている（図5-2）。ただし，食道と下部直腸には漿

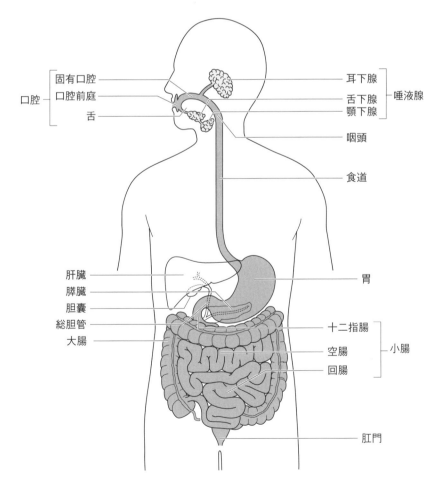

図5-1 消化器系の構造

61

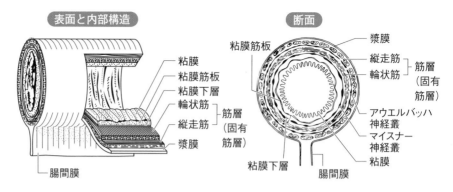

図5-2　小腸の構造

膜はない。また，胃には輪状筋の内側（管腔側）に斜走筋がある。

粘膜上皮は，口腔，食道，肛門では機械的刺激に強い重層扁平上皮に覆われ，胃から直腸までの分泌や吸収を行う部分は円柱上皮に覆われている。

筋層は，咽頭から食道上部，および肛門周囲は横紋筋でできているが，それ以外の消化管の筋層は平滑筋からなる。

また，消化管には，アウエルバッハ神経叢（筋層間神経叢）とマイスナー神経叢（粘膜下神経叢）があり，消化管の運動と消化液の分泌を調整している。

1　口腔

口腔は消化管の入口部で，上下歯列の前方で口唇と頬部粘膜に囲まれる部分（口腔前庭）と，口蓋，舌，口腔底で囲まれた口峡までの部分（固有口腔）からなる（**図5-1**）。

●口腔の機能

・嚥下：口腔では，摂取した食物が咀嚼され，唾液により消化され嚥下される。食塊は口腔から咽頭に送られ（口腔期から咽頭期），さらに食道へ移行する（咽頭期から食道期）。嚥下のメカニズムは**図5-6**（p.67）参照。

・構音：口腔は声帯で発生した原音を共鳴させ，さまざまな発音を可能にしている。これを構音という。

2　食道

食道は，咽頭に続いて始まり，胃に至るまでの約25cmの管腔臓器で，頸部食道，胸部食道，腹部食道*に区分される。また，食道には，咽頭と食道の移行部，気管分岐部，食道の横隔膜貫通部の3か所に生理学的狭窄部が存在する。

●食道の機能

食道は，蠕動運動により嚥下された食塊を，咽頭から胃内に移送する。咽頭食道移行部は上部食道括約部，下端は下部食道括約部と呼ばれ，逆流防止機構として機能している。

> 補足　*食道の区分：頸部食道，胸部食道，腹部食道の3つの部分に区分されるのは，「食道がん取り扱い規約」による。

3　胃

胃は，食道から続き十二指腸につながる袋状の臓器である。食道側から胃底部，

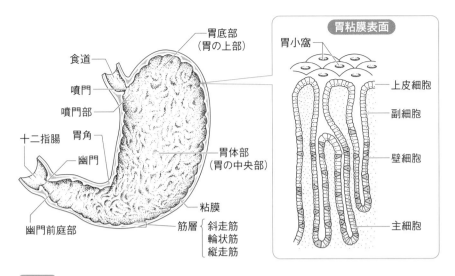

胃粘膜表面

胃底部
（胃の上部）

胃小窩

食道

噴門

噴門部

十二指腸

胃角

幽門

上皮細胞

副細胞

壁細胞

主細胞

胃体部
（胃の中央部）

粘膜

筋層 ｛斜走筋
輪状筋
縦走筋｝

幽門前庭部

図5-3 **胃の構造**

胃体部，幽門前庭部に分けられ，食道とは噴門で，十二指腸とは幽門で境となって
いる（図5-3）。

- **●胃壁の構造と機能**　胃壁を組織学的にみると，管腔側から粘膜，粘膜筋板，
粘膜下層，固有筋層，漿膜の5層から構成されている。粘膜には胃小窩を認
める。粘膜の構成細胞には，上皮細胞，副細胞（粘液細胞），壁細胞，主細胞
があり，副細胞からは粘液が，壁細胞からは胃酸（塩酸），内因子が，主細胞
からはペプシノーゲンが分泌される（図5-3）。

- **●胃酸の作用**　胃は強力な酸により，食物についた微生物を殺菌するととも
に，たんぱく質と脂肪の初期消化にあたる。胃酸の分泌は，壁細胞の基底膜に
存在するヒスタミン受容体，ガストリン受容体，ムスカリン受容体（アセチル
コリン受容体）を介した情報伝達により行われ，最終的に管腔側のプロトンポ
ンプによりH^+（プロトン）が胃内に分泌される。

④ 小腸（十二指腸・空腸・回腸）

小腸は，十二指腸，空腸，回腸からなる長さ6〜7mの管腔臓器である。

- **●十二指腸**　幽門から続く臓器で，球部，下行部，水平部，上行部からなり，
空腸へと続く約25〜30cmの消化管である。幽門より約10cm肛門側の下
行部には，総胆管と膵管が合流して開口しているファーター乳頭があり，胆汁
と膵液はこの部分より管腔内に分泌される（p.41，図4-1）。

　十二指腸粘膜には，ブルンネル腺があり，強いアルカリ性の粘液を分泌して
胃液の酸度を中和している。

- **●空腸・回腸**　小腸全体の口側2/5が空腸，残り3/5が回腸であるが，明
確な境界はない。小腸内には，多くの輪状ヒダがあり，腸内容物の通過を遅く
している。また，小腸粘膜上皮は単層円柱上皮で，粘膜の表面には絨毛がある。
さらに絨毛の表面は単層の吸収細胞で覆われ，吸収細胞の表面には微細な刷毛

63

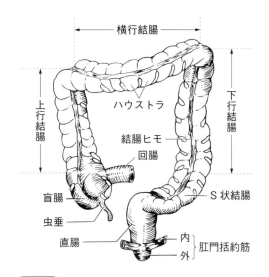

横行結腸

ハウストラ

上行結腸

下行結腸

結腸ヒモ

回腸

盲腸

虫垂

S状結腸

直腸

内

外

肛門括約筋

図5-4 大腸の構造

状の微絨毛が存在している。輪状ヒダ，絨毛，微絨毛により，小腸の吸収面積は著しく拡大している。

5　大腸

大腸は，回腸末端部と回盲弁（バウヒン弁）を通じて接続される消化管の最終部である。全長約1.5mで，口側から盲腸，結腸，直腸に分かれる。さらに結腸は，上行結腸，横行結腸，下行結腸，S状結腸に分けられ，直腸，肛門へと続く（図5-4）。

●**大腸の構造**　　大腸の筋層は内側の輪状筋と外側の縦走筋からなり，縦走筋は集まって約3cmの幅をもった3本の結腸ヒモが形成されている。この結腸ヒモの発達により，結腸壁には規則的な膨らみとくびれが見られるが，これをハウストラという。

●**大腸の上皮組織と機能**　　大腸の上皮は小腸と同じ単層円柱上皮で，円柱上皮の表面には微絨毛がみられる。大腸では，小腸から移送された腸内容物から水と電解質を吸収し，糞便の排泄を調節している。また，大腸では腸内細菌により未消化物の分解やビタミンKの合成が行われている。難消化性食物成分（食物繊維など）が代謝されて生成された短鎖脂肪酸は，腸細胞のエネルギー源となる。

◀34-28
33-30

ｂ　肝臓・胆嚢・膵臓の構造と機能 ◀ ⋯⋯⋯⋯⋯⋯⋯⋯⋯⋯⋯⋯⋯⋯⋯⋯⋯⋯⋯

1　肝臓

肝臓は，右上腹部の横隔膜直下に位置し，成人では1,000〜1,500gの実質臓器である。胆嚢と肝臓の背面にある下大静脈を結ぶ線（カントリー線）を境に右葉と左葉に分かれる（図5-5）。

●**肝臓と通じる血管・胆管**　　肝下面の中央部は肝門と呼ばれ，固有肝動脈，門脈，総胆管が出入りする。肝臓に血液を供給する血管は，主に肝臓に酸素を供

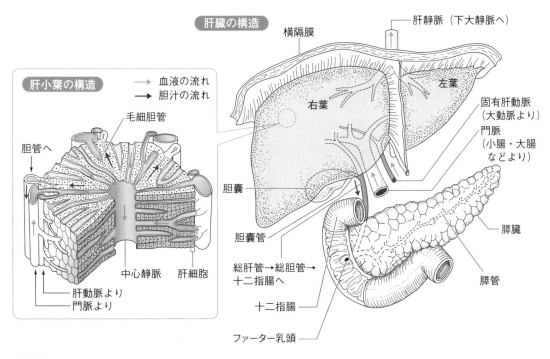

図5-5 肝臓の構造

給する固有肝動脈と消化管から吸収された栄養分を肝臓に運ぶ門脈の二つがある。肝血流量は，固有肝動脈と門脈から供給される血液の総和であるが，固有肝動脈が30％，門脈が70％と門脈の血流が多い。

● **肝臓の機能**　肝臓は，栄養素の代謝・貯蔵，胆汁の生成・分泌，有毒物質の解毒，アンモニアから尿素の産生などを行う。

● **肝臓の基本構造**　肝臓の基本となる機能単位は肝小葉と呼ばれ，この肝小葉が多数集まって肝臓を形成している。

２　胆囊

胆囊は，肝臓の右前方で右葉下面に接した，長さ約10cm，幅4～5cmの茄子状の袋である。

● **胆囊の機能**　肝臓でつくられた胆汁を一時的に蓄えて濃縮する（**表5-1**）。食物が胃から十二指腸に移送されると，消化管ホルモンであるコレシストキニン（CCK）の作用により胆囊は収縮して，1日に約500mLの胆汁が十二指腸に分泌される。胆汁は，脂肪を乳化する。

３　膵臓（図5-5）

膵臓は，長さ約15cm，幅3～5cm，重さ約70gの実質臓器で，胃の背面に位置する後腹膜臓器である（p.61，**図5-1**）。消化酵素を含むアルカリ性の膵液を分泌する外分泌腺と，ホルモンを分泌する内分泌腺よりなる。

● **ランゲルハンス島**　膵臓の大部分は外分泌腺であるが，その間に内分泌腺群が島状に点在している。このため，内分泌腺群は，ランゲルハンス島（膵島）

表5-1 肝臓胆汁および胆嚢胆汁の成分

		肝臓胆汁	胆嚢胆汁
水分	(%)	97 ~ 98	84
胆汁酸	(mmol/L)	3.0 ~ 45.0	—
リン脂質	(mmol/L)	2.1 ~ 4.6	5.2
コレステロール	(mmol/L)	2.5 ~ 4.5	2.6 ~ 23.0
ビリルビン	(mmol/L)	0.2 ~ 1.2	0.8 ~ 17.0
たんぱく質	(mg/100mL)	180	450
Na^+	(mmol/L)	146 ~ 165	330
K^+	(mmol/L)	2.7 ~ 4.9	—
Ca^{2+}	(mmol/L)	5.0 ~ 9.6	50 ~ 56
Mg^{2+}	(mmol/L)	2.8 ~ 6.0	—
Cl^-	(mmol/L)	88 ~ 115	16 ~ 19
HCO_3^-	(mmol/L)	27 ~ 55	8 ~ 12

と呼ばれる。ランゲルハンス島にはα，β，δの3種類の細胞があり，それぞれグルカゴン，インスリン，ソマトスタチンというホルモンを産生し，分泌している。

● **外分泌腺**　外分泌腺は，腺房細胞で消化酵素を含むアルカリ性の膵液をつくり，1日に500 ~ 2,000mLがファーター乳頭から十二指腸に分泌される。膵液にはHCO_3^-（重炭酸イオン）が含まれる。HCO_3^-の分泌は，主にセクレチンの作用により促進される（p.68）。

c 咀しゃく，嚥下

1 咀嚼

摂取された食物は，口腔内で細かく噛み砕かれる。これを咀嚼（そしゃく）というが，食物は咀嚼により小塊になることで，消化酵素に触れる面積が拡大し，唾液とよく混合される。咀嚼が繰り返されるうちに，食物は唾液との混合により適当な大きさの飲み込みやすい形態（食塊）（しょっかい）に整えられ，その後，嚥下（えんげ）により食塊は胃内に送り込まれる。

2 嚥下

嚥下は，口腔期，咽頭期，食道期に分けられ，次の❶~❸のように食塊が移動する（図5-6）。

❶口腔期：咀嚼が終わり，食塊が舌尖から奥舌へ移動して，咽頭に送り込まれる。

❷咽頭期：食塊が咽頭に送られると，嚥下反射が生じ，食塊は咽頭を通過する。嚥下時は呼吸が停止し，気管への誤嚥が防がれる。

❸食道期：食塊が食道に送り込まれると，食道に蠕動運動が起こり，食塊は胃に運ばれる。

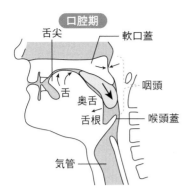

口腔期

舌尖
軟口蓋
舌
奥舌
舌根
咽頭
喉頭蓋
気管

食塊が舌により奥舌へ送り込まれ，
軟口蓋は鼻腔との交通を遮断する。

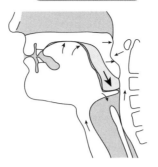

口腔期から咽頭期

食塊が咽頭へ送り込まれる。このと
き，嚥下反射を生じる。

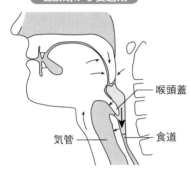

咽頭期から食道期

喉頭蓋
気管
食道

食塊が咽頭を通過すると同時に喉頭蓋
が気管をふさぎ，食道へ送り込まれる。

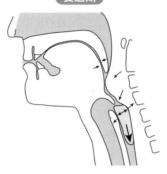

食道期

食道へ入った食塊は，食道の蠕動運
動によって胃へ運ばれる。

図5-6 **嚥下のメカニズム**
資料）牧田光代：スリーステップ栄養アセスメントを用いた在宅高齢者食事ケアガイド，p.125
（2006）第一出版

d 消化管ホルモン

36-26
36-27
34-28

消化管ホルモンは胃，腸および膵臓に分布し，消化器系の機能の調節に関与する。
摂食調節にかかわるホルモンについては，4-A-b（p.42）で解説している。

1 ガストリン

17個のアミノ酸残基からなるペプチドホルモンで，食事をすると胃幽門前庭部
の粘膜上皮のG細胞から放出される。胃体部壁細胞に作用して胃酸の分泌を促進
する。

2 コレシストキニン（CCK），パンクレオザイミン（PZ）

CCKとPZは同一のものである。33個のアミノ酸残基からなるペプチドホルモ
ンで，食物中の脂肪の刺激を受けて十二指腸粘膜のI細胞から分泌される。胆囊収
縮，膵酵素分泌を促進する。

3　セクレチン

27 個のアミノ酸残基からなるペプチドホルモンで，酸性の胃内容物が十二指腸に入ることが刺激となり，十二指腸粘膜のS細胞から血中に分泌される。膵液分泌，特に HCO_3^-（重炭酸イオン）の分泌を促進し，十二指腸内容物を中和する。

4　グルコース依存性インスリン分泌刺激ホルモン（GIP）

43 個のアミノ酸残基からなるペプチドホルモンで，インスリン分泌刺激作用をもつ。

5　血管作動性腸管ポリペプチド（VIP）

28 個のアミノ酸残基からなる血管拡張作用を示すペプチドホルモンで，胃酸分泌抑制，腸液分泌刺激作用をもつ。

e 消化，吸収

食物が消化管の上皮を通過して体内に取り込まれるためには，小さな分子に分解する必要があり，この過程を消化という。また，消化されたものが体内に取り込まれ，血液やリンパ液に移送されることを吸収という。

糖質，たんぱく質，水溶性ビタミン，電解質は水溶性である。これらの栄養素は消化作用により最小単位近くまで分解され，腸管から吸収される。

> 補足｜消化酵素の働きにより，糖質はガラクトース，フルクトース，グルコースの単糖に，たんぱく質はアミノ酸やオリゴペプチドとなり吸収される。

脂質は疎水性であるため，腸管内で胆汁酸などとミセルを形成し，水溶性となって吸収される。コレステロール，脂溶性ビタミンは，ミセルに取り込まれることで腸管から吸収される。

● 消化管運動

口腔内より嚥下された食塊は，次の❶～❹の順に消化管運動が行われる。

❶食道：食道の蠕動運動により，食塊は胃に運ばれる。食道と胃の境界には，下部食道括約筋（LES）が存在する。通常，LES は収縮して閉じており，胃の内容物が食道に逆流するのを防いでいるが，嚥下の際には弛緩し開口する。

❷胃：胃の蠕動運動により，食塊は胃液とよく混合され，半液状となって十二指腸に移送される。

❸小腸：小腸では，分節運動，振子運動および蠕動運動がみられる。これらの運動により，消化管内の内容物は攪拌され，大腸へ移送される。

　・分節運動：輪状筋が収縮と弛緩を交互に繰り返す運動で，腸内容物の攪拌に役立つ。

　・振子運動：縦走筋の働きにより，腸管が縦方向に伸縮する運動で，腸内容物の攪拌に役立つ。

　・蠕動運動：輪状筋による収縮運動で，食塊を口側から肛門側に搾り出すように，順次収縮が起こり，腸内容物が移動する。

❹大腸：大腸の蠕動運動により，消化管内の内容物は直腸へ移送される。排泄機構は，次の項目「糞便形成，排便」で扱う。

補足 回腸（小腸）から盲腸（大腸）に連なる部分を回盲部というが，そこには括約筋からなる回盲弁が存在し，内容物の逆流を防いでいる。

● 糞便形成，排便

● **排泄機構** 消化管内の内容物は，大腸で徐々に固形化されS状結腸に蓄えられる。S状結腸の内容が多くなると，内容物（糞便）の自らの重さ，あるいは蠕動運動により直腸に移送される。直腸壁が糞便により拡張すると，平滑筋によって仙髄が刺激され便意を催す。直腸内圧が約 18mmHg で便意を感じ，55mmHg に達すると，肛門括約筋が弛緩して糞便は体外に排出される。

・胃・結腸反射：胃内に食塊が入ると，糞便を直腸に送り出す強い蠕動運動が生じ，便意を催すことがある。これを胃・結腸反射と呼ぶ。通常は，朝食後に 1 回起こることが多いが，幼児では毎食後に起こることも少なくない。

B 消化器疾患の成因・病態・診断・治療の概要

a 口内炎，舌炎

口腔粘膜（硬口蓋，軟口蓋，頬粘膜，歯肉，舌）の炎症性変化を口内炎という。舌に限局した場合は舌炎という。口腔内のみに症状の現れるものと，全身疾患の一部として生じるものがある。

● **病因** 機械的，化学的，温熱的刺激により発症する。あるいは，細菌，ウイルス，真菌などの感染，ビタミンやミネラルの欠乏，アレルギー，ストレスなどにより発症する。

● **病態・診断**

・アフタ性口内炎：原因は不明。最も一般的にみられる口内炎で，**アフタ**を伴って発症する。疼痛や灼熱感を生じる。自然治癒するが，多発性で再発することが多い。**ベーチェット病**の一症状のことがある。

・カタル性口内炎：日常よくみられる口内炎で，喫煙や飲酒，義歯による刺激，胃腸障害，熱性疾患などに伴って発症する。口腔粘膜は発赤，腫脹するが，発熱はない。温熱刺激，酸や甘味に対して過敏となり，自発痛や局所灼熱感がある。

・全身性疾患に伴う口内炎：抗がん剤や抗生物質の使用による薬剤性口内炎，ベーチェット病に伴う口内炎がある。

・そのほかの主要な口内炎，舌炎：①ヘルペス口内炎・舌炎（ヘルペスウイルス感染により発症），②プランマービンソン症候群〔鉄欠乏性貧血，舌炎（アフタを認める萎縮性舌炎），嚥下障害の 3 主徴を示す〕，③ハンター舌炎（ビタミン B12 欠乏時にみられる萎縮性舌炎）がある。

アフタ
口内炎でみられる円形の浅い潰瘍。

ベーチェット病
慢性再発性の全身性炎症性疾患であり，口腔粘膜のアフタ性潰瘍，外陰部潰瘍，皮膚症状，眼症状の四つを主要な症状とする。白血球の異常が病態を引き起こすと考えられているが，詳しい病因は不明。

●治療

・薬物療法：口腔内を清浄化し，局所にはホウ酸グリセリンやピオクタニンを塗布する。アフタ性口内炎には，ステロイド軟膏や 3 ～ 5%硝酸銀を局所に塗布する。

● 食道アカラシア

胃噴門部の開閉と食道の蠕動が障害することにより，飲食物の食道から胃への通過ができなくなる病態。

● 食道静脈瘤

肝硬変による門脈圧亢進症によって生じる，食道粘膜下の静脈が瘤状に拡大する病態。破裂すると大出血を起こす。

b 胃食道逆流症

食道内に胃酸，胆汁，膵液が逆流することにより，胸やけや吐き気などの自覚症状，あるいは食道粘膜に炎症を引き起こす症候群を胃食道逆流症（GERD；ガード）という。

このうち食道粘膜に炎症所見を認めるものを逆流性食道炎という。食道裂孔ヘルニアを伴い，高齢者に多い。

●病因　胃の拡張に引き続いて起こる一過性の下部食道括約筋（LES）の弛緩，下部食道括約筋圧（LES 圧）の低下により，食道の締まりが悪くなり，胃酸などが逆流して生じる。これには，食道の蠕動運動の低下，食道粘膜の抵抗力の低下，胃内容物の排泄遅延，胃酸の過剰分泌，胃の過伸展などが関与している。食道裂孔ヘルニアによる，食道への逆流防止機構の破綻も病因となる。

●病態　夜間の胸やけ，心窩部痛，胸骨後の疼痛，嚥下困難，悪心，嘔吐などを認める。

●診断

・上部消化管造影検査：食道裂孔ヘルニアや下部食道の狭窄がみられる。

・上部消化管内視鏡検査：食道粘膜に発赤，びらん，潰瘍を認める。

・24 時間 pH モニタリング：胸やけなどの自覚症状があるにもかかわらず，内視鏡所見で異常を認めない患者も多い。こうした患者では，食道内への胃酸の逆流をみるための 24 時間 pH モニタリングが有用である。食道内の pH が 4 以下の時間が 5%以上あれば，胃食道逆流症と診断される。

●治療

・生活習慣の改善：胃から食道への逆流を防ぐために，腹圧の上昇を避ける。そのため，ガードルやコルセットで腹部を強く締め付けない，前屈姿勢を避ける，肥満や便秘を予防することが重要である。また，1 回の食事量を減らして腹八分以下とし，就寝時には頭部を高くする。

心窩部
上腹部中央陥凹部分（みぞおち）のことを指す。

・食事療法：下部食道括約筋圧を低下させる作用のある脂肪食，アルコール，チョコレートなどは控える。また，胃酸分泌を亢進させるコーヒー，紅茶を控えるなどの食事指導が重要である。

・薬物療法：胃酸の分泌を抑制する薬剤（プロトンポンプ阻害薬やヒスタミンH_2受容体拮抗薬），食道運動改善薬，胃内容物排泄促進薬が用いられる。

⒞ 胃十二指腸潰瘍 ◀ ◀36-28

胃液中の酸やペプシンが自らの胃・十二指腸を消化することにより生じ，粘膜筋板よりも深部に達する組織欠損を胃潰瘍，十二指腸潰瘍という（**図5-7**）。胃潰瘍，十二指腸潰瘍は，病因も組織所見も同じであるため，まとめて消化性潰瘍と呼ぶこともある。消化性潰瘍は女性より男性に多く（男：女＝3：1），発症年齢は胃潰瘍は40～50代，十二指腸潰瘍では30代に多い。現在，わが国では十二指腸潰瘍患者よりも胃潰瘍患者が多い。

●**病因**　粘膜を傷害する攻撃因子（胃酸，ペプシンなど）と，粘膜を守る防御因子（粘液，血流など）のバランスが崩れる天秤説で説明されてきた（**図5-8**）。

・ヘリコバクター・ピロリ菌：1980年代になり，潰瘍の発症，再発に深く関与していることが明らかになってきた。

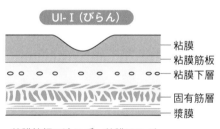

UI-Ⅰ（びらん）

粘膜
粘膜筋板
粘膜下層
固有筋層
漿膜

粘膜筋板に達せず，粘膜のみが欠損する。

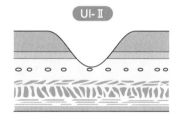

UI-Ⅱ

欠損が粘膜筋板を越えて，粘膜下層に達する。

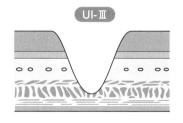

UI-Ⅲ

欠損が固有筋層に達する。

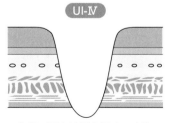

UI-Ⅳ

欠損が固有筋層を貫く。穿孔，穿通を含む。

※欠損の深さによりUI-Ⅰ～UI-Ⅳまでに分類され，UI-Ⅰ（粘膜のみの欠損）をびらん，UI-Ⅱ～Ⅳを潰瘍という。

図5-7 組織欠損の程度による潰瘍の分類

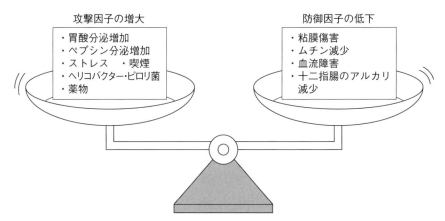

攻撃因子の増大
- 胃酸分泌増加
- ペプシン分泌増加
- ストレス　・喫煙
- ヘリコバクター・ピロリ菌
- 薬物

防御因子の低下
- 粘膜傷害
- ムチン減少
- 血流障害
- 十二指腸のアルカリ減少

正常時は防御因子が攻撃因子を上回っているが，攻撃因子の働きが活発になり，攻撃因子が防御因子を上回ると，潰瘍が発症する。

図5-8　消化性潰瘍の発症機序を示す天秤説

● **病態**

・臨床症状：心窩部の自発痛や圧痛，悪心，胃もたれがある。胃潰瘍は，食事により胃の痛みが増強するが，十二指腸潰瘍では空腹時の痛みが特徴的で，食事により痛みは軽減する。吐血や下血の消化管出血がみられることもある。

・好発部位：胃潰瘍は胃角部小弯に，十二指腸潰瘍は球部の小弯もしくは前壁に好発する。

● **診断**

・上部消化管造影検査：ニッシェ（潰瘍の粘膜欠損部に造影剤が貯留してできる陰影）を認めるのが特徴的である。

・上部消化管内視鏡検査：類円形の粘膜欠損が認められる。

・組織学的検査：胃がんとの鑑別を行う。

● **治療**

・食事療法：胃・十二指腸に負担をかけない規則正しい食事とする。粘膜に物理的，化学的刺激を与えるものや，胃の運動，胃液の分泌を亢進するような食物（熱いもの，冷たいもの，辛いもの，消化の悪いものなど）は避ける。胃粘膜の修復を促進するために，良質のたんぱく質，ビタミン，ミネラルの豊富な食事内容とする。

・心身医学療法：心身の安静を図り，精神的・肉体的ストレスから解放する。

・薬物療法：胃酸の分泌を抑制するプロトンポンプ阻害薬やヒスタミン H_2 受容体拮抗薬，あるいは粘膜保護薬が用いられる。

・除菌療法：ヘリコバクター・ピロリ菌が陽性であれば，除菌療法も有効である。

d たんぱく漏出性胃腸症◀1 ┄┄┄┄┄┄┄┄┄┄┄┄┄┄┄┄┄┄┄┄┄┄┄┄ ◀1 32-27

　血漿中のたんぱく質, 主にアルブミンが胃や腸の粘膜を介して消化管に漏出し, 低た
んぱく血症を来す症候群をたんぱく漏出性胃腸症という。病因となる疾患は多彩である。

●**病因**　　腸リンパ管系の異常によりリンパ液が消化管に漏出するものと, 胃腸
　管粘膜からたんぱく質の漏出を認めるものがある。代表疾患として, **メネトリ**
　エ病, **腸リンパ管拡張症**がある。そのほか, 急性胃腸炎, 潰瘍性大腸炎などの
　炎症性疾患や胃がんなどの悪性疾患もたんぱく漏出性胃腸症を来す。

●**病態**　　主要症状は浮腫である。血漿たんぱく質の喪失に伴う低アルブミン血
　症が認められる。腸リンパ管の閉塞があれば, 脂肪便がみられる。

●**診断**

　・血液生化学検査：血清総たんぱく質, 血清アルブミンの低下がみられるほ
　　か, カルシウム, 鉄, ビタミンの低下もみられる。

　・確定診断：消化管内に血漿たんぱく質が漏出していることを確認する。糞便
　　中のα_1-アンチトリプシンの 1 日排泄量の増加がみられる。あるいは, たん
　　ぱく漏出シンチグラフィー (p.89) によりたんぱく漏出の確認を行う。

●**治療**

　・原因療法：原因疾患があれば, その治療を行う。

　・対症療法：栄養療法が行われる。経口摂取が可能な場合は, 高たんぱく, 低
　　脂肪, 低残渣の食事とする。下痢や栄養不良が高度な場合は, 成分栄養剤を
　　用いた経消化管栄養法や静脈栄養法を行う。浮腫のある場合には, 利尿剤の
　　投与を行う。

メネトリエ病
過形成胃炎とも呼ばれ
る。胃の巨大皺襞と低た
んぱく血症を特徴とす
る。

腸リンパ管拡張症
腸リンパ管が拡張して閉
塞し, 脂質やたんぱく質
の吸収が妨げられる。

e 炎症性腸疾患；クローン病, 潰瘍性大腸炎◀2 ┄┄┄┄┄┄┄┄┄┄┄┄┄ ◀2 36-25
32-27

1 クローン病

　クローン病は, 粘膜の浮腫, びらん・潰瘍を伴う慢性的な再燃性の肉芽腫性炎症
性腸疾患である。主として 20 代の若い人にみられる。

●**病因**　　病因は不明であるが, 遺伝的要因, 食物抗原 (アレルゲン), ストレス,
　免疫異常など, 複数の要因の関与が推測されている。男女差は認めない。

●**病態** (表 5-2)

　・臨床症状：大腸型では, 下痢, 腹痛, ときに血便がみられる。小腸病変が広
　　範になると消化吸収不良のため, 体重減少, 低たんぱく血症などの低栄養状
　　態に陥る。腹部に腫瘤がみられることがあるが, この部位には腸管の狭窄や
　　瘻孔 (炎症などによる穴), 膿瘍があることが多い。

　・好発部位：回腸末端から上行結腸で多くみられるが, 口腔から肛門までの全
　　消化管に起こり得る。腸病変の部位から, 小腸に病変がある小腸型, 小腸と
　　大腸の両方にある小腸・大腸型, 大腸のみにある大腸型に分けられるが, 小
　　腸・大腸型が最も多い。

表5-2　クローン病と潰瘍性大腸炎の鑑別

	クローン病	潰瘍性大腸炎
好発年齢	10代後半～20代	20～30代
臨床症状	下痢，腹痛，発熱，体重減少など	腹痛，下痢（粘血便），発熱
病変の分布	回腸末端から上行結腸 ただし，全消化管に病変が生じる。	大腸のみに限局する。 特に直腸から左側結腸
炎症の程度	消化管壁全層の病変（全層性病変）	粘膜と粘膜下層の病変
腸の肉眼所見 （X線検査および 内視鏡検査）	縦走潰瘍 敷石像 非連続性病変	鉛管状 ハウストラの消失 連続性病変
治療	栄養療法が主体	薬物療法が主体
その他	瘻孔の形成がみられる。 肛門病変の合併が多い。	瘻孔の形成はみられない。 肛門病変の合併は少ない。

・炎症の程度：炎症は消化管壁の全層に及ぶため，瘻孔を形成したり，腸管壁の炎症性肥厚により内腔の狭窄を来すことが特徴である。

痔瘻
直腸，肛門部の感染症。たまった膿が排出され，管が生じる。

・合併症：肛門病変を高頻度に合併し，しばしば難治性の痔瘻や肛門周囲に膿瘍を形成する。腸管外合併症として，関節炎，皮膚病変，虹彩炎（眼）や肝臓障害が認められる。

●**診断**　　自他覚症状から炎症性腸疾患を疑い，肛門病変がみられるときにはクローン病を念頭に置く。

・大腸・小腸造影検査，内視鏡検査：縦走潰瘍，敷石像（大小不同の密集した粘膜隆起）が非連続的に認められる。

●**治療**　　栄養療法が基本となるが，栄養療法，薬物療法，外科療法の三つの療法を組み合わせて，栄養状態を維持する必要がある。症状を抑えた後は，炎症の再燃・再発を予防する。

・栄養療法：重症時は入院の上，安静，絶食とし，完全静脈栄養を行う。炎症が治ってきたら，腸管への刺激が少ない成分栄養剤を開始する。緩解期に入れば，高カロリー，高たんぱく，低脂肪，低残渣の食事とする。

高たんぱく
食事中のたんぱく質が抗原（アレルゲン）となる可能性があるため，アミノ酸の形で投与するように努める（例えば，食事そのもののたんぱく質は減らし，窒素源がアミノ酸のみである成分栄養剤を使用するなど）。

・薬物療法：アミノサリチル酸（5-SAS）製剤（サラゾピリン，ペンタサなど），副腎皮質ステロイド，免疫抑制薬，抗TNF-α抗体などが用いられる。

補足　低残渣：食物繊維は，以前では低く抑えることが推奨されたが，最近は緩解期においては必ずしも低残渣の必要はないとの考え方もある。水溶性を増やし，不溶性を減らすことが良いといわれている。

② **潰瘍性大腸炎**

潰瘍性大腸炎は，大腸粘膜にびらん・潰瘍を認め，再燃と緩解を繰り返す，非特異性炎症性腸疾患である。30歳以下の若い人に多くみられる。

●**病因**　　病因は不明であるが，遺伝的要因，免疫異常や心理的要因の関与が考えられている。男女差は明確ではないが，クローン病と同様にここ最近は急増している。

●**病態**（表 5-2）

・臨床症状：下腹部痛，下痢，血便がみられる。重症なものほど出血量は多く，粘液や膿汁を排出し粘血便や膿性便となる。発熱，体重減少，貧血などの症状が生じる。大量出血や穿孔を伴うものや，中毒性巨大結腸症では緊急手術を要することもある。

穿孔
炎症などによって腸管に穴が開いてしまうこと。

・好発部位：直腸から連続しており，大腸のみに限局する。病変の広がりにより全大腸炎型，左側大腸炎型，直腸炎型などに分けられる。長期間にわたり大腸全体に病変が広がっている場合には，がん化する傾向がみられる。

・炎症の程度：病変は主として粘膜および粘膜下層に限局してびらんや潰瘍を形成する点で，クローン病とは異なる。

・合併症：腸管外合併症として，壊死性膿皮症，結節性紅斑，硬化性胆管炎，関節炎，虹彩炎が認められる。

●**診断**　自他覚症状，大腸内視鏡検査，注腸造影検査から総合的に診断する。

・大腸内視鏡検査：大腸粘膜にびらん，潰瘍，浮腫や易出血性がみられ，また正常粘膜が島状に残存しポリープ様に見える偽ポリープが認められる。

・注腸造影検査：腸管の短縮や狭小化，ハウストラ（腸壁の膨らみとくびれ）の消失により鉛管状陰影をみることがある。

●**治療**

・薬物療法：治療の原則は薬物療法である。アミノサリチル酸（5-SAS）製剤（サラゾピリン，ペンタサなど），副腎皮質ステロイド，免疫抑制薬などが用いられる。

・顆粒球除去療法（白血球除去療法）：重症患者に対しては，新たな治療として顆粒球除去療法が行われている。これは，炎症に関与している顆粒球を血液から除去することで，症状の改善が図られる。

・栄養療法：重症例では，入院の上，腸管の安静のために絶食とし，完全静脈栄養とする。炎症が治まってくれば成分栄養剤，さらには食事へと順次移行する。経口摂取が可能となっても，腸管の安静のために低脂肪食とする。また，潰瘍性大腸炎では乳糖不耐症を来しやすく，乳糖を少なくした食事とする。本症は慢性疾患であるから，栄養状態の悪化を招きやすい。高カロリー，高たんぱく，低脂肪の食事による栄養管理が重要となる。

f 過敏性腸症候群

◀32-27

過敏性腸症候群とは，**器質的異常**がないにもかかわらず，便秘（便秘型），下痢（下痢型）あるいは便秘と下痢を交互（交代型）に繰り返す便通異常と，腹痛や腹部膨満感などの腹部症状を長期にわたり訴える症候群である。

器質的異常
組織，器官そのものに異常があること。

さらに，めまいなどの神経症状や不眠，抑うつ，不安感などの精神症状を呈することも多い。腸疾患の中で最も多く，最近のストレス社会を反映して増加傾向にある。中学生や高校生，10〜20代の女性に多い。

●**病因**　　神経症的な性格と自律神経系の不安定な素地のある人に，暴飲暴食，冷たい物のとり過ぎ，アルコールの過飲などの食事性要因，過労などの身体的要因，不安，緊張，環境変化といった精神的要因が作用して発症する。

●**病態**　　腸管運動の亢進によりけいれん性便秘を来す。胃・結腸反射が亢進しているため，食後に腹痛が増強して便意を催し，排便により一時軽快する。精神的要因が大きく，休日などのリラックスした状態では軽快している。便秘がみられる場合には，激しい腹痛に続いて多量の粘液便を排泄するが，血便は伴わない。

●**診断**　　特有の症状があることから，現病歴と既往歴を十分に問診することにより診断可能である。

・消化管検査：腸管の緊張亢進や運動の増強，粘液の過剰分泌を認めるが，器質的疾患がないことを確認する。

・血液生化学検査：消化管検査と同様に異常が認められない。

・心理検査：自律神経テスト，心理テスト，精神分析なども有用である。

●**治療**　　患者の不安，ストレスを取り除く。規則正しい生活習慣と排便習慣を身に付けさせる。

g 便秘

排便の回数は，個人により異なるため，便秘の厳密な定義はないが，一般に4日以上排便がない場合を便秘という（p. 23）。

●**病因**　　便秘には，機能性便秘，器質性便秘および全身性疾患に由来する便秘がある。

○機能性便秘：弛緩性便秘，直腸性便秘，けいれん性便秘がある。

・弛緩性便秘：腸管壁の緊張の低下，蠕動運動の減少により，腸内容物の滞留時間が延長して便秘を来す。病因としては，食物繊維の摂取不足，副交感神経の緊張低下や機械的刺激の減少による腸管運動の抑制などがある。高齢者や多産婦にみられる。

・直腸性便秘：排便障害性便秘ともいわれ，直腸内圧受容体の鈍麻や排便痛による排便反射の減弱が病因である。排便を無理に我慢する人，あるいは浣腸の乱用や痔核のある人にみられる。

・けいれん性便秘：副交感神経の興奮による腸管の緊張亢進により，腸内容物の移送が困難となり，下腹部痛や兎糞を来す。比較的若い人に多く，精神的興奮や旅行などの心因性の要因によりみられる。

○器質性便秘：腸管の器質的変化による狭窄や閉塞により生じる。腸管の腫瘍（大腸がんや大腸ポリープなど）や腹部手術後の腸管癒着などにより起こる。

○全身性疾患に由来する便秘：糖尿病性神経障害，甲状腺機能低下症や低カリウム血症などの代謝異常により生じる。

●**病態**　　病因は何であれ，便秘が長期間続くと鼓腸，腹部膨満，下腹部痛，口

臭，食欲不振などの症状が生じる。

●**治療**

・弛緩性便秘：腸を適度に刺激して腸管運動を高める必要がある。このため，冷水，牛乳，食物繊維などの摂取が有効である。

・直腸性便秘：排便習慣を取り戻すことが大切である。水分や食物繊維を多く摂取し，便意を催したときは我慢をしないなど，排便習慣を身に付ける。

・けいれん性便秘：腸管の刺激，ストレスを避けるとともに，自律神経遮断薬，鎮静薬により腸管の緊張を解く。

・器質性便秘，全身性疾患に由来する便秘：病因を除去することが第一である。

h 肝炎 ◀ ⋯⋯⋯⋯⋯⋯⋯⋯⋯⋯⋯⋯⋯⋯⋯⋯⋯⋯⋯⋯⋯⋯⋯⋯⋯

◀36-28

肝炎は，肝臓のびまん性の炎症性疾患であり，重症度や病期によって，急性肝炎，劇症肝炎，慢性肝炎に分類される。

びまん性
病変部が広範囲に広がり，はっきり限定できない状態。

1 急性肝炎●

ウイルス，アルコール，薬剤や自己免疫により急性に起こる肝臓障害である。わが国では大半がウイルス性であり，A型，B型，C型肝炎ウイルスによるものがほとんどであるが，まれにD型，E型肝炎ウイルスによるものも報告されている（**表5-3**）。

1 A型肝炎ウイルス

●**病因**　感染経路は経口感染である。汚染された生水や生野菜，生かきに代表される生の魚介類などを食べることで感染する。感染性が強く集団発生することがある。ウイルス感染後2～6週間の潜伏期を経て発症する。6～8週間で完治し，慢性化することはない。

●**病態**　初期症状は発熱，食欲不振，全身倦怠感などの感冒様症状や下痢，悪心などの消化器症状がみられる。

●**診断**　血液中のトランスアミナーゼ（AST，ALT）の上昇，総ビリルビン値の上昇が認められ，ウイルスマーカー（IgM型HA抗体）で確定診断を行う。A型急性肝炎は慢性化せず，劇症化しなければ1～2か月で治癒する。

2 B型肝炎ウイルス

●**病因**　感染経路は非経口で，血液が主な感染源であるが，唾液，尿，便や精

表5-3　急性ウイルス肝炎の特徴

	A型肝炎	B型肝炎	C型肝炎	D型肝炎	E型肝炎
遺伝子	RNA	DNA	RNA	RNA	RNA
潜伏期	2～6週間	1～6か月	2週間～4か月	2週間～2か月	2週間～2か月
好発季節	冬～春	1年中	1年中	1年中	わが国では不定
感染経路	経口感染	血液感染	血液感染	血液感染	経口感染
母子感染	ない	ある	ある	ある	ない
慢性化	ない	まれにある	高率にある	まれにある	ない

液も感染源となり得る。幼児期までに感染（産道内で感染する母子感染または垂直感染と，新生児期から乳幼児期の水平感染がある）すると，キャリア（持続感染状態）となる。成人では性行為により感染（水平感染）する場合が多いが，この場合は通常キャリア化しない。ウイルス感染後1～6か月の潜伏期を経て発症する。

●**病態**　初発症状は感冒様症状であることが多い。

●**診断**　血液中のトランスアミナーゼ（AST，ALT）の上昇，総ビリルビン値の上昇が認められ，ウイルスマーカー（HBs抗原，IgM型HBc抗体）で確定診断を行う。しかし，キャリアからの発症を区別するために，HBc抗体を測定し，高値であればキャリアからの発症が疑われる。幼児期の感染や免疫能が低下した成人の感染ではキャリア化し，慢性肝炎に移行することがあるが，多くは1～2か月で治癒に向かう。

③ **C型肝炎ウイルス**

●**病因**　血液を介することが多く，輸血，刺青，覚醒剤の回し打ちなどで感染する。病因が特定できない場合も少なくない。ウイルス感染後2週間～4か月の潜伏期を経て発症する。

●**病態**　黄疸や発熱といった症状は少ないが，50～70％がキャリアとなり，高率に慢性化する。

●**診断**　トランスアミナーゼ（AST, ALT）の上昇，ウイルスマーカー（HCV抗体）が陽性であることを確認する。劇症化しない場合，1か月で治癒する。

④ **D型肝炎ウイルス**

●**病因**　B型肝炎ウイルスとの重複感染としてのみ認められる。

●**病態**　B型肝炎にD型肝炎ウイルスが重複すると，肝炎が重症化しやすい。

⑤ **E型肝炎ウイルス**

●**病因**　経口感染による。野生動物や豚，鹿の生肉，生臓器（レバー，ホルモンなど）の生食が感染源となり得る。

●**病態**　A型肝炎とほぼ同じ。

⑥ **A型・B型・C型・D型・E型肝炎の治療**

治療の基本は安静と栄養療法であったが，B型肝炎には核酸アナログ製剤，C型肝炎には経口抗ウイルス剤などの薬物療法が行われるようになった。食事は，経口摂取が可能な場合は経口摂取とする。急性期には安静は必要であるが，回復期に入れば段階的に安静を解除して早期離床を図る。過度の安静や過剰な栄養補給は，医原性の脂肪肝を発症させるので注意する。

2　劇症肝炎●

急激に起こる肝臓の広範性壊死に基づいて意識障害（肝性脳症）を主徴とする急性肝不全症状が現れる肝炎で，肝機能が正常であったものが，発症から6～8週間以内に肝不全症状を呈するものと定義される。現在においても死亡率は高く，約80％が死亡する。

医原性
医療が原因で発症していることを指す。

●**病因**　平成 16 ～ 21（2004 ～ 2009）年に発症した劇症肝炎の病因は，ウイルス性が 45％と多く，薬物性 15％，自己免疫性 10％，病因不明 29％であった。ウイルス性の中では B 型が最も多い（難病情報センター「難治性の肝炎のうち劇症肝炎」より）。劇症化の機序は，肝炎ウイルスの重複感染，遺伝子異常，過剰免疫などが推定されているが，明らかになっていない。

●**病態**　肝臓は急速に萎縮し，予備能は低下する。黄疸，腹水，出血傾向，肝性脳症といった肝不全症状が出現する。

●**診断**　初発症状出現から 8 週間以内にプロトロンビン時間が 40％以下を示し，昏睡 II 度以上の肝性脳症を生じるものを劇症肝炎と診断する。したがって，急性肝炎が疑われれば，プロトロンビン時間を測定し，同時に肝性脳症の有無を診断する必要がある。初発症状出現からの期間が 10 日以内の急性型と，それ以降の亜急性型に分類される。

●**治療**
　・集学的治療：病因に対する治療，全身管理，合併症対策，人工肝補助などを組み合わせた集学的治療を行う。
　・肝移植：近年では，内科的治療にて救命できない患者に対して，生体肝移植が普及しつつある。

3　慢性肝炎

少なくとも 6 か月以上持続する肝実質の炎症を認める疾候群をいい，通常は肝機能の異常を伴う。B 型肝炎ウイルス，C 型肝炎ウイルス，アルコールや薬剤および自己免疫による慢性肝炎がある。この中で，C 型肝炎ウイルスによるものが約 70％と最も多い。A 型肝炎ウイルスによるものはみられない。

●**病因**
　・B 型肝炎ウイルス：健常成人に感染した場合には，通常一過性感染であり，慢性肝炎には移行しない。したがって，B 型慢性肝炎は，キャリアからの発症である。ウイルス感染のみでは発症せず，生体の免疫反応が関与しており，キャリアの約 10％が慢性肝炎を発症する。
　・C 型肝炎ウイルス：いったん C 型肝炎ウイルスに感染すると，健常者への感染であっても 60 ～ 80％と高率に慢性肝炎へと移行する。慢性化すると，ほとんど自然治癒はなく，キャリアの状態が持続し，慢性肝炎，肝硬変，肝細胞がんへと進展する。

●**病態**　自覚症状を認めないことが多い。慢性肝炎の活動期には，全身倦怠感，食欲不振や吐き気など，急性肝炎にみられるような症状を訴える。

●**診断**
　・血液生化学検査：血液中のトランスアミナーゼ（AST，ALT）の上昇，総ビリルビン値の上昇がみられる。
　・画像検査：慢性肝炎の診断は，腹部超音波検査，CT 検査などの画像検査が助けになる。

・各種検査による確定診断：針生検による肝臓の組織学的検査が確定診断である。組織学的検査は，慢性肝炎の診断のみならず，肝炎の活動性や線維化の程度の把握に有用である。同時に，各ウイルスマーカーの検査により病因を確定する。HBs 抗原の持続的陽性と IgM 型 HBc 抗体の高値を確認すれば B 型慢性肝炎，C 型肝炎ウイルス抗体（HCV 抗体）が陽性であれば C 型慢性肝炎と診断される。

●**治療**　肝硬変，肝細胞がんへと移行させないことが基本である。

・薬物療法：根治療法としての抗ウイルス療法（経口抗ウイルス剤などを使用）と，対症療法である肝庇護療法（強力ネオミノファーゲン C やウルソデオキシコール酸などの薬剤の投与）がある。

・栄養療法：エネルギー量とたんぱく質量を過不足なく摂取させ，分枝アミノ酸の不足を補う。肝機能の改善には，鉄制限食も有効である。

・安静：慢性肝炎の活動期には安静が必要であるが，非活動期には安静は不要である。

肝硬変

慢性の肝細胞の炎症により，肝細胞の壊死と線維化を繰り返し，肝機能不全を来した状態を肝硬変という。

●**病因**　病因の 80％近くがウイルス性である。なかでも C 型肝炎ウイルスによるものが 60〜70％と多く，B 型肝炎ウイルスによるものが約 10％，アルコールによるものが 10％と続く。

●**病態**

・代償期：肝臓に余力の残っている時期では，自覚症状があまりみられない。この時期を代償期（代償性肝硬変）という。

・非代償期：肝硬変が進行すると，アルブミン合成が低下し，血漿膠質浸透圧が低下するため，浮腫，腹水を生じ，黄疸や肝性脳症などの肝不全症状を来すようになる。この時期を非代償期（非代償性肝硬変）という。

・臨床症状：肝硬変では特徴的な臨床症状がみられるが，特に非代償期には著明である。肝硬変になると，門脈圧が亢進し，脾腫，食道静脈瘤（p.70），痔核ができる。また，一定の頻度で肝細胞がんが発現してくる。

●**診断**

・臨床症状：代償期には自覚症状を認めないことも少なくない。非代償期になると，図 5-9 のような特徴的な臨床症状が現れ，診断は容易となる。

・血液生化学検査：血液中のトランスアミナーゼ（AST，ALT）の上昇，総ビリルビン値の上昇がみられる。さらに，分枝アミノ酸の減少，芳香族アミノ酸の増加により，フィッシャー比の低下のようなアミノ酸インバランスがみられる。これは，肝性脳症の原因であると同時に低アルブミン血症の病因の一つと考えられている。さらに，肝硬変患者の多くにインスリン抵抗性が

フィッシャー比
分枝アミノ酸（BCAA）；バリン，ロイシン，イソロイシンと芳香族アミノ酸（AAA）；フェニルアラニン，チロシン，トリプトファンのモル比のことをいう。

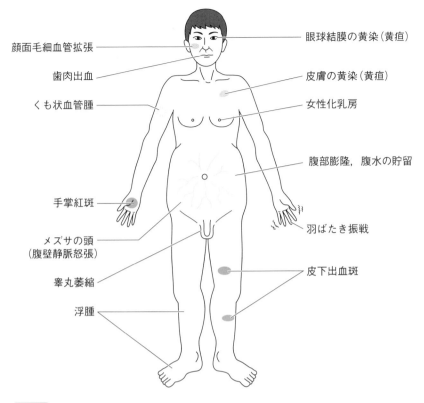

顔面毛細血管拡張

歯肉出血

くも状血管腫

手掌紅斑

メズサの頭
（腹壁静脈怒張）

睾丸萎縮

浮腫

眼球結膜の黄染（黄疸）

皮膚の黄染（黄疸）

女性化乳房

腹部膨隆，腹水の貯留

羽ばたき振戦

皮下出血斑

図5-9 肝硬変に特徴的な臨床症状

認められ，耐糖能異常がみられる。

- **各種検査による確定診断**：血清アルブミン濃度の低下（3.5g/dL 以下），血小板数の低下（10 万 /μL 以下），血液凝固因子の低下（プロトロンビン時間の延長など）があれば肝硬変を疑う。慢性肝炎と同様に，腹部超音波検査，CT 検査などの画像検査は助けになるが，針生検による肝臓の組織学的検査が確定診断となる。肝線維化マーカー（P-Ⅲ-P，Ⅳ型 7S コラーゲン，ヒアルロン酸）も診断の助けになる。

● **治療**　食事療法と安静が基本である。

- **食事療法**：代償期には過不足のないエネルギー量とたんぱく質を摂取させる。非代償期になると，浮腫，腹水に対して水分，塩分を制限し利尿剤を投与する。尿素回路が低下し，高アンモニア血症から肝性脳症を生じる。肝性脳症を認める患者ではアンモニアの原料となるたんぱく質を制限し，窒素源には分枝アミノ酸を補充する。最近では 4 ～ 6 回 / 日の分割食〔特に夜食；夜間軽食摂取療法（LES；late evening snack）〕が，代謝動態の改善に有用と報告されている。

- **安静**：代償期では普通の日常生活を過ごせばよく，過度の安静は筋肉の萎縮を来すために勧められない。非代償期では運動は原則禁止する。

J 脂肪肝，非アルコール性脂肪肝疾患（NAFLD）・非アルコール性脂肪肝炎（NASH）

　健康な肝臓にも2～5%の脂肪（コレステロール，トリグリセライドなど）が含まれているが，10%を超えると細胞の中に脂肪滴が現れる。組織学的に肝小葉内の30%以上に脂肪滴が現れるようになった状態を脂肪肝という。また，非アルコール性脂肪肝疾患（NAFLD）とは，大量のアルコール摂取によるものではない脂肪肝をいう〔NAFLDはその後，さまざまな因子により非アルコール性脂肪肝炎（NASH）に移行する〕。

●**病因**　臨床的には，過栄養性脂肪肝，アルコール性脂肪肝，低栄養性脂肪肝，糖尿病性脂肪肝，薬剤性脂肪肝（ステロイドやテトラサイクリンなど）が知られているが，最も高頻度にみられるのは肥満や糖尿病による過栄養性脂肪肝である。

●**病態**
・臨床症状：ほとんど自覚症状は認めないが，時に右季肋部の不快感を訴える。肝線維化がみられ，肝腫大を伴うこともある。
・肝硬変・肝臓がんへの移行：アルコール性脂肪肝は肝硬変に進行しやすいが，そのほかの病因による脂肪肝は，一般的に肝硬変に移行せず，可逆的とされる。しかし，近年，アルコール非摂取者で肥満，糖尿病，脂質異常症などの基礎疾患を背景に進行性の肝臓障害が発症し，その後肝硬変や肝臓がんに移行する非アルコール性脂肪肝炎（NASH）が注目されている。NASHでは，肥満，糖尿病，脂質異常症，高血圧などの合併が多くみられるが，発生機序については不明なところが多い。

●**診断**
・血液生化学検査：血液中のトランスアミナーゼ（AST，ALT）の軽度～中等度上昇，ALP（アルカリホスファターゼ），γ-GTP，コリンエステラーゼの上昇を認める。
・各種検査による確定診断：通常の確定診断は，腹部超音波検査，CT検査などの画像検査を用いるが，NASHとの鑑別には針生検による肝臓の組織学的検査が必要となる。

●**治療**　病因の除去，基礎疾患の治療を行い，特別な薬物療法は不要である。
・過栄養性脂肪肝：食事療法（食事制限）と体重コントロールが重要である。
・低栄養性脂肪肝：栄養の補給が有効である。

◀36-28　## k 胆石症，胆囊炎 ◀

1 胆石症

　胆石症とは，胆囊あるいは胆管に結石を生じる疾患で，結石が胆囊にあるものを胆囊結石，胆管にあるものを胆管結石という。
・胆石の成分：胆石は，結石を構成する成分からコレステロール系結石とビリ

ルビン系結石（ビリルビンカルシウム石，黒色石）に大別されるが，コレステロール系結石は胆嚢内に，ビリルビン系結石は胆管内に多くみられる。

- 胆石の種類と保有率：日本人の胆石保有率は，年々増加している。戦前には胆石の80％近くがビリルビン系結石であったが，近年ではコレステロール系結石が70％以上を占める。また，男女比では，男性よりも女性に多く（男：女＝1：2～3），中年以降の肥満の女性に多い。

●病因

- コレステロール系胆石：コレステロールは胆汁中でレシチンと複合体ミセルを形成し水に可溶な状態にあるが，胆汁中のコレステロールが過飽和状態になるとコレステロールが析出して結石を形成する。また，炎症や手術後など，胆嚢の収縮機能が低下していると結石は形成されやすい。
- ビリルビン系胆石：ビリルビンは肝細胞においてグルクロン酸抱合を受け，水溶性の直接ビリルビンとなって，胆汁中に分泌される（p. 20，図2-3）。しかし，大腸菌などの細菌感染が生じると細菌性のβ-グルクロニダーゼにより，再び難溶性の非抱合型ビリルビン（間接ビリルビン）となり，カルシウムと結合してビリルビン系結石を生じる。

●病態

- 無症状胆石：胆石が存在しても，全く症状を示さないケースが10～15％にみられる。
- 有症状胆石：胆石による典型的な症状は，胆石発作で，右肩に放散する激しい腹痛，黄疸，悪寒戦慄（ふるえ）を伴う発熱である。しかし，発作以外は，多くの場合，上腹部不快感，嘔気や腹部膨満感といった消化器症状のみにとどまる。

●診断

- 血液生化学検査：ALP（アルカリホスファターゼ），γ-GTPといった胆道系酵素の上昇，血清ビリルビン，トランスアミナーゼ（AST，ALT）の上昇がみられることがあるが，全く異常がみられないことも多い。
- 腹部エコー検査，CT検査：胆石の存在を確認することが確定診断となる。

●治療

- 無症状胆石：経過を観察し，特に積極的な治療は選択しない。
- 有症状胆石：保存療法と手術療法がある。保存療法には，胆石溶解療法と体外衝撃波胆石破砕法があり，胆管結石では内視鏡的十二指腸乳頭括約筋切開術や拡張術がある。胆石発作を繰り返す，あるいは胆嚢炎を繰り返したり，悪性腫瘍が疑われる場合には，手術療法が適応となる。手術には，開腹手術と腹腔鏡下胆嚢摘出術がある。

2 胆嚢炎

胆嚢炎は，胆石や腫瘍などが誘因となることが多い。急性胆嚢炎と慢性胆嚢炎に分類される。腸内細菌の大腸菌が腸管から逆行的に胆嚢に達し，炎症を起こす。

●**病因**　急性胆囊炎の90％以上に胆石の合併がみられ，慢性胆囊炎でも多くの場合に胆石を合併している。また，手術の際の迷走神経切断により胆囊の収縮障害や手術後の長期絶食による胆囊収縮の消失により胆汁うっ帯が生じ，これに細菌感染が加わることで発症することもある。

●**病態**
・急性胆囊炎：右季肋部痛，悪寒戦慄，発熱，黄疸など，胆石発作と同様の症状を呈する。
・慢性胆囊炎：右季肋部痛，悪心，腹部不快感といった消化器症状を来すこともあるが，無症状のことも少なくない。

●**診断**
・血液学検査，血液生化学検査：白血球の増加，C反応性たんぱく質（CRP）の上昇などの炎症反応がみられる。また，トランスアミナーゼ（ALT，AST），ALP（アルカリホスファターゼ），γ-GTP，血清ビリルビンの上昇がみられる。
・腹部エコー検査：胆囊の腫大，胆囊壁の肥厚，胆囊周囲の低エコーなどがみられる。

●**治療**
・急性胆囊炎：急性期は絶食，安静として抗生物質の投与を行う。病態が改善してくれば，糖質によりエネルギーを確保し，脂肪を控えた食事を開始する。急性胆囊炎の多くは，保存的治療により改善するが，胆囊の壊疽，穿孔などが生じた場合には緊急手術が必要となる。また，炎症を繰り返す場合や悪性腫瘍が疑われる場合には，胆囊摘出術を行う。
・慢性胆囊炎：保存的に経過を観察することが多い。

◀36-28　▌ **膵炎**◀ ···

① **急性膵炎**

急性膵炎は本来，十二指腸に分泌されてから活性化される消化酵素（トリプシンやエラスターゼなど）が，何らかの病因により膵内で活性化され，膵臓が自己消化を起こす疾患である。

●**病因**　アルコールの過飲が最も多く（約40％），胆石（約20％），原因不明（特発性）と続く。そのほかに薬剤，高カルシウム血症や脂質異常症（特に著明な高トリグリセライド血症）などによっても起こる。内視鏡的逆行性膵管造影（ERP）後や手術後にもみられる。急性膵炎の約10％は重症化することがあり，重症化すると多臓器不全へと進展し，20 ～ 30％は死亡する。

●**病態**　激しい腹痛が特徴的で，痛みは背部に放散する。痛みは前屈位をとることにより軽減することが多い。さらに，悪心，嘔吐，37 ～ 38℃程度の発熱や黄疸がみられる。

●診断

- ・血液学検査，尿・血液生化学検査：血清アミラーゼ，血中リパーゼやエラスターゼ濃度が上昇する。尿中アミラーゼは血清アミラーゼの上昇に 2 ～ 3 日遅れて上昇する。炎症反応である白血球の増多，CRP の上昇がみられ，これらは膵炎の重症度とよく相関する。高血糖を認めることもある。
- ・腹部エコー検査，CT 検査：**麻痺性イレウス**，膵臓の腫大，腹水の貯留が認められる。

麻痺性イレウス
腸管の蠕動停止による内容物の通過障害。

●治療

- ・急性期：膵外分泌刺激を避け，膵臓の安静を保つために絶飲，絶食とし，静脈栄養により栄養補給を行うなどの全身管理が必要である。膵酵素阻害薬と二次感染防止のために抗生物質を投与する。
- ・回復期：食事療法が重要で，糖質を中心とし，脂肪やたんぱく質を制限した食事から開始する。アルコールの摂取は禁忌である。

② 慢性膵炎

慢性膵炎は，6 カ月以上にわたる膵臓の持続性，進行性の炎症で，次第に膵実質の脱落と線維化を来し，分泌機能の低下を来す疾患である。

●**病因**　アルコールの過飲が 50% 以上と多く，胆石，原因不明（特発性）と続く。男性は女性の 3 ～ 4 倍多く，発症年齢は 50 代に多い。

●**病態**　分泌機能障害の程度により，代償期と非代償期およびその移行期に分けられる。

- ・代償期：膵機能はほぼ保たれ，飲酒や高脂肪食により上腹部痛や背部痛を来す。再燃時には，血清アミラーゼやリパーゼなどの膵酵素が高値を示すが，それ以外は正常のことが多い。
- ・非代償期：膵臓が荒廃した状態であり，腹痛は軽減し，血中膵酵素もむしろ低下する。膵内外分泌機能障害による症状が前面に現れるため，消化吸収障害を来し，体重減少，脂肪便がみられる。また，膵内分泌機能障害によりインスリン分泌不全となり糖尿病（膵性糖尿病）を来す。
- ・移行期：代償期と非代償期の両方の症状が混在する。

●診断

- ・臨床症状，血液生化学検査：上腹部痛が持続し，血清アミラーゼ，リパーゼ，エラスターゼなどの膵酵素の上昇がみられれば，慢性膵炎を疑う。
- ・腹部エコー検査，CT 検査：膵石の存在や主膵管の不整拡張がみられる。
- ・膵外分泌機能検査：セクレチン試験などで異常がみられる。

●**治療**　禁酒と栄養療法が基本である。経過が長いため，栄養不良にならないようにすることが重要である。

- ・代償期：腹痛の軽減のために脂肪制限食とする。
- ・非代償期：リパーゼの分泌障害により脂肪の消化吸収が最も障害されるため，脂肪の過剰摂取は避ける。脂肪以外の栄養素も消化吸収障害を来すことが多

いため，消化酵素剤を常用量の 3 ～ 8 倍投与する。消化吸収障害が著しい
場合は，特に脂溶性ビタミンや必須脂肪酸の欠乏を来しやすいため，適宜補
充する。消化態栄養剤（または成分栄養剤）の投与も有用である。

・膵性糖尿病：通常の糖尿病と同様に，食事療法，運動療法，薬物療法を行う。

◀36-28
35-25
35-28

ⓜ 消化器系の悪性腫瘍 ◀ ·······································

1 食道

食道がんは約 90％が扁平上皮がん，残り 10％が腺がんや未分化がんである。罹
患率，死亡率ともに男性が高く，女性の 5 倍以上である。高齢の男性に多い。

●**病因**　不明であるが，熱い食物や刺激性のある食物の過剰摂取，喫煙，飲酒
などが危険因子といわれている。

●**病態**　初期は食物が食道にしみるなどの胸骨後部異常感，通過障害感などの
症状があるが，進行すると嚥下障害が生じる。

食道がんは，周囲の臓器への浸潤や遠隔臓器への転移が起こりやすく，多彩
な症状を呈する。

●**診断**

・内視鏡検査：最も重要な検査で，粘膜，腫瘤の確認をする。病巣の範囲を確
認するためには，色素内視鏡検査が用いられる。

・生検，細胞診：確定診断を行う。

●**治療**　外科手術，放射線療法，内視鏡的粘膜切除術，化学療法が行われる。

2 胃

日本人の胃がん死亡率は他国と比べて高く，年間に 4 万人超が死亡している。
男女比は 2：1 で，男女とも年齢が上がるほど死亡も多い。

●**病因**　食塩の過剰摂取，$N-$ ニトロソ化合物が危険因子といわれている。ま
た，ヘリコバクター・ピロリ菌の関与が，胃炎，胃潰瘍に加えて胃がんでもい
われている。

●**病態**　胃がんには，早期胃がんと進行胃がんがあり，進行胃がんはボールマ
ン分類で分類される。進行胃がんでは左鎖骨下リンパ節へ転移することがあ
り，遠隔臓器への転移巣となる。この転移をウィルヒョウ転移と呼ぶ。

・早期胃がん：粘膜または粘膜下層にがん細胞がとどまっているものである（図
5-10）。

・進行胃がん：固有筋層以下までがん細胞が浸潤したものである（図 5-10）。

・ボールマン分類：進行胃がんは，腫瘍の形から 4 つの型にわけることがで
きる（図 5-11）。

●**症状**

・早期胃がん：特別な症状はみられない。

・進行胃がん：胃部膨満感，上腹部鈍痛，食欲不振，体重減少などが現れる。

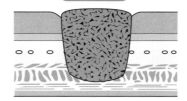

早期胃がん ／ 進行胃がん

がん細胞が粘膜から粘膜下層までに
とどまっている。

がん細胞が固有筋層を越えて浸潤する。
漿膜を越えると，他臓器に転移する。

図5-10 早期胃がんと進行胃がん

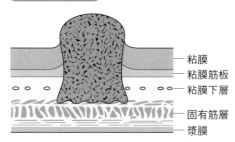

ボールマン1型

胃内腔に隆起している限局性発育
を示す隆起型がん。

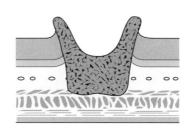

ボールマン2型

大型の潰瘍を形成し，潰瘍辺縁が噴
火口状に隆起している。限局性発育
を示す限局潰瘍型がん。

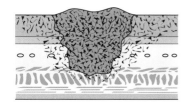

ボールマン3型

大型の潰瘍の辺縁隆起は軽度で，が
んの境界が不明瞭である浸潤潰瘍型
がん。

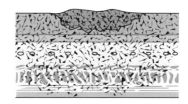

ボールマン4型

明らかな腫瘤塊を形成せずに胃壁がび
まん性に肥厚して硬く，がんの境界が
不明瞭であるびまん性浸潤型がん。

図5-11 ボールマン分類（進行胃がんの肉眼分類）

● 診断

・胃 X 線検査，内視鏡検査：胃がんの正確な場所や広がりを検査する。

・腹部エコー，CT 検査：リンパ節や肝臓への転移の有無の確認を行う。

・生検：確定診断を行う。

● 治療

・内視鏡的治療：表在性のがんに胃粘膜切除術やレーザー治療を行う。

・手術：胃がんの場所や広がりにより，噴門側胃切除，幽門側胃切除，胃全摘

を行う。場合によってはリンパ節を取り除く。

- ・切除不能の場合：手術ができない高齢者や重篤な基礎疾患をもつ患者には，化学療法，放射線療法，温熱療法などが試みられる。

●**予後**

- ・術後障害：胃全摘後では，鉄欠乏性貧血，ビタミン B_{12} 欠乏症（巨赤芽球性貧血），骨粗鬆症，**ダンピング症状**を起こしやすい。鉄欠乏性貧血は術後，半年〜1年，巨赤芽球性貧血は全摘後，3〜6年で生じる。

ダンピング症状
食後の急激な高血糖に続く大量のインスリン分泌による低血糖によるもので，悪心・嘔吐，動悸，発汗などを伴う。

3 結腸・直腸

腸のがんの95％は大腸に発生し，そのうち直腸に最も多く，S状結腸，上行結腸，盲腸，横行結腸，下行結腸の順である。

●**病因**　高脂肪，高たんぱく質，低繊維といった欧米化の食生活が関係しているといわれている。大腸がんは，正常な大腸粘膜細胞から発生する場合と，ポリープ形成を経てがん化する場合がある。

●**病態**　初期はほとんど症状がなく，検診で便潜血反応での発見が多い。進行すると，下痢，血便，腹痛，腸閉塞，鉄欠乏性貧血，体重減少が現れる。

- ・直腸がん：排便時不快感，残便感がある。血便，粘液便が特徴的に出現する。

●**診断**

- ・臨床症状：下痢や血便がある。便の形状も細くなり，便の狭細化がみられる。
- ・便検査：便潜血反応が陽性となる。
- ・腫瘍マーカー検査：CEAなどの腫瘍マーカーが陽性となる。
- ・注腸造影検査，大腸内視鏡検査：腫瘤，潰瘍を確認する。

腫瘍マーカー検査
腫瘍が産生する特異な成分，または腫瘍に対して生体がつくり出すたんぱく質を検出し，がんを発見する検査法である。がんの補助診断として利用される。

●**治療**

- ・内視鏡的治療：早期がんで行う。内視鏡で確認しながらポリープを切除する。
- ・手術：進行がんでは外科的切除を行う。
- ・手術困難または転移している場合：放射線療法，化学療法，温熱療法，免疫療法，レーザー治療などが試みられる。

4 肝臓

肝がんは原発性のものと他臓器よりがんが移転した場合がある。原発性肝がんには，肝細胞がんと胆管細胞がんがあり，肝細胞がんが大部分である。肝細胞がんの男女比は3：1である。

●**病因**　肝細胞がんの約90％はウイルス性によるもので，B型肝炎ウイルスとC型肝炎ウイルスの長期にわたる持続感染によることが多い。その他，カビ毒のアフラトキシンによる発症が知られている。

●**病態**　肝細胞がんの80〜90％は肝硬変を合併している。このため，肝細胞がん自体の症状よりも肝硬変の症状が現れることが多い。進行すると疼痛と肝腫大を来す。

●**診断**

- ・病歴：肝硬変や肝炎の既往がある。

- ・臨床症状：黄疸，食欲不振，体重減少，腹部膨満，発熱などが現れる。
- ・血液生化学検査：AST，ALT，LDH，ALP（アルカリホスファターゼ）で高値を認める。
- ・画像検査：腹部 CT，エコー，MRI 検査，肝動脈造影検査，肝シンチグラフィーなどで腫瘍の陰影が認められる。
- ・腫瘍マーカー検査：AFP（α-フェトプロテイン），PIVKA-Ⅱで高値を認める。
- ・生検：肝がん細胞を確認する。

- ●**治療**　経皮的エタノール注入療法，ラジオ波焼灼療法，経カテーテル肝動脈塞栓療法，外科的切除，放射線療法，化学療法が行われる。

シンチグラフィー
体内に放射性同位元素（ラジオアイソトープ）を投与し，その後の体内の分布像から，がんを発見する検査法である。このときの分布像をシンチグラムという。投与後の時間的な経過，組織への取り込まれ方などで，臓器の状態を推測することができる。

5　膵臓

膵がんの多くは膵管の細胞から発生する。

- ●**病因**　糖尿病，慢性膵炎，遺伝性のほか，喫煙が発生リスクを高める。
- ●**病態**　初期はほとんど症状がない。進行により腹痛，食欲不振，黄疸など。
- ●**診断**　造影 CT・MRI 検査，超音波内視鏡検査などを行う。細胞診・組織診が望ましい。腫瘍マーカー（CA19-9）の高値がある。
- ●**治療**　手術，薬物療法，放射線療法がある。

n 腸閉塞（イレウス）

小腸・大腸の腸管内容が，肛門側への通過障害を生じた状態をイレウス（腸閉塞）という。

- ●**病因**　腸壁の癒着，腸管内容物（腫瘍，硬便など），外部からの圧迫などによって生じる機械性イレウスと，腹部手術術後や腹膜炎などによる腸管の運動麻痺，痙攣により蠕動運動が伴えなくなる機能性イレウスに分けられる。

　また，部位により，小腸イレウスと大腸イレウスに分かれるが，小腸イレウスは術後の癒着性のものが多く，大腸イレウスはがんによるものが多い。

- ●**病態**　腸管に閉塞が生じると，閉塞部位の口側の腸管にガスが貯まり，腸液を加えて腸は拡張する。腸管壁の浮腫，腸管腔への水，カルシウムの漏出が生じ，腸管内圧がさらに上昇すると，動脈血流が障害され，腸管壊死，穿孔が起こる。

　通常，健常人では1日，電解質を含んだ腸液が分泌・再吸収されている。イレウスでは，さらに血管内から漏出した水分，ナトリウムが嘔吐などにより大量に体外に失われ，細胞外液や循環血漿量が低下する。

- ●**診断**　主な症状は，腹部膨満感，悪心，嘔吐，排便および排ガスの途絶。腹部膨満は，閉塞部位が肛門側であるほど強い。腹部単純 X 線像，立位で鏡面像（ニボー）を認める。
- ●**治療**　適切な治療が行われず放置すれば重篤化する。まず，保存的療法が選択される。軽微なものであれば，絶食，輸液療法で軽快することもある。

問題 次の記述について，○か×かを答えよ。

消化器の構造と機能 ....

1 胃壁の構造を管腔側からみると，粘膜下層は，固有筋層の外側にある。
2 胃酸（塩酸）は，主細胞から分泌される。
3 大腸では腸内細菌により未消化物の分解やビタミン E の合成が行われている。
4 肝臓に血液を供給する血管は，主に肝臓に酸素を供給する固有肝動脈と消化管から吸収された栄養分を運ぶ門脈がある。
5 膵臓の外分泌腺では，酸性の膵液がつくられる。

食道疾患 ....

6 逆流性食道炎の病因には，食道裂孔ヘルニアがある。
7 胃食道逆流症の病因には，下部食道括約筋圧の亢進がある。
8 胃酸分泌の消失は胃食道逆流症の病因である。
9 食道がんは転移が起こりにくい。
10 食道がんの約 90％は腺がんである。

消化器疾患 ....

11 胃炎・胃潰瘍・胃がんでヘリコバクター・ピロリ菌が関与しているといわれる。
12 たんぱく漏出性胃腸症の病因となる主な疾患としてメネトリエ病，腸リンパ管拡張症がある。
13 クローン病は，高齢者で多発する。
14 肝硬変の 80％近くがウイルス性である。
15 非アルコール性の脂肪肝も肝硬変の原因として注意する必要がある。

解説

1 × 胃壁は，管腔側から粘膜，粘膜筋板，粘膜下層，固有筋層，漿膜の 5 層から構成されている。
2 × 胃酸は壁細胞から分泌される。主細胞からは，ペプシノーゲンが分泌される。
3 × ビタミン K の合成が行われている。
4 ○
5 × 膵臓の外分泌腺ではアルカリ性の膵液がつくられる。

6 ○
7 × 下部食道括約筋圧の低下が原因である。
8 × 胃酸分泌の過剰が病因である。
9 × 食道がんは転移が起こりやすい。
10 × 食道がんの約 90％が扁平上皮がんである。

11 ○
12 ○
13 × 20 代の若い人で多い。
14 ○
15 ○ 従来は，非アルコール性の脂肪肝は肝硬変に移行しないといわれていたが，近年，肥満，糖尿病，脂質異常症などの基礎疾患から肝臓障害を発症し，肝硬変・肝臓がんに移行するケースも増えている。

6 循環器系

A 循環器系の構造と機能

　循環器は, 生命維持のために, 全身の細胞に酸素や栄養を供給するかたわら, 二酸化炭素や老廃物を除去している。こうした体内における物質の輸送は, 血液とリンパ液を介して行われている。体内循環を営む系には, 血液を輸送する血管系, リンパ液を輸送するリンパ系があり, これらをあわせて循環器系という (p.93, 図6-2)。

a 心臓の構造と機能 ◀ ·····

36-29
35-29
34-29

　心臓は, 成人ではほぼ握りこぶし大 (250 ～ 300g) の大きさで, 筋肉で構成される中空臓器である。その作用は, 全身に絶え間なく血液を送るポンプ作用である。

① 心臓の構造 (図6-1)

- ●心臓の構造　心臓は二つの心房と二つの心室からなり, 左右の心房と心室は, それぞれ心房中隔, 心室中隔により隔壁されている。また, 心房と心室の間には血液の逆流を防ぐ房室弁がある。左心房と左心室の間には僧帽弁, 右心房と右心室の間には三尖弁があり, これらの弁は乳頭筋の働きにより開閉される。

- ●血液循環　右心房は全身から戻ってきた静脈血を受け, 右心室はその血液を肺に送り出す。左心房は肺で酸素を供給された血液を受け取り, 左心室はその血液を全身に送り出す。左心室から大動脈の出口には大動脈弁が, 右心室から肺動脈への出口には肺動脈弁があり, 血液の逆流を防いでいる。

- ●栄養血管　心臓自身は, 左心室から出た上行大動脈の基部から分岐する左右2本の冠状動脈 (冠動脈) から, 酸素と栄養素を供給されている。

- ●心臓壁の構造　心臓壁は, 外側より心外膜, 心筋, 心内膜の3層で構成されている。心筋は不随意筋であるが, 骨格筋と同様に横紋筋である。心筋の厚さは心臓の部位によって異なるが, 左心室壁の厚さは右心室壁の約2倍と厚くなっている。

② 心臓の機能

- ●心臓のポンプ作用　心臓のポンプ作用は, 心筋が収縮と弛緩を繰り返すことにより生じるが, 心筋細胞は外部からの刺激に頼らず自動的に活動電位を発生している。この動きは心臓の拍動として捉えることができ, 成人では1分間に60 ～ 80回程度で, 常に一定のリズムで拍動する。

　補足　血液の拍出量:1回の拍動で全身へ送り出す血液量 (1回拍出量) は40 ～ 100mLで, 1分間に約5Lの血液を拍出している。一方, 安静時の冠状動脈へ送られる血液量は200 ～ 300mL/分であることから, 体重1%以下の心臓が心拍出量の約5%近くを占めていることとなる。

心臓の表面と冠状血管

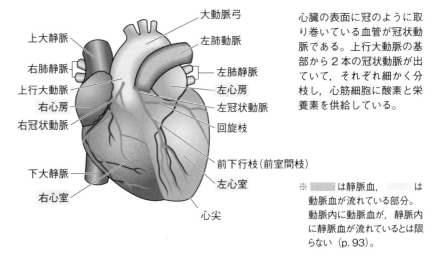

大動脈弓
左肺動脈
上大静脈
右肺静脈
左肺静脈
上行大動脈
左心房
右心房
左冠状動脈
右冠状動脈
回旋枝
下大静脈
前下行枝（前室間枝）
左心室
右心室
心尖

心臓の表面に冠のように取り巻いている血管が冠状動脈である。上行大動脈の基部から 2 本の冠状動脈が出ていて，それぞれ細かく分枝し，心筋細胞に酸素と栄養素を供給している。

※ ▨▨▨▨ は静脈血， ▨▨▨▨ は動脈血が流れている部分。動脈内に動脈血が，静脈内に静脈血が流れているとは限らない（p. 93）。

心臓の断面と刺激伝導系

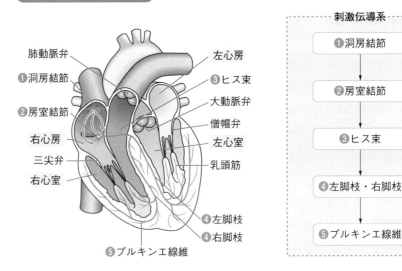

肺動脈弁
❶洞房結節
❷房室結節
右心房
三尖弁
右心室
左心房
❸ヒス束
大動脈弁
僧帽弁
左心室
乳頭筋
❹左脚枝
❹右脚枝
❺プルキンエ線維

刺激伝導系

❶洞房結節
↓
❷房室結節
↓
❸ヒス束
↓
❹左脚枝・右脚枝
↓
❺プルキンエ線維

図6-1 心臓の構造

●**刺激伝導系**　　心臓のポンプ作用は，上大静脈が右心房に注ぎ込む付近の右心房壁にある洞房結節（洞結節）で起こる興奮がペースメーカーとなっている。この興奮は，心房と心室の間にある房室結節に伝わり，ヒス束を通り左右の脚（左脚枝，右脚枝）に伝えられる。さらに，ここからプルキンエ線維を通じて心室筋全域に刺激が伝えられ心筋は収縮する。この経路を，心筋における刺激伝導系という（図 6-1）。

　　心電図の QRS 波は，心室の興奮を示す。

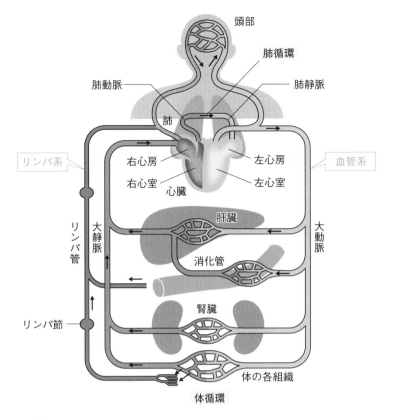

頭部

肺循環

肺動脈

肺静脈

肺

右心房

左心房

右心室

左心室

心臓

リンパ管

大静脈

肝臓

大動脈

消化管

腎臓

リンパ節

体の各組織

体循環

図6-2 血管系（体循環，肺循環），リンパ系の概略図

b 体循環，肺循環の構造と機能◂

36-29
35-29
35-35
34-29
32-28

　血管系は，血液の循環経路から体循環（大循環）と肺循環（小循環）に分けることができる（図6-2）。

1 体循環（大循環）

- **循環経路**　全身の血液は，左心室（心臓）→大動脈→全身の血管（毛細血管）→大静脈→右心房（心臓）という経路を流れる。この循環経路を体循環という。
- **体循環の役割**　体循環では，体の各組織に栄養素と酸素を送り，組織から老廃物と二酸化炭素を受け取って心臓に戻す役割を担っている。

2 肺循環（小循環）

- **循環経路**　肺の血液は，右心室（心臓）→肺動脈→肺→肺静脈→左心房（心臓）という経路を流れる。この循環経路を肺循環という。
- **肺循環の役割**　一般に動脈には酸素を多く含む動脈血が，静脈には二酸化炭素を多く含む静脈血が流れている。しかし，肺動脈には二酸化炭素を多く含む静脈血が，肺静脈には酸素を多く含む動脈血が流れている。これは，肺では，全身から受け取った静脈血中の二酸化炭素を排出し，空気中の酸素を血液に取り込むガス交換作用を担っているためである。

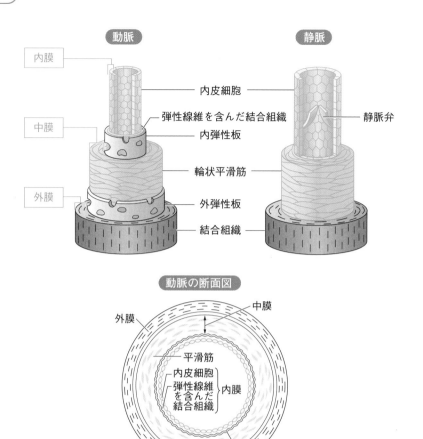

図6-3　動脈，静脈の構造

③　動脈，静脈，毛細血管の構造

●**動脈，静脈の定義**　　動脈とは，心臓から末梢に向かって遠心性に血液を送る血管をいう。一方，血液を心臓のほうへ導く血管を静脈という。前述の通り，必ずしも動脈内には動脈血が，静脈内には静脈血が流れているわけではない。

●**動脈，静脈の構造**　　動脈，静脈ともに血管内腔側から内膜，中膜，外膜の3層からなる（図6-3）。

・内膜：内皮細胞，弾性線維を含んだ結合組織からなり，動脈ではその外側に内弾性板がある。

・中膜：厚い平滑筋の層で，平滑筋細胞が同心円状に並ぶ。

・外膜：線維性結合組織の強靱な外皮で構成されている。

・動脈の特徴：一般に弾性に富み，中膜が厚くなっていて，動脈圧に耐えられる構造をしている。静脈にみられる弁は存在しない。

・静脈の特徴：静脈の中膜は薄く，筋組織や弾性線維は少ない。静脈には血液の逆流を防ぐ静脈弁がある。静脈の容量は，動脈の容量より大きい。

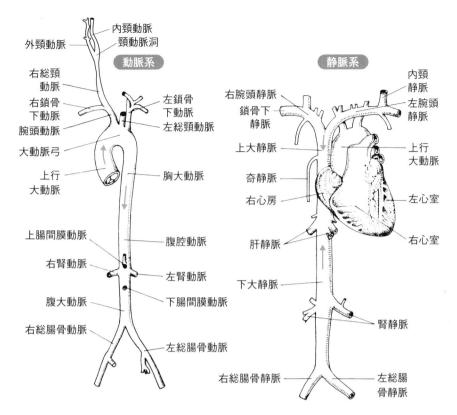

外頸動脈
内頸動脈
頸動脈洞
動脈系
静脈系
内頸静脈
右総頸動脈
右腕頭静脈
左腕頭静脈
右鎖骨下動脈
鎖骨下静脈
左鎖骨下動脈
左総頸動脈
腕頭動脈
上行大動脈
大動脈弓
上大静脈
上行大動脈
奇静脈
右心房
左心室
胸大動脈
肝静脈
右心室
上腸間膜動脈
腹腔動脈
右腎動脈
左腎動脈
下大静脈
腹大動脈
下腸間膜動脈
右総腸骨動脈
腎静脈
左総腸骨動脈
右総腸骨静脈
左総腸骨静脈

図6-4 動脈系と静脈系

●**毛細血管の構造**　動脈と静脈をつなぐ毛細血管の壁は，1層の内皮細胞からなる。この細胞を通して，栄養素と酸素を組織へ送り，老廃物と二酸化炭素を血液が受け取っている。

4 動脈系，静脈系，門脈系，リンパ系

●**動脈系**（図6-4）　動脈系は左心室から始まり，上行大動脈，大動脈弓，胸大動脈へとつながり，末梢への動脈に分岐する。

　・大動脈弓：弧を描きながら左後方へ向かう動脈で，腕頭動脈，左総頸動脈，左鎖骨下動脈の順に分岐する。大動脈弓では，血圧を感知している。

　・総頸動脈：頭頸部につながる動脈で，脳に血液を送る内頸動脈と，顔面に血液を送る外頸動脈に分岐する（p.174，175，図9-12）。総頸動脈のふくらみ部分である頸動脈洞では，血圧を感知している。

　・鎖骨下動脈：腋窩動脈につながる動脈で，脳の栄養血管である椎骨動脈が分岐する。

　・胸大動脈：胸大動脈は下向へ進み，さまざまな器官とつながる動脈に分岐し，左右の総腸骨動脈に分かれる。

●**静脈系**（図6-4）　静脈系は末梢から静脈が上大静脈と下大静脈に集まり，右心房へとつながる。

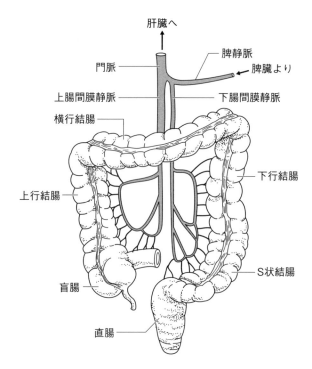

肝臓へ

門脈

脾静脈

脾臓より

上腸間膜静脈

下腸間膜静脈

横行結腸

下行結腸

上行結腸

盲腸

S状結腸

直腸

図6-5 門脈系

・**上大静脈**：頭頸部からの静脈血を集めた内頸静脈と，上肢からの鎖骨下静脈が合流して腕頭静脈，さらに上大静脈となり，右心房の上部に入る。

・**下大静脈**：下肢からの静脈血は左右の総腸骨静脈に入り，これらが合流して下大静脈となり，右心房の下部に入る。

●**門脈系**（図6-5）　胃，腸，膵臓，胆囊などの消化器からの血液と，脾臓からの血液は，直接下大静脈には入らず，門脈に集められて肝臓内に注いでいる。

・**上腸間膜静脈**：胃から横行結腸までの血液を門脈に集める。

・**下腸間膜静脈**：横行結腸から直腸までの血液を門脈に集める。

・**脾静脈**：脾臓からの血液を門脈に集める。

●**リンパ系**（図6-6）　リンパ系は，リンパ液を運ぶリンパ管と，その経路のところどころに介在するリンパ節からなる。

・**リンパ本幹**：全身の毛細リンパ管は，途中でリンパ節を介しながら集合して各部位のリンパ本幹を形成する。

・**胸管**：腹部と下半身のリンパ液を集めるリンパ本幹を胸管という。

・**リンパ管と静脈のつながり**：リンパ本幹は集合して2次リンパ本幹を形成し，静脈角から上大静脈につながる。

・**リンパ節**：リンパ管の経路に介在する直径1〜3cmのリンパ性器官で，成人で300〜600個ある。末梢からのリンパ液は，リンパ節で濾過されて，病原体，異物，毒物が取り除かれる。

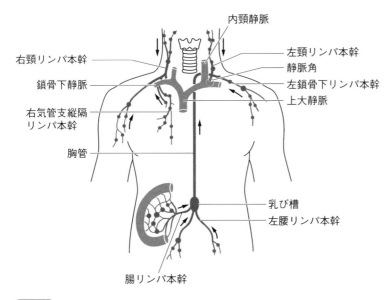

内頸静脈

右頸リンパ本幹

左頸リンパ本幹

静脈角

鎖骨下静脈

左鎖骨下リンパ本幹

上大静脈

右気管支縦隔
リンパ本幹

胸管

乳び槽

左腰リンパ本幹

腸リンパ本幹

図6-6 リンパ系

◀ 36-31
35-30
34-29
34-30
32-28

C 血圧調節の機序 ◀

　血圧とは，心臓から拍出された血液による血管内の圧力をいう。血圧は血管内を流れる血液量と血管の抵抗によって決まる。すなわち，血圧＝心拍出量×末梢血管抵抗　の式が成り立つ。また，血圧は心臓の拍動により変化し，心臓の収縮期には最大の血圧（収縮期血圧または最高血圧）を示し，心臓の拡張期には最小の血圧（拡張期血圧または最低血圧）を示す。

　血圧は血液循環を正常に保つ上で重要であり，神経やホルモンなどにより調節され，恒常性が維持されている。

1 神経性調節

- **●自律神経系による調節**　血圧は自律神経系，すなわち交感神経と副交感神経の拮抗的支配を受けるが，これは刺激後数秒以内で反応する短期的調節系である。交感神経の緊張は心機能を亢進させ，末梢血管を収縮させて血圧を上昇させる。一方，副交感神経の緊張は心機能を抑制させ，血圧を低下させる。

- **●延髄による調節**　身体の状況に応じた血圧の調節は，延髄にある心臓中枢や血管運動中枢で行われている。血圧の変動は，大動脈弓や頸動脈洞にある圧受容体で感知されている。

- **●大脳などの高位中枢による調節**　血圧は大脳皮質や視床下部などの高位中枢にも支配されており，精神的，情緒的要因により変動する。喜怒哀楽による心拍数の変動や血圧の変動が生じるのはこのためである。

2 体液性調節

ホルモンや化学物質が，心臓や血管に作用し，心機能の調節を行うことにより血

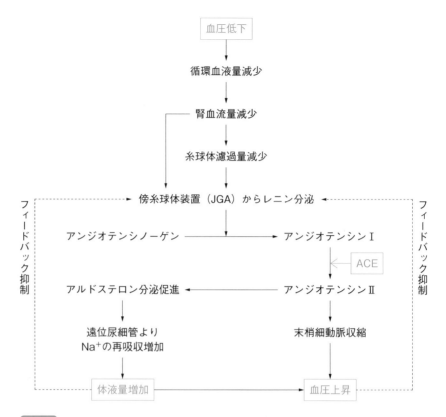

図6-7 レニン-アンジオテンシン-アルドステロン系

圧を調節している。

- **●カテコールアミンによる調節**　副腎髄質から分泌されるカテコールアミン（アドレナリン，ノルアドレナリン）は，心機能を亢進（心拍数の増大，心筋収縮力の増大）させ，末梢血管を収縮して血圧を上昇させる。

- **●レニン-アンジオテンシン-アルドステロン系**　血圧の低下により血流量が減少すると，腎糸球体輸入細動脈近傍にある傍糸球体装置（JGA）からレニンが分泌され，これがアンジオテンシノーゲンに作用してアンジオテンシンⅠをつくる。アンジオテンシンⅠは，主に肺に存在するアンジオテンシン変換酵素（ACE）によりアンジオテンシンⅡに変換される。アンジオテンシンⅡは強力な末梢血管収縮作用をもち，血圧の上昇をもたらす。一方，アンジオテンシンⅡは副腎皮質に作用してアルドステロン（電解質コルチコイド：p. 149，**表8-1**，p. 154）の分泌を促進する。アルドステロンは腎臓の遠位尿細管に作用して，Na^+の再吸収，K^+の排泄を促進し，体液量を増加させて血圧を上昇させる。血圧が上昇すれば，フィードバック抑制（フィードバック機構：p. 148）がかかりレニンの分泌は低下する。この一連の機構をレニン-アンジオテンシン-アルドステロン系と呼ぶ（**図6-7**）。

循環障害とは，血液，リンパ液の流れに障害が生じることをいう。循環障害が生じれば，全身に酸素や栄養素が運搬できなくなり，老廃物や二酸化炭素の回収ができなくなるため，組織に重大な障害を起こす。

ⓐ 虚血，充血，うっ血 （図6-8）

1 虚血

虚血とは，動脈硬化，動脈血栓，動脈の攣縮や外部からの圧迫などによる動脈内腔の狭窄や閉塞のために，局所を流れる血液が正常より減少して，ほとんど血流が途絶した状態をいう。虚血になると，局所温は低下し，蒼白となる。虚血は，心臓，脳や四肢に多くみられる。

狭心症は心臓の冠状動脈の一過性虚血であり，一過性脳虚血発作は脳血管の一時的な虚血により生じる。

2 充血

充血とは，動脈の拡張により，局所に動脈血の流入が増加し，動脈血が充満している状態をいう。急性炎症や一時的な血行停止の際にみられる。血液中には酸化型ヘモグロビンが増加しているため，局所温は上昇し，鮮紅色を呈する。

3 うっ血

充血が局所における動脈血の充満であるのに対し，うっ血は静脈血が充満している状態である。静脈内腔の狭窄や閉塞が原因となる。血液中には還元型ヘモグロビンが増加しているため，局所温は低下し，暗紫色を呈し腫脹する。

うっ血には，心臓に起因した全身性のもの（うっ血性心不全など）と，局所性のもの（上大静脈症候群など）がある。

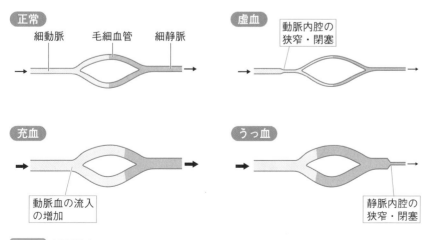

図6-8 循環障害

◀36-30
32-29 **b 血栓，塞栓** ◀ ⋯⋯⋯⋯⋯⋯⋯⋯⋯⋯⋯⋯⋯⋯⋯⋯⋯⋯⋯⋯⋯⋯⋯⋯⋯⋯⋯⋯⋯⋯⋯⋯⋯⋯

1 血栓症

血栓とは，血管内で血小板の粘着，凝集や血液の凝固を生じて形成された凝固塊であり，この血栓により血管が閉塞した状態を血栓症という。

- ●**動脈血栓** 主に動脈硬化に合併して生じる。冠状動脈の血栓は心筋梗塞の原因となり，脳動脈の血栓は脳梗塞の原因となる。
- ●**静脈血栓** 長時間の安静状態，血液凝固の亢進，炎症などにより生じる。下肢の深部静脈に生じた血栓が肺動脈を塞ぐことがあるが，エコノミークラス症候群がこれにあたる。

2 塞栓症

血管内に発生した血栓や脂肪，空気などのように血管外から入り込んだ物質が，血管内を流れて血管を閉塞し，循環障害を来すことを塞栓症という。血栓や脂肪など，血管を閉塞して塞栓症を起こす原因となったものを塞栓子という。

体循環系に塞栓子が流入した場合には，末梢の動脈を閉塞し梗塞を来す。静脈系に流入した場合には，肺動脈を閉塞し，肺動脈塞栓症（肺塞栓）を起こす（p. 108，B-g）。前述のエコノミークラス症候群は，肺動脈塞栓症の典型である。

3 梗塞

動脈が血栓などで完全に閉塞されると，その動脈が血液を供給している組織は壊死に陥る。この虚血性壊死を梗塞という。

c 動脈硬化

動脈壁が弾力性を失い硬くなった状態を動脈硬化という。この変化により動脈内腔が狭窄し虚血による障害を起こして症状が出現したものを動脈硬化症という。動脈硬化には，粥状硬化（アテローム硬化），中膜硬化および細動脈硬化の3種類のタイプがあるが，粥状硬化が最も多く，一般に動脈硬化といえば粥状硬化を指す。

○ Column | **出血，止血の機構**

- ●**出血**：血液の成分が血管外に出ることを出血という。出血には，外傷などにより血管が破れて出血する破綻性の出血と，血液凝固因子や血小板の異常により明らかな血管の破綻がないのに血液が漏れて出てくる漏出性の出血がある。
- ●**止血**：止血は，血管の収縮，血小板の凝集，血液凝固因子の活性化によるフィブリンの形成により破綻部が閉塞され，出血を止めることをいう。
- ①止血機構：血管壁が損傷され出血が生じると，血液が血管外へ流出するのを防ぐために血栓を形成し損傷部位を塞ごうとする。これを止血機構という。
- ②止血血栓：損傷を受けた血管ではコラーゲン線維が露出し，そこに血小板が粘着，凝集して血小板血栓を形成する（一次止血）。この血小板血栓により血管損傷部位は応急的な止血はなされるが，この血小板血栓は機械的刺激にもろく不安定である。したがって，その後フィブリンが血小板血栓を包み込み，安定したフィブリン血栓（二次止血）となり，永続的な止血血栓が形成される。二次止血には，複数の凝固因子が関わっている。

●病因

・**動脈硬化を引き起こすメカニズム**：LDL が酸化ストレスにより，酸化 LDL になると，血液中の単球が内皮細胞に接着し，さらに血管内皮下に進入しマクロファージとなる。マクロファージは，酸化 LDL を取り込んで泡沫細胞となり，コレステロールエステルを蓄積する（**図 6-9**）。これが，動脈硬化の初期変化の脂肪線条であり，これを取り囲むように血管平滑筋細胞が増殖し，線維性被膜（p. 106, **図 6-10**）をもつ動脈硬化病変（アテロームプラーク）を形成する。

・**危険因子**：動脈硬化は，複数の因子が作用して加齢とともに進行し，肥満，高血圧，糖尿病，脂質異常症，高尿酸血症，喫煙，ストレスなどが危険因子となる。脂質では，LDL コレステロールは動脈硬化を促進し，HDL コレステロールは抑制する。

●病態

・**粥状硬化**：大動脈や脳動脈，冠状動脈などの比較的太い動脈に起こり，動脈の内膜にコレステロールなどの脂肪からなる粥状物質がたまって粥状硬化病変（アテロームプラーク）ができ，次第に肥厚することで動脈の内腔を狭める。冠状動脈では虚血性心疾患，脳動脈では脳梗塞，大動脈では動脈瘤などを発症する。

・**中膜硬化**：主として上下肢の中等動脈の中膜に著明な石灰沈着を起こすが，内腔の狭窄を来すことは少ない。臨床的意義は小さい。

・**細動脈硬化**：細動脈や細小動脈の内膜の硝子様変性と中膜の線維性肥厚が主体で，内腔の狭窄がみられる。高血圧や糖尿病との関連が深く，腎臓では細

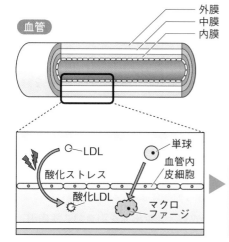
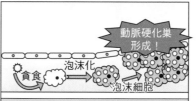

LDL が酸化ストレスにより酸化 LDL になると，単球が内皮下に侵入し，マクロファージになる。

マクロファージが酸化 LDL を貪食し，泡沫細胞となる。泡沫細胞のコレステロールエステルの蓄積が起き，動脈硬化巣（プラーク）（p.106）を形成する。

図6-9 動脈硬化を引き起こすメカニズム

動脈性腎硬化症，脳では小梗塞の発症に関係する。

●**診断**

・臨床症状：虚血性心疾患，脳梗塞など，動脈硬化を起こした部位に特徴的な臨床症状がみられれば，動脈硬化症を疑う。

・画像検査：頸動脈超音波検査により血管内腔の性状を評価する。あるいは眼底検査により眼底動脈の硬化性変化を観察して診断する。

●**治療**　　肥満，高血圧，糖尿病，脂質異常症，高尿酸血症，喫煙，ストレスなどの危険因子を取り除く。

・食事療法，運動療法，生活習慣の改善：脂質の過剰摂取を控え，定期的な有酸素運動の推奨，禁煙やストレスを避ける。

・薬物療法：高血圧，脂質異常症，高尿酸血症の治療を行う。

◀36-30
　35-30
　33-31

d　高血圧

健常者の安静時動脈圧は，収縮期血圧は約 120mmHg，拡張期血圧は約 80mmHg（120/80mmHg と表す）であるが，高血圧は収縮期血圧 140mmHg 以上または拡張期血圧 90mmHg 以上と定義されている（**表6-1**）。高血圧が持続すれば，血管，心臓，脳，腎臓などに器質的障害を起こし，やがて臓器の機能障害を来す。高血圧に基づく症状，障害を認める場合を高血圧症という。

補足 ┃ 糖尿病例の高血圧：糖尿病例では，収縮期血圧 130mmHg 以上，または，拡張期血圧 80mmHg 以上を基準とする。

●**病因**　　高血圧は，本態性高血圧と二次性高血圧に分類される。

・本態性高血圧：高血圧の 90％以上は本態性高血圧であり，その病因は不明である。遺伝的要因，過剰な食塩摂取，肥満，運動不足，ストレス，喫煙，飲酒などが病因と考えられている。

・二次性高血圧：高血圧の病因が明らかなものを二次性高血圧という。腎性高血圧（腎実質性高血圧，腎血管性高血圧），内分泌性高血圧，心血管性高血圧などがあり，このうち腎実質性高血圧が最も多くみられる（**表6-2**）。

●**病態**

・初期症状：しばしば，頭痛，肩こり，耳鳴り，めまいを訴えるが，高血圧のみを反映する特徴的な症状はない。

・後期症状：高血圧が持続すると，心臓は肥大し，動脈壁は損傷を受けてもろくなり，動脈硬化が進む。こうした血管は血栓により詰まりやすくなるため，梗塞を引き起こすと同時に動脈瘤を形成し，大量出血を引き起こす病因となる。脳卒中，心不全，虚血性心疾患，腎不全などの危険因子となる。

●**診断**

・測定方法：血圧は左右差がないことを確認した後，一方の上腕で測定する。血圧は日内変動があるため，日時を変えて測定し，持続的に安静時血圧が 140/90mmHg 以上にあるものを高血圧と診断する。

表6-1 成人における血圧値の分類 (mmHg)

分　類	診察室血圧				家庭血圧			
	収縮期血圧			拡張期血圧	収縮期血圧			拡張期血圧
正常血圧	< 120	かつ		< 80	< 115	かつ		< 75
正常高値血圧	120 〜 129	かつ		< 80	115 〜 124	かつ		< 75
高値血圧	130 〜 139	かつ / または		80 〜 89	125 〜 134	かつ / または		75 〜 84
Ⅰ度高血圧	140 〜 159	かつ / または		90 〜 99	135 〜 144	かつ / または		85 〜 89
Ⅱ度高血圧	160 〜 179	かつ / または		100 〜 109	145 〜 159	かつ / または		99 〜 99
Ⅲ度高血圧	≧ 180	かつ / または		≧ 110	≧ 160	かつ / または		≧ 100
(孤立性) 収縮期高血圧	≧ 140	かつ		< 90	≧ 135	かつ		< 85

資料) 日本高血圧学会高血圧治療ガイドライン作成委員会編：高血圧治療ガイドライン 2019, p.18 (2019) より許諾を得て転載

表6-2 二次性高血圧

腎実質性高血圧	腎盂腎炎，糸球体腎炎，嚢胞腎，糖尿病性腎症
腎血管性高血圧	腎動脈狭窄
内分泌性高血圧	クッシング症候群，原発性アルドステロン症，褐色細胞腫[*]，レニン産生腫瘍
心血管性高血圧	大動脈縮窄症，大動脈弁閉鎖不全

注) [*]褐色細胞腫 (p.159)：カテコールアミン (p.98, 154) を過剰に産生・分泌する腺腫。

- 診断における注意点：**白衣高血圧**，早朝高血圧や**仮面高血圧**（逆白衣高血圧）の診断には，家庭血圧や 24 時間血圧の測定が有効である。収縮期血圧と拡張期血圧において各々，白衣高血圧の場合は家庭血圧で 135mmHg 未満かつ 85mmHg 未満，24 時間血圧で 130mmHg 未満かつ 80mmHg 未満であること，仮面高血圧の場合は家庭血圧で 135mmHg 以上かつ 85mmHg 以上，24 時間血圧で 130mmHg 以上かつ 80mmHg 以上であることである（日本高血圧学会，2019 年）。

- 二次性高血圧：二次性高血圧は，画像検査，ホルモン検査および特徴的な症状や身体所見から，高血圧の病因となり得る疾患があるかどうかを診断する。二次性高血圧が除外された場合には，本態性高血圧と診断する。

●**治療**　最初の 1 〜 3 か月間は生活習慣の改善を試み，それでも高血圧が持続すれば薬物療法を開始する。

- 生活習慣の改善：生活習慣の改善として食事では塩分制限（ 6 g/ 日未満）を行い，運動によって体重をコントロールする。喫煙は動脈硬化を促進するため，禁煙とする（**表6-3**）。

- 薬物療法：糖尿病，心疾患などの合併症を伴う場合や重症の高血圧には，生活習慣の改善と薬物療法を同時に開始する。薬物療法では，カルシウム拮抗薬，利尿薬などの降圧薬を用いる（**表6-4**）。

白衣高血圧，仮面高血圧
病院，診療所で測る血圧だけ高い場合を白衣高血圧，診療室での血圧は正常であるが，家庭で測ると血圧が高い場合を仮面高血圧と呼ぶ。

e 虚血性心疾患；狭心症，心筋梗塞 ◀ ⋯⋯⋯⋯⋯⋯⋯⋯⋯⋯⋯⋯⋯⋯

◀36-30
33-27
32-29

虚血性心疾患とは，心筋が必要とする酸素需要に対して，冠状動脈からの酸素供給が不足するために，心機能が障害される疾患をいう。心筋の酸素不足は，心筋の

表6-3 高血圧における生活習慣の改善項目

● 食塩制限 6g/日未満
● 野菜・果物の積極的摂取[*]
● コレステロールや飽和脂肪酸の摂取を控える。魚（魚油）の積極的摂取。
● 減量：BMI（体重(kg)÷[身長(m)]^2）で 25 を超えない。
● 運動：心血管病のない高血圧患者が対象で，中等度の強度の有酸素運動を中心に毎日 30 分以上を目標に定期的に行う。
● 節酒：エタノールで男性は 20 ～ 30mL/日以下，女性は 10 ～ 20mL/日以下
● 禁煙：(受動喫煙の防止も含む)

生活習慣の複合的な修正はより効果的である。

注)[*]重篤な腎障害を伴う患者では高カリウム血症を来すリスクがあるので，野菜・果物の積極的摂取は推奨しない。糖分の多い果物の過剰な摂取は，肥満者や糖尿病などのカロリー制限が必要な患者では勧められない。
資料）日本高血圧学会：高血圧治療ガイドライン 2014（2014）

表6-4 降圧薬の種類と特徴

種　類	機序と特徴
カルシウム拮抗薬	血管平滑筋細胞の弛緩により動脈を拡張。
サイアザイド系利尿薬	ナトリウム排泄，循環血液量低下。
アンジオテンシン変換酵素阻害薬	アンジオテンシンⅡとアルドステロンの減少。
アンジオテンシンⅡ受容体拮抗薬	アンジオテンシンⅡ受容体の遮断により血管収縮作用の抑制。
α遮断薬	末梢血管を拡張。
β遮断薬	β_1 受容体の遮断により心拍数・心拍出量を低下，レニンの分泌抑制。

酸素需要が増大するか，心筋への酸素供給が減少するか，その両者の組み合わせにより生じる。虚血性心疾患として重要なものに，急性冠症候群（狭心症，心筋梗塞）がある。

1 狭心症

　一過性に心筋が虚血状態に陥り，心筋の酸素欠乏のために胸痛や胸部不快感を主症状とする症候群を狭心症という。一過性のため心筋は壊死に陥ることはなく，可逆性の変化である。

可逆性
以前の状態に戻ることができる状態のこと。

● **病因**　　多くは動脈硬化による冠状動脈の器質的狭窄による冠血流量の減少に，身体的労作，食事，排便，興奮状態，ストレス，寒冷など，心筋の酸素需要の増加が加わり発症する。冠状動脈攣縮による機能的狭窄のために冠血流量が減少して虚血を生じる場合もある。

● **病態**

・労作性狭心症：冠状動脈に中等度の狭窄（70 ～ 90%）がある場合に，労作により酸素需要が増大すると酸素供給が不足する。胸痛などの特徴的な症状の出現は，労作時に限られるため労作性狭心症という。

・安静狭心症：90% 以上の高度狭窄では，労作時でなくても安静時にも酸素供給の不足があり胸痛を来すため，安静狭心症と呼ばれる。

・冠攣縮性狭心症：冠状動脈の一過性の攣縮によって冠血流量が減少して虚血を生じることで来す狭心症を冠攣縮性狭心症と呼び，早朝安静時に生じることが多い。冠状動脈の攣縮発作時に心電図上で ST 上昇を伴うものを異型狭

心症という。

・不安定狭心症：**不安定プラーク**の破綻により血栓を伴い，95％以上の血管内腔の狭窄が生じると，安静時に胸痛が起こるようになり，徐々にその頻度，持続時間は増悪していく。これを不安定狭心症といい，心筋梗塞に移行しやすい状態である。

・安定狭心症：不安定狭心症以外の狭心症は，比較的心筋梗塞への移行が少ない。このため，安定狭心症と呼ばれる。

不安定プラーク
動脈硬化による内膜の肥厚性病変のことをプラークと呼び，その被膜が非常に破綻しやすい状態になっている。**図 6-10** 参照。

●**診断**

・臨床症状：突然に起こる特有の前胸部痛，胸部圧迫感や胸部絞扼感（こうやくかん）といった自覚症状がみられ，これらにより診断できることが多い。痛みはしばしば左腕や左腋窩（えきか）（わきの下）に放散するが，数分以内に軽快する。心筋梗塞との鑑別が必要となる。

・心電図：狭心症発作時には，心電図上で ST 低下がみられる（異型狭心症では ST は上昇する）が，発作がおさまれば心電図には全く異常がみられなくなる。

・血液学検査：異常を認めない。

・確定診断：狭心症の可能性が高ければ確定診断のために冠状動脈造影を行う。

●**治療**

・薬物療法：発作時は，ニトログリセリンの舌下服用により，症状は数分以内に消失する。発作時以外では，カルシウム拮抗薬，抗血栓薬，脂質低下薬などが用いられる。

・手術：薬物療法では治療が不十分な場合は，経皮的冠状動脈形成術（PTCA）や冠状動脈バイパス手術（CABG）が行われる。

2　心筋梗塞

冠状動脈の粥状硬化と血栓により冠状動脈の内腔が閉塞するため，血液は途絶え，心筋に対する虚血が持続して一部が壊死に陥った状態を心筋梗塞といい，不可逆性の変化である。この点は，心筋への虚血が一過性で心筋の壊死を来さない狭心症と異なる。心筋梗塞発症 1 カ月以内のものを急性心筋梗塞，1 カ月以上経過したものを陳旧（ちんきゅう）性心筋梗塞という。発症頻度は，男性が女性よりも 4～5 倍多い。

●**病因**　　不安定プラークの破綻に伴う血栓形成により，冠状動脈が完全に閉塞することで発症する（**図 6-10**）。発症には，不安定狭心症と同様の病因が考えられている。

●**病態**　　梗塞が起こる部位は，閉塞する冠状動脈の枝により決まる。例えば，右冠状動脈の閉塞では下壁梗塞～後壁梗塞，左前下行枝の閉塞では前壁中隔梗塞，左回旋枝の閉塞では側壁梗塞が生じる。

●**診断**

・臨床症状：30 分以上持続する前胸部痛で，ときに首や左腕に放散する。ニトログリセリンの舌下服用は無効である。呼吸困難や吐き気，嘔吐といった

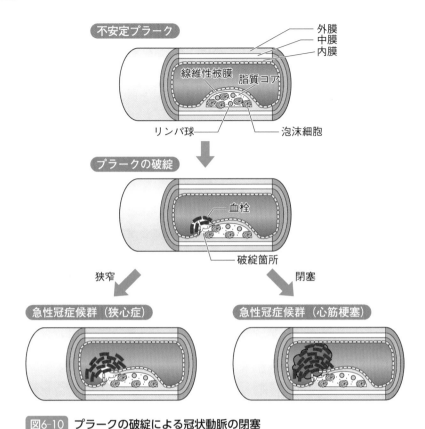

不安定プラーク

外膜
中膜
内膜

線維性被膜　脂質コア

リンパ球　　　　泡沫細胞

プラークの破綻

血栓

破綻箇所

狭窄　　　　　　　　　　　　　　　　閉塞

急性冠症候群（狭心症）　　　　　　　急性冠症候群（心筋梗塞）

図6-10　プラークの破綻による冠状動脈の閉塞

症状もみられる。糖尿病患者や高齢者では痛みを伴わず無症状のものもあり，これを無痛性心筋梗塞という。

・心電図：心電図上，ST 上昇，異常 Q 波がみられる（図6-11）。

・血液学検査，血液生化学検査：血液では白血球増多，クレアチンキナーゼ(CK) の上昇，AST（GOT），ALT（GPT），LDH（乳酸脱水素酵素），トロポニン T の上昇がみられる。

・確定診断：心筋梗塞が疑われれば，冠状動脈造影を行い，閉塞冠状動脈を確認する。

●**治療**　急性心筋梗塞では発症直後の死亡率が最も高く，発作 2 時間以内に約 40 ～ 50％が死亡していると推定される。予後を左右する合併症として不整脈が最も多く，次いで心不全であり，合併症対策が重要となる。このため，CCU（冠動脈疾患集中治療室）において心電図などを常時モニターしつつ治療する必要がある。

・急性期：第一に，患者の痛みと不安の除去に努める。患者はベッド上絶対安静で，モルヒネなどの麻薬性の鎮痛剤を用いる。冠状動脈内の閉塞を解除し，血流の再灌流を早期に実施して，心筋の障害を最小限に留める。

・再灌流療法，手術：再灌流療法として血栓溶解療法，経皮的冠状動脈形成術（PTCA）や冠状動脈バイパス手術（CABG）などの手術が行われる。

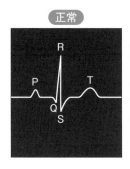

正常

心電図は，心臓の活動電位の時間的変化をグラフに記録したもので，P波は心房筋の興奮，QRS波は心室筋の興奮，T波は心室筋の興奮の回復過程を示す。

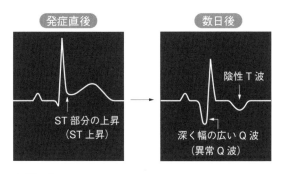

発症直後

数日後

陰性T波

ST部分の上昇
（ST上昇）

深く幅の広いQ波
（異常Q波）

図6-11 心筋梗塞の発症と心電図所見

f 不整脈；心房細動，心室細動，心室頻拍 ◀ .... ◀33-31

　心臓の拍動は，成人では60〜80回/分程度で，自律神経によって調節され，常に一定の調律（リズム）が保たれている。自律神経による調節に異常が生じると，不整脈がみられる。不整脈には，リズムの乱れ（不整拍）のほか，拍動が100回/分以上（頻脈性不整脈），60回/分以下（徐脈性不整脈）がある。診断は，心電図で行うが，自覚症状が現れず，また特に，治療を要さないものもある。

　不整脈は，さまざまな心疾患や薬剤，電解質異常などによって，心臓のポンプ作用（p.91），あるいは刺激伝導系（p.92）に障害が起こると，発生する。前者によるものには期外収縮，心房細動，心室細動などがあり（**図6-12**），後者によるものには洞房ブロック，房室ブロックなどがある。また，洞結節以外を起点として起こる発作性頻拍があり，心房内を起点として起こる心房頻拍，心室内を起点として起こる心室頻拍がある。

　拍動の異常により，心拍出量が減少すると，動悸，めまい，失神などの症状が現れる。脳虚血を起こして，意識障害（アダムス・ストークス発作）を来すこともある。心室細動では，心室の収縮が不規則かつ頻脈のため，心拍出量がなくなり，突然死につながる。死につながるもの，自覚症状が激しいもの，基礎疾患による不整脈から循環障害を起こすものなどは，治療が必要である。

　治療には，拍動をコントロールするペースメーカー，徐細動のためのICD（植え込み型徐細動器）などが用いられる。薬物療法も行われるが，副作用の問題があ

〈心室細動〉

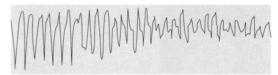

〈心房細動〉

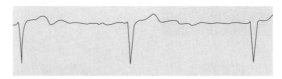

図6-12 心室細動および心房細動の心電図
資料）近藤和雄：健康・栄養食品アドバイザリースタッフ・テキストブック，第一出版（2011）

る。なお，近年，心室細動の治療に，AED（自動体外式除細動器；automated external defibrillator）の一般市民による使用が認められ，救命への貢献が期待されている。

◀1 36-30
　 32-29

g 肺塞栓◀1

肺塞栓は，下肢または骨盤内の静脈にできた血栓が，血流により肺動脈に移動し，閉塞したものが大部分である。長期臥床，長時間座位（エコノミークラス症候群）などにより生じるが，外傷，骨折，中心静脈留置カテーテル，血流凝固異常も原因となる。

◀2 36-30
　 34-25
　 33-31

h 心不全◀2

心臓のポンプ機能が障害・破綻することにより，全身に送り出す血液量が著しく減少し，全身の組織が必要とする十分な血液を供給することができなくなり，静脈にうっ血を生じた状態を心不全という。したがって，心不全は疾患名ではなく，すべての心疾患の終末像である。心拍出量の低下と静脈のうっ血に起因する臨床的症候群をうっ血性心不全と呼んでいる。

●**分類**　心不全は，症状の経過により急性心不全と慢性心不全に分けられる。また，障害される心室により左心不全，右心不全，両心不全に分類される。例えば，障害の主体が左心室であれば左心不全という。

●**病因**　心不全の病因として，高血圧性心疾患，心臓弁膜症などの心筋への過剰負荷，虚血性心疾患，拡張型心筋症，脚気心など，心筋収縮力低下に起因するものが多いとされてきた。しかし，心臓の収縮機能は正常であっても拡張機能が低下しているために，心室への血液流入が障害されて心不全を来す場合が少なからず存在していることが明らかになっている。

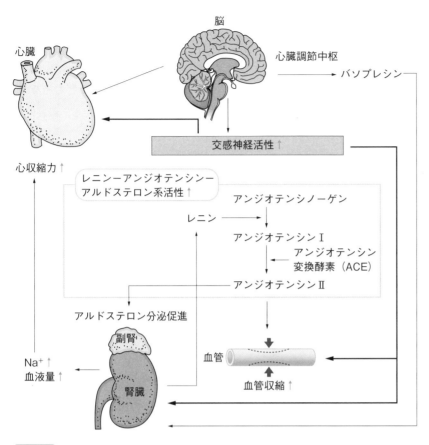

脳

心臓調節中枢

心臓

→ バソプレシン

交感神経活性↑

心収縮力↑

レニン−アンジオテンシン−
アルドステロン系活性↑

アンジオテンシノーゲン

レニン ──→

アンジオテンシンⅠ

アンジオテンシン
変換酵素（ACE）

アンジオテンシンⅡ

アルドステロン分泌促進

副腎

血管

Na⁺↑
血液量↑

腎臓

血管収縮↑

図6-13 うっ血性心不全における交感神経系とレニン-アンジオテンシン-アルド
ステロン系の活性化

- 急性心不全：大量出血などによる循環血液量の急激な減少，末梢血管拡張に
  よる心臓への灌流血液の減少による血圧の低下（ショック）などによっても
  発症する。
- 慢性心不全：高血圧性心疾患，心臓弁膜症，虚血性心疾患などにより，長期
  にわたり緩徐に心筋収縮力が低下することによって発症する。

●病態

- 臨床症状：心不全では，一般に疲労感，呼吸困難，食欲低下，体重減少，吐
  き気，嘔吐などの症状がみられる。また，Frank-Starling の法則にしたがっ
  て，後負荷の増大に対し，心臓の容積を増やすことで，心拍出量，ポンプ機
  能を維持しようとするとともに，交感神経系，レニン-アンジオテンシン-ア
  ルドステロン系，エンドセリン，バソプレシンが活性化し，水，Na を貯留し，
  血管収縮に働く（**図6-13**）。
- 左心不全：左心室からの血液拍出量が減少し，血液は左心室，左心房にうっ
  滞し，さらには肺うっ血，肺水腫を来すため，肺の拡散障害，拘束性障害，
  末梢循環障害を来す。その結果，呼吸困難（特に夜間に多い），起坐呼吸，
  心臓喘息，チアノーゼを来す。

心臓喘息
心臓喘息は，左心不全に
よる肺うっ血，肺水腫に
より，肺でのガス交換が
低下して呼吸困難に陥る
ものである。呼吸困難は，
仰臥位（あおむけ）で悪
化するため，起坐呼吸を
行う。なお，同じように
呼吸困難に陥る疾患とし
て，気管支喘息があるが，
これはダニ，ハウスダス
ト，食物アレルギー，花
粉などのアレルギー反応
が原因となり，気管支が
けいれんすることによっ
て発症するものである。

・右心不全：右心室，体循環系にうっ血を生じる。消化管うっ血による消化管粘膜の浮腫とそれに伴う消化・吸収障害，肝臓のうっ血による肝腫大，腹水，全身（特に下半身）に著明な浮腫がみられる。

・両心不全：左心不全，右心不全は，それぞれ単独で発症することもあるが，むしろ両心不全として出現している場合が多い。いずれにしても，最終的には両心不全へと移行する。

●**診断**　呼吸困難，起坐呼吸（p. 15），心臓喘息，チアノーゼ，浮腫などの身体所見から心不全を疑ったら，画像検査や血行動態検査を行い，確定診断する。レニン分泌は増加し，BNP（p. 121）の上昇がみられる。

・画像検査：胸部 X 線検査では心拡大の有無，肺うっ血，心臓エコー検査では左心室機能や心臓弁の状態を調べる。

●**治療**

・生活習慣の改善：食事療法として塩分を制限（3 ～ 7g/ 日）し，過剰な水分摂取を控える。体重コントロールを行い，肥満があれば減量を心がけ，重労働や激しい運動は避けるが，心機能に応じて定期的な運動を取り入れ，身体的，精神的安静を保つ。

・薬物療法：体内の過剰な水分を排泄させるための利尿薬，心臓に灌流される血液量を減らして心臓にかかる負担を軽減するための血管拡張剤，心収縮力を高めるジギタリス製剤などが用いられる。

・手術：症状が悪化して，改善が望めない場合には心臓移植を行うこともある。

◀36-30
33-32

ℹ 脳出血，脳梗塞，くも膜下出血◀ ⋯⋯⋯⋯⋯⋯⋯⋯⋯⋯⋯⋯⋯⋯⋯⋯

脳出血とは，脳内の細い血管が破れ，脳実質内に出血することにより，脳組織が傷害される状態をいう。脳血管障害の死因の 20 ～ 30％程度を占める。脳梗塞は，脳血管の狭窄や閉塞により血流が途絶し，脳の一部に壊死と機能の障害が起こるものである。脳血管障害の死因の約 60％を占める。高血圧，脂質異常症，糖尿病などが危険因子である。そのほか，喫煙，運動不足，肥満，ストレス，高ヘマトクリット，多血症，経口避妊薬なども危険因子である。脳梗塞は，アテローム血栓性脳梗塞，ラクナ梗塞，心原性脳塞栓がある。

1 脳出血

●**病因**　脳出血は，高血圧性，外傷性のもののほか，出血性素因などの血液疾患や，脳動静脈奇形，脳動脈瘤などの血管の異常が病因となることもある。

・高血圧性脳出血：高血圧により脳の細動脈壁が加齢とともに変化して，血管の壊死を起こし，破裂することで発症する。また，微小動脈瘤が生じ，破裂するという説がある。

・脳出血の好発部位：被殻，視床などにみられることが多い。そのほか，皮質下脳幹（橋や延髄など），小脳などに起きる。

●**病態**　脳出血は突然起こる。頭痛，嘔吐を伴うことが多い。重症例では意識

がなくなり，死亡する場合もある。

- 被殻や視床で出血した場合：片麻痺（病変の反対側の手足の麻痺：p.21，図2-4参照），感覚障害（感覚が鈍くなる，手足がしびれる），構音障害（ろれつがまわらない），失語，同名半盲（両眼の同じ側の視野が欠損する），共同偏視（両眼が片側を向いた状態で固定される）などの神経症状がみられる。
- 小脳で出血した場合：めまい，嘔吐が主症状である。運動失調，眼振，外転神経麻痺などの眼球運動障害，構音障害などを伴うこともある。
- 脳幹で出血した場合：発症直後から高度の意識障害と四肢麻痺がみられることが多い。

●診断

- 頭部CT，MRI検査：出血の状態を確認する。出血直後では出血部位・広がり・進行方向などを明らかにする。発症後2～7日では血腫の周囲に脳浮腫が出現し，この後，改善に向えば，発症後2～4週で脳浮腫は縮小し始める。

●治療

- 急性期：出血の拡大や二次的な脳損傷を防ぐため，血圧が高くなりすぎないように管理をする。脳浮腫を防ぐためにグリセロールを投与する。血腫が大きく，脳圧が亢進して意識障害が進行している場合などには，救命の目的として開頭血腫除去術が行われることがある。
- 慢性期：再発予防とリハビリテーションによる訓練が重要となる。再発予防は，降圧薬の服用，食事による血圧のコントロールを行う。

2 くも膜下出血

脳は，内側から順に軟膜，くも膜，硬膜という3つの膜（図6-14）で囲まれて

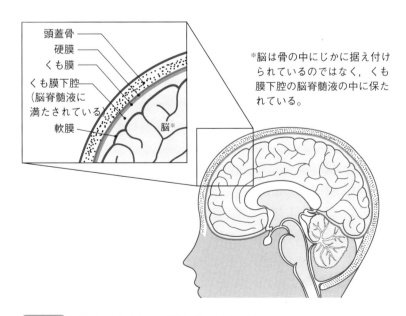

頭蓋骨
硬膜
くも膜
くも膜下腔
（脳脊髄液に満たされている）
軟膜
脳※

※脳は骨の中にじかに据え付けられているのではなく，くも膜下腔の脳脊髄液の中に保たれている。

図6-14　脳をとりまく3つの膜と骨の位置関係

いる。軟膜とくも膜にはさまれた空間をくも膜下腔といい，ここへ出血するものをくも膜下出血という。脳血管疾患の死因の約 10% を占める。

●**病因**　くも膜下出血は，血管が一部膨らんだ動脈瘤が破れて出血することが多い。

●**病態**　動脈瘤の破裂による突然の激烈な（後ろからバットでなぐられたような）頭痛，嘔吐などがみられる。髄膜刺激症状として，項部硬直，ケルニッヒ徴候などを認めることもある。重症の場合には意識障害が現れ，動脈瘤破裂と同時に死亡することもある。

●**診断**

・頭部 CT，MRI 検査：出血の状態を確認する。

・腰椎穿刺：くも膜下出血を起こすと，脊髄液に血液が混じる。腰椎穿刺により出血の有無を確認する。

●**治療**　発症後できるだけ早期に専門施設，特に脳神経外科施設へ搬送することが重要である。保存的治療のみでは半数以上が死亡するといわれている。

③ アテローム血栓性脳梗塞，ラクナ梗塞

●**病因**　脳動脈の動脈硬化部位に血栓が詰まり，その血管の支配領域の脳が破壊される。

・アテローム血栓性脳梗塞：主幹動脈領域に梗塞巣を生じる。発症には脂質異常症など，脂質代謝異常が大きくかかわっている。

・ラクナ梗塞：1mm 未満の細動脈に血栓が詰まって小梗塞を起こす。わが国ではこのタイプの梗塞が多い。発症には高血圧が大きくかかわっている。

●**病態**　脳血栓が生じた部位によるが，最も多いのは内包に起こる場合で，片麻痺，嚥下障害，構音障害などの症状がみられる。

症状は急激に始まることもあるが，段階的進行をとるものもある。頭痛，めまい，言語障害などの前駆症状を伴うことが多い。また，睡眠時に発症し，起床時に片麻痺，半身の感覚障害を発症しているといった例もある。

●**診断**

・頭部 CT，MRI 検査：発症数時間以内の CT で所見があることは少なく，12 ～ 24 時間経過してから現れるため，注意が必要である。

●**治療**

・急性期：入院による治療が原則で，呼吸，循環などの全身管理を行う。

・慢性期：再発予防の治療を行う。高血圧，糖尿病，脂質異常症などがある場合には，それぞれに応じた食事療法，薬物療法が重要である。抗血小板薬などにより，血液凝固を抑えて血栓の形成を予防する。後遺症がある場合はリハビリテーションを開始する。

④ 心原性脳塞栓

●**病因**　脳塞栓症は他の部位から血栓，脂肪，空気が血流に乗って血管を塞ぎ，その血管の支配領域の脳が破壊される。多くは，心房細動により心臓内の血栓

項部硬直
患者を仰臥位にして頭を他動的に持ち上げると，項筋（首から肩にかけての筋肉）の異常緊張が生じ，患者は痛みを訴えて顎が前胸部につかない状態をいう。髄膜刺激症状の一つで，ほかに変形性頸椎症や髄膜炎でもみられる。

ケルニッヒ徴候
股，膝を直角に曲げた状態から膝を伸ばそうとしてもまっすぐに伸ばせない。

が剝離した心原性脳塞栓と考えられている。

●**病態**　症状は脳血栓と同様，脳塞栓の起こった場所による。麻痺や感覚障害などがみられる。脳塞栓は突然発症し，症状は数秒または数分以内に急速に完成する特徴をもつ。

●**診断**

　・頭部 CT，MRI 検査：脳梗塞の領域を確認する。

●**治療**　全身管理と脳浮腫に対しての治療などを行う。

5 **一過性脳虚血発作**

●**病因**　脳の循環障害により一過性に脳局所症状を呈するが，24 時間以内に症状が消失してしまうものを一過性脳虚血発作という。脳梗塞の前駆症状である可能性が高いことから，臨床的に重要な意味をもつ。20 〜 40％が数年以内に脳梗塞を発症するともいわれている。

●**病態**　発症は急激で，一般に 5 分以内に症状が完成し，2 〜 15 分継続した後に消失することが多い。

問題 次の記述について，○か×かを答えよ。

循環器系の構造と機能

1 心臓は二つの心房，二つの心室からなり，左心房と左心室の間に三尖弁，右心房と右心室の間に僧帽弁がある。
2 動脈系は左心室から始まり，大動脈弓，上行大動脈，胸大動脈へとつながり，末梢への動脈に分枝する。
3 静脈系は末梢から静脈が，上大静脈と下大静脈に集まり，右心房へとつながる。
4 動脈，静脈ともに一番厚い層は内膜である。
5 血圧が上昇し，血液量が増加すると，レニン-アンジオテンシン-アルドステロン系による調整が働き，血圧は低下し，体液量は減少する。

循環器疾患

6 仮面高血圧では，家庭血圧は正常である。
7 狭心症では，心筋壊死が生じる。
8 右心不全では，肺うっ血が生じる。
9 深部静脈血栓症は，肺塞栓のリスク因子である。
10 ラクナ梗塞は，太い血管の閉塞による脳梗塞である。

うっ血性心不全

11 右心不全では，肺水腫が起こる。
12 血漿 BNP（脳性ナトリウム利尿ペプチド）濃度は，上昇する。
13 交感神経系は，抑制される。
14 血中アルドステロン濃度は，低下する。
15 悪液質を伴う患者の予後は，不良である。

神経疾患

16 くも膜下出血は，脳実質内の出血である。
17 ラクナ梗塞（穿通枝梗塞）は，太い血管に生じる脳梗塞である。
18 アテローム血栓性脳梗塞は，細動脈の変性によって生じる。
19 ウェルニッケ脳症は，ビタミン B_{12} 欠乏でみられる。
20 パーキンソン病では，脳内のドーパミンが欠乏している。

解説

1 × 左心房と左心室の間に僧帽弁，右心房と右心室の間に三尖弁がある。
2 × 動脈系は左心室から始まり，上行大動脈，大動脈弓，胸大動脈へとつながり，末梢への動脈に分枝する。
3 ○
4 × 動脈の中膜は厚く，静脈の中膜は薄い。
5 × 血圧が低下し，血流量が減少することで，レニン-アンジオテンシン-アルドステロン系が働き，血圧は上昇し，体液量が増加する。

6 × 仮面性高血圧では，診察室血圧が正常で家庭血圧が高い。
7 × 狭心症では，心筋壊死は生じない。心筋梗塞では，心筋壊死が生じる。
8 × 右心不全では全身の静脈系うっ血，左心不全では肺うっ血が生じる。
9 ○
10 × ラクナ梗塞は，細い血管の閉塞による脳梗塞である。

11 × 右心不全では下腿浮腫，腹水などが起こる。
12 ○
13 × 交感神経系は促進される。
14 × 血中アルドステロン濃度は上昇する。
15 ○

16 × くも膜下出血は，脳実質外の出血である。
17 × ラクナ梗塞（穿通枝梗塞）は，細動脈の変性によって生じる。
18 × アテローム血栓性脳梗塞は，太い血管に生じる脳梗塞である。
19 × ウェルニッケ脳症は，ビタミン B_1 欠乏でみられる。
20 ○

7 腎・尿路系

A 腎・尿路系の構造と機能

腎臓は，体に備わった濾過器といえる。血液が腎臓を通るとき，老廃物や余分な水分が尿として取り除かれる。腎臓は尿の生成を通じて，体液のpHや浸透圧の調整も行っている。腎臓でできた尿は，尿管–膀胱（ぼうこう）–尿道という経路を通って体外に排泄される。このような尿の通り道を尿路という。腎臓からは種々のホルモンも分泌され，血圧や赤血球数，カルシウム（Ca^{2+}）の維持に関与している。

a 腎臓の構造と尿の生成

◀36-31
35-31
33-33
32-30

1 腎臓の構造（図7-1）

●**腎臓の大きさと位置**　腎臓は，ちょうど握りこぶしくらいの大きさで，背側に左右1個ずつあり，左腎がやや高い位置にある。1個100～130gで，大きさは10×5×3cm程度のそら豆型をした臓器である。

●**腎臓の内部構造**　腎臓は外側の皮質と内部の髄質に分けられる。皮質には糸球体とそれに続く尿細管があり，尿細管は髄質で合流して集合管となる。集合管は腎盂（じんう）に向かって開口する。腎盂は尿管に続き，下行して膀胱に至る。

●**尿を生成するための微細構造とその機能**

・ネフロン：毛細血管が糸まり状になった糸球体と，それを取り囲むボーマン嚢とを合わせて腎小体と呼ぶ。糸球体には輸入細動脈から血液が流入し，輸出細動脈から血液が出ていく。腎小体と尿細管を合わせた構造をネフロン（腎単位）と呼ぶ。ネフロンは左右の腎臓にそれぞれ約100万～150万個ずつある。

・尿細管：尿細管は皮質内を迂曲して走り（近位尿細管），次いで髄質に下ってループをつくり（ヘンレ係蹄（けいてい）），再び皮質に戻って迂曲し（遠位尿細管），その後何本かの尿細管が集まって集合管となり，腎乳頭から腎盂に開く。

・水と電解質の再吸収，分泌：近位尿細管では原尿中の水とナトリウム（Na^+）の70%，カリウム（K^+），クロール（Cl^-），カルシウム（Ca^{2+}），無機リンなどの電解質，グルコースおよびアミノ酸の大部分が再吸収される。さらには重炭酸イオン（HCO_3^-）の再吸収および産生や酸（H^+）の分泌を通じて体液のpHの調整を行っている。遠位尿細管ではNa^+の再吸収，K^+の分泌を通して電解質の調整，また，酸（H^+）を尿細管へ分泌している。集合管では水の再吸収を通じて体液量や浸透圧の調整を行っている（図7-2）。

2 尿の生成

尿は，次のように腎臓で生成され，尿路を通って排泄される。

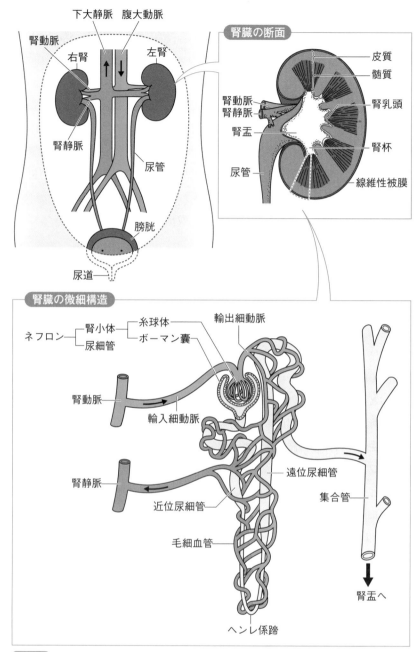

図7-1 腎臓の構造

●濾過による原尿の生成　　　血液中の血漿は，腎臓の皮質にある糸球体でボーマ
ン嚢中へ濾過される。この濾過された液を原尿と呼ぶ。濾過されるかどうかは
分子の大きさに依存している。すなわち，分子量が1万くらいまでの成分は
水と同じような速さで濾過される。Na^+, Cl^-, K^+といった電解質や，グルコー
ス（ブドウ糖），尿酸，尿素などがこれに含まれる。一方，たんぱく質はほと
んど濾過されない。原尿の成分はたんぱく質を除けば，血漿成分とほぼ同じで
ある。

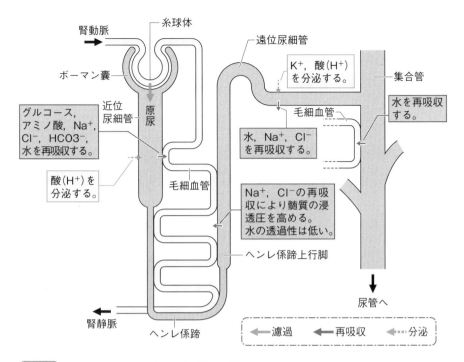

図7-2 ネフロンにおける水と電解質の調節

●**尿細管での再吸収と尿の生成**　原尿は尿細管を通過する間に，体に有用な物質であるグルコース，アミノ酸，Na^+，Cl^-，HCO_3^-などは，その99％以上が再吸収される。一方，体にとって不要，過剰になった物質（尿素の一部，アンモニア，酸（H^+），K^+，薬剤など）は，糸球体でボーマン嚢中へ濾過されるとともに，尿細管へ積極的に分泌され，尿中に捨てられる。

●**糸球体濾過量と再吸収量**　糸球体を流れる血液（動脈血）に含まれる血漿の約1/5が濾過される。その結果，1分間に125mL程度の原尿が生成される。これは1日量にすると170Lにも達する。しかし，実際に尿として排泄される量は1.5L程度であり，原尿の水分の99％以上は再吸収されている。

b 体液の量・組成・浸透圧

◀36-31
35-32

●**体液**　ヒトは体重にして半分以上の水を有しており，その中に各種の電解質や栄養素，そのほかの物質が含まれている。これらを合わせて体液という。

・体液の分類：体液は細胞内と細胞外に分かれて存在し，それぞれを細胞内液，細胞外液と呼ぶ（**図7-3**）。

・細胞外液の種類：細胞外液は，血管内にある血漿，リンパ管内にあるリンパ液，および組織間隙に存在する組織液に分けられる。

・組織液の働き：組織液は血漿成分が毛細血管壁から染み出したものである。これらは，細胞に酸素や栄養素を供給したり，細胞から二酸化炭素や老廃物を受け取ったりする。

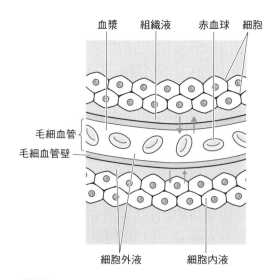

血漿　組織液　赤血球　細胞

毛細血管

毛細血管壁

細胞外液　　　細胞内液

図7-3 細胞外液と細胞内液のようす

- ・組織液の移行：組織液の大部分は毛細血管に再び吸収されるが，一部はリンパ管に入ってリンパ液となる。したがって，たんぱく質を除いた細胞外液（血漿，リンパ液，組織液）の組成は似ている。

●**体液の総量**（図7-4）

- ・体液の総量：体液（水分）は成人の男性で体重の約60％，女性で約55％であるが，この割合は主として体脂肪によって影響され，脂肪量が多いほど低くなる。

- ・性別，体格，年齢による体液量：男性は女性に比べて，やせ型の人は肥満型の人に比べて，体重当たりの水分の割合が高い。また，加齢とともに体重当たりの水分の割合は低くなる。

●**体液の分布と量**

- ・体液の分布と量：体液の約2/3（体重の約40％）が細胞内液であり，約1/3（体重の約20％）が細胞外液である。細胞外液の約3/4は組織液であり，約1/4が血漿である（**図7-5**）。

- ・血液成分：血液の総量は約5Lであるが，そのうちの約半分は血球成分（赤血球，白血球など）で，残りの約半分が血漿である。血球中の水分は細胞内液として分類される。

●**体液の組成**

- ・細胞外液，細胞内液の組成：細胞外液は細胞内液と比べてNa^+，Cl^-の割合が高く，K^+が低い（**図7-6**）。

- ・組織液，血漿の組成：組織液は血漿と比べて電解質などの低分子物質の割合はほとんど変わらないが，たんぱく質が少ない。

●**体液の浸透圧**　　細胞内の環境を維持するためには，細胞外液の浸透圧が重要な要素である。このため，上位中枢やホルモンなどにより厳密な調節を受けて

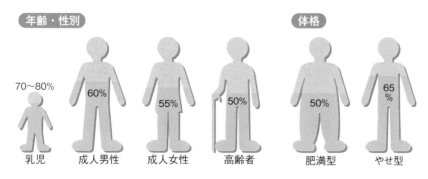

図7-4 体液の分布の変化
資料）田花利男，他：メディカル管理栄養士のためのステップアップマニュアル，p.112（2004）
第一出版

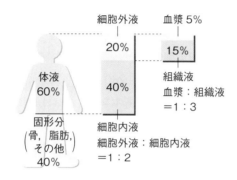

図7-5 体液の分布
資料）田花利男，他：メディカル管理栄養士のため
のステップアップマニュアル，p.113（2004）
第一出版

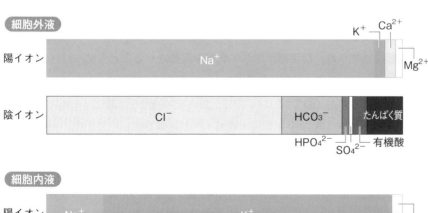

図7-6 体液の組成

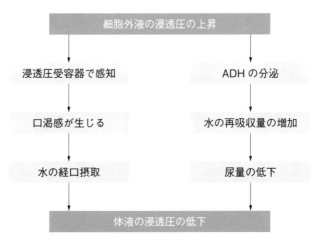

図7-7 体内水分量の調節

いるが，何らかの原因で細胞外液の浸透圧が変動すると，次のような変化が現れる。なお，通常の血漿浸透圧は約280〜300mOsm/Lである。

・細胞外液の浸透圧の上昇：高度の脱水などで細胞外液の浸透圧が上昇すると，細胞内から細胞外へ水が移動する。

・細胞外液の浸透圧の低下：細胞外液の浸透圧が低下すると，細胞外から細胞内に水が移動する。

● 水の調節機構

体を出入りする水分量は1日に2.5Lにも及ぶが，体内の水分量はほぼ一定（±0.15L）に保たれている。これは，生体に水分の出納を調節する巧妙な機構が備わっているからである。

・体内の水分量の減少：大量発汗，下痢などの場合には，体内の水分量が減少し，細胞外液の浸透圧が上昇する。浸透圧の上昇は，視床下部の浸透圧受容器に感知され，口渇感が生じて飲水を促進させるとともに，バソプレシン（ADH）の分泌を通じて腎臓での水の再吸収量を増加させる。その結果，尿量は減少する（図7-7）。この際，最大で尿浸透圧1200〜1400mOsm/L（血漿の約4倍程度）まで尿を濃縮することができる。

・体内の水分量の増加：水などを大量に摂取した場合には，体内の水分量が増加し，細胞外液の浸透圧が低下する。これは，視床下部の浸透圧受容器に感知され，体内のバソプレシンの分泌は減少し，速やかに余分の水分は尿として体外に捨てられる。その結果，尿量は増加する。

● 血液の生成

大量の血液が送り込まれる腎臓で酸素が足りないことを感知すると，血液（赤血球）を増やすために尿細管周囲からエリスロポエチンがつくり出され，これが骨髄に作用して血液がつくり出される。

c 腎に作用するホルモン・血管作動性物質◀ ....

◀36-32
34-30
33-33
32-30
32-33

●水分の調節

・バソプレシン：集合管で水の再吸収を促進するバソプレシンは，抗利尿ホルモン（ADH）とも呼ばれ，視床下部で生成されて神経分泌によって下垂体後葉から分泌され，血液を介して腎臓に達する。バソプレシンの分泌は，血液の浸透圧が上昇すると増加し，これが低下すると減少する。

・アルドステロン：アルドステロンは電解質コルチコイドの代表的なもので，遠位尿細管で Na^+ の再吸収を促進して細胞外液の増加をもたらすとともに，K^+ や酸（H^+）の尿への排泄を促進する。

・ナトリウム利尿ペプチド：心房性ナトリウム利尿ペプチド（ANP）は主に心房から，脳性ナトリウム利尿ペプチド（BNP）は主に心室から分泌されるホルモンであり，腎臓に作用して Na^+ の再吸収を抑制することで，Na^+ の排泄を促進し，循環血液量を低下させる方向に作用する。これらは，循環血液量の増加や心臓への負荷の増大に伴って分泌が増加する。

脳性ナトリウム利尿ペプチド（BNP）
当初ブタの脳で発見されたため，脳性と名付けられた。心不全のマーカーとして広く利用されている。

●カルシウムの調節

・副甲状腺ホルモン（PTH）：副甲状腺ホルモンは，骨からの Ca^{2+} 放出を促進するとともに腎臓でのビタミンDの活性化を促進。また，腎臓での Ca^{2+} の再吸収を増加させて，血清 Ca^{2+} 濃度を増加させる方向に働く。PTHはリン（P）にも作用し，腎臓での再吸収を抑制し，血清P濃度を低下させる。

・カルシトニン：甲状腺から分泌されるカルシトニンは，骨からの Ca^{2+} 放出を抑制するとともに腎臓での Ca^{2+} の再吸収を抑制して，Ca^{2+} の排泄を増加させ，血清 Ca^{2+} 濃度を低下させる方向に働く。

d 電解質調節◀ ....

◀36-32
32-30

　細胞外液の溶質のほとんどが塩化ナトリウム（NaCl）であり，Na^+ 量を調節すれば，Cl^- 量は追随して調節される。浸透圧は Na^+ 量と水分量によってほぼ決定されるため，Na^+ 量に見合って浸透圧が正常になるように水分量が調節される。水分量の調節は，前述のようにバソプレシンの分泌などを通じて行われる。

　Na^+ 量の調節の最終目標は，Na^+ 摂取量（食事など）に応じて Na^+ の腎臓での再吸収量（または排泄量）を調節し，Na^+ の細胞外液量を基準レベルに維持することである。Na^+ の細胞外液量が減少すると，細胞外液の浸透圧が低下し，循環血液量が減少する。逆に，Na^+ の細胞外液量が増加すると，細胞外液の浸透圧が上昇し，循環血液量が増加する。これらは，次のようにして調整されている。

・細胞外液の Na^+ 量の減少：腎臓からレニンが分泌され，アンジオテンシンの活性化を通じて副腎皮質からアルドステロンが分泌される。アルドステロンは，主に遠位尿細管に作用して Na^+ の再吸収を促進する（p.98，**図6-7**）。

・細胞外液の Na^+ 量の増加：アルドステロンの分泌は減少し，Na^+ の再吸収

量が減少する。また，心臓から分泌されるナトリウム利尿ペプチドの量が増えて腎臓に作用し，Na^+の排泄量が増加する。

1 高・低ナトリウム血症●

1 血清ナトリウム濃度異常

血清中のNa^+濃度は142mEq/L前後で，体液浸透圧の大部分を占め，体液調節の主役を果たしている。このため，体液浸透圧および体液量の調節機構の厳密な調節を受けており，異常になることは少ない。それだけに，異常が発生すれば体液浸透圧の異常も伴っていることが多く，重大である。血清Na^+濃度異常が生じるにはNa$^+$代謝異常のみではなく，同時に水の代謝調節の異常も合併しており，Na^+と水のバランスの異常により，血清Na^+濃度の異常が生じている場合が大部分である。

● **尿中Na^+量**　通常，成人1日のNa^+摂取量と尿中への排泄量はほぼ等しい。そのため，1日の食塩（NaCl）摂取量の指標として尿中Na^+量を用いる。

2 高ナトリウム血症

血清Na^+濃度が150mEq/L以上のときを高ナトリウム血症といい，例外なく高浸透圧である。

● **病因**　体液中のNa^+量が過剰になっても，通常は血清Na^+濃度が上昇することはなく，浸透圧調節機構によって水分が貯留され，体液増加，浮腫，高血圧などを生じる。したがって，高ナトリウム血症があるときは，意識障害や遭難などの事態によって飲水が不可能な状況である。

● **病態**　細胞内脱水による中枢神経症状が中心で，不穏，被刺激性（興奮性）の亢進，嗜眠，全身けいれんなどがみられる。

● **治療**　輸液を行う。

3 低ナトリウム血症

血清Na^+濃度が135mEq/L以下のときを低ナトリウム血症という。

● **病因**　低ナトリウム血症の病因には，次のようなものがあり，血漿浸透圧が低下する場合（①〜③）と低下しない場合（④，⑤）とがある（**表7-1**）。

①水分過剰：体内Na^+総量の増加に比べてそれを上回る水分貯留がある。

②Na^+の過剰喪失：水分喪失を上回ってNa^+の喪失がある。

③水の再吸収の増加：バソプレシン（ADH）の過剰分泌により水分過剰となる（抗利尿ホルモン不適合分泌症候群：SIADH）。

表7-1 低ナトリウム血症の病因

浸透圧低下	①水分過剰	心不全，腹水を伴う肝硬変，ネフローゼ症候群，急性・慢性腎不全
	②Na^+の過剰喪失	アルドステロン欠乏，利尿薬の過剰投与，嘔吐，下痢
	③水の再吸収の増加	抗利尿ホルモン不適合分泌症候群（SIADH）
浸透圧上昇	④溶質過剰	高血糖，高尿素窒素，高張液の輸液
浸透圧正常	⑤偽性低ナトリウム血症	脂質異常症，高たんぱく血症，不適切な血液検査（駆血帯の長時間着用による採血，長時間の血清分離）

④溶質過剰：高血糖など，Na^+以外の溶質が過剰に増加して細胞内から細胞外へ水が移動する。

⑤偽性低ナトリウム血症：著明な脂質異常症や高たんぱく血症で，見かけ上，全体の容積に占めるNa^+の割合が低下する。

●**病態**　中枢神経症状として，食欲不振，悪心・嘔吐，疲労感，頭痛，けいれん，嗜眠などが現れるが，低ナトリウム血症の程度とそれに至った速度が症状発現の重要な因子であり，慢性のものであれば，血清Na^+濃度が120mEq/L以下でも症状を呈さない場合がある。

●**治療**　病因によって異なるが，前述の①の場合で腎不全以外による場合，および③の場合には，水分制限が行われる。

2　高・低カリウム血症●

1　血清カリウム濃度異常

細胞内外のK^+濃度には大きな差があり（細胞内のほうが細胞外よりも約40倍高い），これが細胞膜電位の発生に寄与し，筋肉や神経の興奮性の維持やその調節に主役を果たす。このような機能が正常に行われるために，細胞外液のK^+濃度は3.5〜4.5mEq/Lの狭い範囲に保たれており，濃度異常となると，神経や心臓を含めた筋肉の機能に影響が生じる。K^+の体外への排泄はほとんどが腎臓を通して行われる。生体内のK^+の総合的調節は，摂取したカリウムを細胞内に貯蔵してK^+濃度の急激な変化が起きないようにした後，必要に応じて腎臓から排泄し，バランスを取っている。したがって，腎臓の機能異常は血清K^+濃度に大きな影響を与える。

2　高カリウム血症

血清K^+濃度が5.0mEq/L以上のときを高カリウム血症という。

●**病因**　腎臓からのK^+の排泄障害，アシドーシスなどの際の細胞内から細胞外へのK^+の移行，K^+の過剰投与などで生じる（**表7-2**）。

・偽性高カリウム血症：K^+は細胞内に大量に存在するため，採血のときに溶血したり，白血球や血小板が血液中に過剰に増加していると，これらの細胞からのK^+の溶出が起こり，高カリウム血症となることがある。これを偽性

表7-2　高・低カリウム血症の病因

高カリウム血症

腎臓からのK^+の排泄障害	腎不全，K^+保持性利尿薬の投与，アルドステロン欠乏
細胞内から細胞外へのK^+の移行	アシドーシス，異化亢進，飢餓
K^+の過剰投与	高カリウム食の過剰摂取，輸液

低カリウム血症

腎臓からのK^+の過剰流出	利尿薬の過剰投与，原発性アルドステロン症，クッシング症候群
消化管からのK^+の過剰流出	嘔吐，下痢
細胞内へのK^+の移行	グルコースとインスリンの同時投与，アルカローシス

高カリウム血症という。

- **●病態** 血清 K^+ 濃度がかなり高値となるまでは無症状である。血清 K^+ 濃度が 6.0mEq/L を超えると心電図上，T 波の増高という所見が出現する。7.0 〜 8.0mEq/L を超えると心ブロックなどの重篤な不整脈を生じ，さらに心停止に至る危険性がある。神経症状としてしびれ感，脱力感，消化器症状として悪心・嘔吐，下痢，腸閉塞（イレウス）などが現れる。

- **●治療** 高度の高カリウム血症は，緊急事態として対処する必要がある。血清 K^+ 濃度が 7.0mEq/L 以上，あるいは心電図に異常があるときは，カルシウム投与，重曹投与，グルコース・インスリン投与，陽イオン交換樹脂の投与などを行い，それでも是正できなければ透析療法（p. 138）が必要となる。

③ 低カリウム血症

血清 K^+ 濃度が 3.5mEq/L 以下のときを低カリウム血症という。

- **●病因** K^+ の過剰な流出が病因の一つであり，腎臓からの流出および消化管からの流出がある（**表 7-2**）。利尿薬による腎臓からの K^+ の排泄増加は，臨床的に遭遇する頻度の高い病因である。また，嘔吐や下痢の場合には消化液に K^+ が含まれているため，大量に喪失した場合，低カリウム血症となる。細胞内への K^+ の移行は，グルコースが細胞内に取り込まれる際に K^+ を伴うことや，細胞内から細胞外へ酸（H^+）が移動する場合（アルカローシスの際など）に K^+ が細胞内に移行するために生じる。

- **●病態** 血清 K^+ 濃度が 2.0mEq/L 以下では重篤な症状を示し，合併症で死亡することもある。2.5mEq/L 以下では筋脱力，麻痺が生じる。下肢の大腿四頭筋の脱力・麻痺に始まり，躯幹・上肢・呼吸筋へと進み，麻痺性腸閉塞を引き起こす。低カリウム血症性腎症と呼ばれる腎臓障害を生じることもある。

- **●治療** 病因を取り除くことが第一であるが，一時的な措置として K^+ の補給を行うこともある。K^+ の補給は経口的に行うのが安全であるが，経口摂取が不可能な場合や血清 K^+ 濃度が 2.0mEq/L 以下の場合には致命的になる危険性もあり，静脈投与を行う。

3 高・低カルシウム血症●

① 血清カルシウム濃度異常

血清 Ca^{2+} 濃度は 8.5 〜 10.0mg/dL の範囲に維持されている。血液中では Ca^{2+} の約 50％はアルブミンなどと結合しており，残り約 50％がイオン化として存在している。Ca^{2+} 調節はアルブミン非結合の Ca^{2+} 濃度によって制御されている。低アルブミン血症ではアルブミン非結合の Ca^{2+} は正常だが，見かけ上，低カルシウム血症となる。

- **●血清カルシウム濃度を調節する臓器** 血清 Ca^{2+} 濃度の調節には骨，腎臓，腸管が重要な役割を果たしている。
  - ・骨：Ca^{2+} の最大の貯蔵臓器であり，血清 Ca^{2+} 濃度に応じて細胞外液に Ca^{2+} を放出したり取り込んだりしている。

表7-3　高・低カルシウム血症の病因

高カルシウム血症

Ca^{2+}調節ホルモンの異常	原発性副甲状腺機能亢進症，ビタミンD製剤の過剰投与
骨吸収の亢進	悪性腫瘍の骨転移，多発性骨髄腫
Ca^{2+}の過剰投与	ミルクアルカリ症候群

低カルシウム血症

Ca^{2+}調節ホルモンの異常	ビタミンD欠乏（腎臓障害，肝臓障害を含む），副甲状腺機能低下症，カルシトニン過剰
小腸でのCa^{2+}吸収低下	吸収不良症候群，下痢

・腎臓，腸管：腎臓は尿中へのCa^{2+}排泄・再吸収によって，腸管はCa^{2+}吸収によってCa^{2+}調節に関与している。

・骨・腎臓・腸管に作用するホルモン：骨，腎臓には副甲状腺ホルモン(PTH)，カルシトニン，腸管には活性型ビタミンDが作用してCa^{2+}バランスを保っている。

② 高カルシウム血症

血清Ca^{2+}値が基準値を超える場合を高カルシウム血症という。

●病因　原発性副甲状腺機能亢進症と悪性腫瘍によるものが多い（表7-3）。

・原発性副甲状腺機能亢進症：副甲状腺ホルモン（PTH）の過剰による骨吸収の亢進と腎臓でのCa^{2+}再吸収の亢進によって高カルシウム血症となる。

・悪性腫瘍：骨転移がある場合，腫瘍細胞による直接の骨破壊などにより高カルシウム血症となることがある。

・薬剤の摂取：高齢者で骨粗鬆症治療の目的などでビタミンD製剤を内服している際に，高カルシウム血症を来す場合がある（特に軽度でも脱水時）。

●病態　疲労，脱力感，悪心・嘔吐などが生じ，高カルシウム血症が高度になると意識障害を呈する場合もある。一般に緊急で重症の高カルシウム血症は悪性腫瘍によるものが多い。原発性副甲状腺機能亢進症では尿中カルシウムの増加によって尿路結石を呈する場合もある。

●治療　病因疾患の治療を行うが，迅速に血清Ca^{2+}濃度を下げる必要のある場合は，多量の輸液を行う。さらに，骨吸収を抑制するカルシトニンやビスホスホネート製剤の使用も考える。

③ 低カルシウム血症

一般に，血清Ca^{2+}値の異常低値（7.0mg/dL以下）を低カルシウム血症というが，①で述べたように，実際にはアルブミン非結合のCa^{2+}濃度が問題であり，低アルブミン血症では見かけ上，Ca^{2+}濃度は低値になるが，この場合はアルブミン非結合のCa^{2+}は正常のことが多いため，補正をして考えなければならない。

●病因　Ca^{2+}は腸管から吸収されるが，これには活性型ビタミンDが必要である。そのため，ビタミンDそのものの不足や，それが活性化される腎臓の

疾患により活性型ビタミンDの不足を生じて Ca^{2+} 吸収が減少する(**表7-3**)。そのほか，骨からの Ca^{2+} 溶出は副甲状腺ホルモン（PTH）により促進，甲状腺から分泌されるカルシトニンによって抑制されるため，PTHの不足（副甲状腺機能低下症）やカルシトニンの過剰により低カルシウム血症を招く。また，長期の下痢によっても Ca^{2+} 吸収が障害される。

●**病態**　細胞外液の Ca^{2+} 濃度低下は，神経や筋肉の興奮性を高め，筋けいれんであるテタニーを生じる。顔面，手指のけいれんに始まり全身の筋肉が強直し，手指が助産師の手位（4本の指を硬くそろえて伸ばし，親指，手首，手掌部が内側に屈曲する状態）となる。慢性のビタミンD欠乏は，小児のくる病，成人の骨軟化症をもたらす。

●**治療**　ビタミンDまたは活性型ビタミンDおよびカルシウム製剤の経口投与を行う。また，テタニーなどがあれば，グルコン酸カルシウムの静脈内投与を行う。

◀35-22　**e 代謝性アシドーシス・アルカローシス** ◀ ⋯⋯⋯⋯⋯⋯⋯⋯⋯⋯⋯⋯⋯

1 酸塩基平衡の調節機構●

人体内部では多くの化学反応が生じ，アルカリよりも圧倒的に多くの酸を生じている。しかし，体液（血漿，リンパ液など）のpHは 7.4 ± 0.05 の非常に狭い範囲に維持されている。

糖質や脂質の代謝分解によってエネルギーが産生される過程で，炭酸ガス（CO_2）が産生されるが，CO_2 は体液に溶解して酸として作用する。しかし，CO_2 は揮発性であり，大部分は肺から呼吸によって排泄されている。

・炭酸-重炭酸緩衝系：CO_2 は水（体液）に溶けると，水素イオン（H^+）と重炭酸イオン（HCO_3^-）を生じる。これらは次の式のような平衡状態で示され，CO_2 が肺から除かれることにより，反応が左方向に進み，H^+，すなわち酸が減少する。

$$CO_2 + H_2O \rightleftharpoons H_2CO_3 \rightleftharpoons H^+ + HCO_3^-$$

この平衡状態は炭酸-重炭酸緩衝系と呼ばれ，体内におけるpHの急激な変動を防いでいるとともにpHの調節を行っている。

・重炭酸イオン（HCO_3^-）の再吸収：炭酸-重炭酸緩衝系に必要な HCO_3^- は，糸球体で濾過されるが，血漿 HCO_3^- 濃度が一定レベル（28mEq/L）以下のときは，ほとんどが尿細管で再吸収され，尿中に排泄されない。

たんぱく質からは，硫酸やリン酸などの酸が生じる。また，脂質代謝が亢進するとアセト酢酸や β-ヒドロキシ酪酸などの有機酸が形成される。これらの酸は不揮発性であるため，肺では処理できず，腎臓から尿中に排泄される。また，中間代謝産物としての乳酸は1日の産生量も多く，これも腎臓から排泄される。

・主要な酸の処理機構：体液のpHを保つために，生体は主要なものとして，

表7-4 酸塩基平衡の調節機構の特徴

調節機構	所要時間	部　位	調節機序
①体液緩衝系	数分	血漿	●炭酸-重炭酸緩衝系（35％） ●無機リン酸系（1％） ●血漿たんぱく系（7％）
	10分前後	赤血球	●炭酸-重炭酸緩衝系（18％） ●有機リン酸系（3％） ●血色素系（36％）
②呼吸による調節機構	数分	肺（肺胞）	● CO_2 の呼出
③腎臓による酸処理機構	2～5日	腎臓（尿細管）	● H^+，リン酸，硫酸，有機酸などの酸の排泄 ● HCO_3^- の再吸収

注）（　）の数字は，体液緩衝系全体に対する緩衝作用の強さの割合を示す。

表7-5 酸塩基平衡異常の診断

	pH	CO_2 分圧	HCO_3^-
代謝性アシドーシス	↓	↓	⇩
代謝性アルカローシス	↑	↑	⇧
呼吸性アシドーシス	↓	⇧	↑
呼吸性アルカローシス	↑	⇩	↓

⇧原因となる変化　　↑代償性の変化

　①体液緩衝系，②呼吸による調節機構，③腎臓による酸処理機構を有している。体液緩衝系には，炭酸-重炭酸緩衝系以外にヘモグロビン（血色素）も重要な役割を果たしている。

・酸の処理機構の連携：何らかの原因によって体内に酸塩基平衡の乱れがあるとき，①体液緩衝系による緩衝作用は直ちに作動して変動を最小限にとどめ，次いで②呼吸による調節機構が働いて揮発性の酸である CO_2 を体外に排泄し，やや遅れて③腎臓による酸処理機構が働いて不揮発性の酸を処理して体液 pH の最終的な調節を行う（表7-4）。

2 代謝性アシドーシス・アルカローシス●

　生体の pH は，呼吸により炭酸ガス（CO_2）が，腎臓により重炭酸イオン（HCO_3^-）が調節されることによって，7.4 ± 0.05 の狭い範囲に保たれている。一般に pH が低下しようとする病態をアシドーシス，上昇しようとする病態をアルカローシスという。

1 アシドーシス・アルカローシスの分類（代謝性，呼吸性）（表7-5）

●**代謝性の要因**　　HCO_3^- 代謝異常の結果，HCO_3^- が低下して pH が低下しようとする病態を代謝性アシドーシス，逆に HCO_3^- が上昇して pH が上昇しようとする病態を代謝性アルカローシスと呼ぶ。

●**呼吸性の要因**　　呼吸性の要因により，CO_2 分圧が上昇して pH が低下しようとする病態を呼吸性アシドーシス，逆に CO_2 分圧が低下して pH が上昇しようとする状態を呼吸性アルカローシスと呼ぶ。

●**呼吸性代償**　代謝性の要因によりHCO_3^-が変化する場合，pHの変動が小さくなるように呼吸量が変化し，血液中のCO_2分圧が上下する。このCO_2の変化を呼吸性代償と呼ぶ。この呼吸性代償は半日から1日以内に完成する。

●**代謝性代償**　呼吸性の要因によりCO_2分圧が変化する場合，pHの変動が小さくなるように腎臓がHCO_3^-量を変化させる。このような腎臓によるHCO_3^-の変化を代謝性代償と呼ぶ。なお，代謝性代償は呼吸性代償より時間を要し，完成するのには数日必要である。

2 **代謝性アシドーシス**

●**病因**　代謝性アシドーシスは，代謝異常あるいは腎臓での酸（H^+）の排泄障害やHCO_3^-の再吸収障害の結果，体内にケト酸，乳酸，そのほかの不揮発性の酸が蓄積し，予備アルカリのHCO_3^-濃度が減少して起こる（**表7-6，図7-8**）。

・代謝異常：糖尿病，尿毒症，飢餓が代表的である。糖尿病，飢餓の際には糖利用が低下するため，糖に代わって脂肪代謝が亢進し，アセト酢酸，β-ヒドロキシ酪酸などのケトン体（ケト酸）が増加する。尿毒症は腎機能障害の末期の状態であり，糸球体の濾過機能の低下に伴って，たんぱく質の代謝産物である尿素（尿素窒素）とともにリン酸，硫酸などが蓄積する。過度の運動の際には乳酸の蓄積が起こる。ビタミンB_1欠乏を伴う高カロリー輸液では，ピルビン酸からアセチルCoAへの変換が滞り，乳酸産生が増加する。

・尿細管性アシドーシス：遺伝病や膠原病の際には，腎尿細管でのHCO_3^-の再吸収障害，酸（H^+）の排泄障害が生じる場合がある。これらは，尿細管性アシドーシスと呼ばれる。

・腸液の喪失：急性下痢などによる腸液の喪失では，腸液はアルカリ性のため，アシドーシスとなる。

●**病態**　頭痛，倦怠感，眠気などを生じ，進行すると意識障害を起こし，死に至る場合がある。

●**その他**　代謝性アシドーシスでは，呼吸運動の促進によりCO_2分圧を低下させる代償機構（呼吸性代償）が働く。

3 **代謝性アルカローシス**

●**病因**　代謝性アルカローシスは，酸（H^+）の喪失またはHCO_3^-の増加によって起こる（**表7-6，図7-8**）。

・酸（H^+）の喪失：嘔吐や胃液吸引による胃酸の喪失，利尿薬による腎臓からのH^+の喪失が多い。原発性アルドステロン症では血中アルドステロンの増加により，遠位尿細管でのH^+とK^+の尿中への分泌が増加する。

・HCO_3^-の増加：重曹の過剰投与，乳酸を多く含む輸液，クエン酸を大量に含む輸血などで起こる。

●**病態**　軽症のときは症状はないが，進行すると不安や興奮性が高まり，やがて神経・筋の興奮性亢進のため，テタニー様のけいれんを起こす。

表7-6　酸塩基平衡異常の病因と主な疾患

	病　因	主な疾患
代謝性アシドーシス	H^+の産生過剰・排出障害，HCO_3^-の再吸収障害	糖尿病，腎不全（尿毒症），飢餓，遺伝病，膠原病，急性下痢，過度の運動
代謝性アルカローシス	H^+の喪失，HCO_3^-の増加	嘔吐，胃液吸引，利尿薬の過剰投与，原発性アルドステロン症，重曹・乳酸・クエン酸の過剰投与
呼吸性アシドーシス	肺の換気障害によるCO_2分圧の上昇	慢性閉塞性肺疾患（COPD），喘息
呼吸性アルカローシス	肺の換気量増大によるCO_2分圧の減少	**過換気症候群**

過換気症候群
原因は主として心理的要因による。通常は1時間以内に改善する。

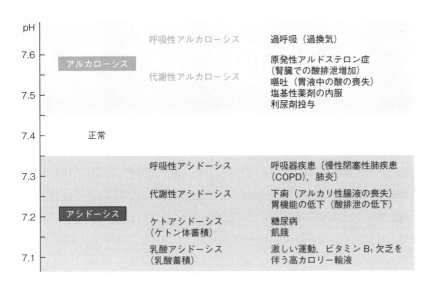

図7-8　アシドーシスとアルカローシス
資料）薗田　勝：2015 管理栄養士国家試験 問題と解答，p. 161（2014）第一出版を一部改変

B　腎・尿路疾患の成因・病態・診断・治療の概要

　腎臓は体内の老廃物を尿中に排泄し，体液の水分，電解質，酸塩基平衡の調節といった生体にとってなくてはならない機能を果たしているため，腎臓疾患によってその機能が低下すると，生命の危険にさらされる。しかし，腎臓疾患は感染や結石などを除いて病初期はほとんど無症状であり，検尿や血液検査によって疾患が発見されることが多い。

　主要な腎疾患（原発性）としては糸球体腎炎，ネフローゼ症候群，腎盂腎炎などがあるが，他の疾患に伴って腎障害を来す二次性のものも多い。糖尿病による糖尿病性腎症は，透析に至る末期腎不全の原因として最も多い。また，高血圧による腎障害は，同原因の第3位である。尿路疾患では感染や結石が主な病態であるが，発症頻度が高く臨床的に遭遇することが多い。結石では水分摂取を含めた食事内容が再発予防に重要である。

症候群
特徴的な症状の組み合わせがあり，病因が複数または不明なものをいう。

慢性の腎疾患は次第に悪化し，透析療法の対象になることも多い。透析患者はいまだに増加傾向が続いており，対策が望まれている。早期に腎疾患を発見し，治療するための概念である慢性腎臓病（CKD）が周知されるようになり，腎疾患に対する診断・治療に変化が生まれている。

◀32-33　**ⓐ 急性・慢性糸球体腎炎**◀⋯⋯⋯⋯⋯⋯⋯⋯⋯⋯⋯⋯⋯⋯⋯⋯⋯⋯⋯⋯⋯

1 急性糸球体腎炎

●**病因**　発症の前に感染を伴っていることが多く，最も多いのは，A 群 β 溶血性連鎖球菌（溶連菌）による急性扁桃腺炎や咽頭炎（かぜ）で，感染後，1～3 週間で急激に発症する。発症のメカニズムは，溶連菌の菌体成分に対する抗体が産生され，菌体成分と抗体とが結びついた免疫複合体（抗原抗体複合体）が形成され，これが糸球体に付着して炎症を生じることによる。発生頻度は近年減少している。

●**病態**　血尿，たんぱく尿，糸球体濾過量の低下，Na^+・水の貯留による浮腫，高血圧，心不全などが現れ，時に乏尿を示す。しかも比較的急激に発症するという特徴をもつ症候群である。肉眼的血尿も少なくない。たんぱく尿は軽度，高血圧も軽度から中等度で，3～10 歳の小児に多く，20 歳以下が約 70％を占める。

●**診断**　経過，身体所見，検尿所見，溶連菌感染の有無によって診断する。溶連菌感染を示唆する所見として，血液検査では，溶連菌菌体成分に対する抗体である抗ストレプトリジン O 抗体（ASO），抗ストレプトキナーゼ抗体（ASK）が上昇する。

●**治療**　発症初期には入院安静と食事療法が中心である。日本腎臓学会が平成 9（1997）年に「**腎疾患患者の生活指導・食事療法に関するガイドライン**」を示している。それによれば，成人における急性期にはたんぱく質 0.5g/kg/ 日，食塩 3 g/ 日（場合により無塩），水分は「前日の尿量＋不感蒸泄量」とし，水の貯留を是正する方向で定める。回復期にはたんぱく質 1g/kg/ 日，食塩 3～5 g/ 日程度に緩和し，水分制限も徐々に緩める。小児では，それぞれの病期に乳児期，幼児期，学童期と成長に合わせた食事療法の指標がつくられている。

●**予後**　安静と食事療法によってほとんどが 2～3 か月で治癒する。しかし，軽度のたんぱく尿や血尿が残る場合，腎機能障害がゆっくりと進行する場合，急速進行性糸球体腎炎の症状を示して腎不全に至る場合などもある。

2 急速進行性糸球体腎炎

●**病因**　抗基底膜抗体によるもの，免疫複合体によるもの，さらに抗好中球細胞質抗体（ANCA）が関係するものが知られている。50～60 代に多く，最近では増加傾向にある。

●**病態**　血尿（肉眼的血尿も多い），たんぱく尿，腎機能障害などが急激に出現し，しばしば乏尿を伴い，腎機能が急速に障害される。先行感染を伴うこともあるが，誘因が何も認められないこともある。全身倦怠感，微熱，食欲不振

「腎疾患患者の生活指導・食事療法に関するガイドライン」
（一社）日本腎臓学会のホームページ（https://www.jsn.or.jp）で閲覧できる。

などの全身症状とともに，乏尿，浮腫が急激に出現する。

●**診断**　発症時より腎機能は低下していることが多く，高窒素血症を示し，臨床的には急性腎不全と診断される。組織学的には多数の糸球体に半月体形成（ボーマン嚢上皮細胞，糸球体上皮細胞，血液由来の単球・マクロファージからなる）を認める。

●**治療**　副腎皮質ステロイドのパルス療法（間欠的に大量に薬剤を投与する療法），免疫抑制薬，抗血小板薬，抗凝固薬などの薬物療法，血漿交換療法が用いられる。

●**予後**　予後は不良であるが，ANCA の検出など，血液検査によって早期に診断・治療がなされる場合も増えてきており，予後の改善がみられている。

③ 慢性糸球体腎炎

●**病因**　免疫複合体による糸球体障害などの免疫学的機序が考えられている。慢性糸球体腎炎の約 40％は，免疫グロブリンの一つである IgA がメサンギウム（糸球体の毛細血管を支える組織）に沈着している所見を示す IgA 腎症である。IgA 腎症では，血清中の IgA 高値が約半数でみられる。

●**病態**　一般的に，血尿および（あるいは）たんぱく尿が 1 年以上続く原発性糸球体疾患を慢性糸球体腎炎という。成人の腎炎の大半を占める。

●**診断**　腎機能が正常で進行性の乏しい潜在型と，腎機能障害を示し，それが進行する進行型に分けられる。急性糸球体腎炎から移行する場合もあるが，無症状で慢性に経過するものが多い。

・潜在型：血尿，たんぱく尿が持続しているが，ほかの症状はなく，糸球体濾過機能も保たれている状態で，たんぱく尿も軽度で 1.0g/ 日以下であることが多い。そのため，検診で偶然発見されることが多い。進行性はほとんどなく，予後良好である。このタイプは，持続性血尿・たんぱく尿とも呼ばれる。

・進行型：腎機能が徐々に（年単位で）低下する。発見時は無症状のことが多く，検診で尿異常を指摘されて診断に至ることが多い。たんぱく尿は多くの場合 1.0g/ 日以上を示すが，その程度が強いほど病変は重度で進行性である。また，コントロール不良な高血圧を示す場合や，腎生検で糸球体病変が重度の場合では予後が不良である。

●**治療**

・食事療法：慢性腎臓病（CKD）に対する食事療法基準（p. 139，**表 7**-14）に従って行う。

・薬物療法：IgA 腎症では，口蓋扁桃摘出術にステロイドパルス療法を組み合わせることによって，腎機能障害の進行を抑制する可能性があり，治療選択肢として検討してもよいとされている（日本腎臓学会「エビデンスに基づく IgA 腎症診療ガイドライン 2014」）。そのほかは CKD の治療（p. 138）に準じる。

表7-7 ネフローゼ症候群の分類

一次性 ネフローゼ症候群 (原発性腎疾患)	微小変化型	糸球体の光学顕微鏡所見が正常であるが，電子顕微鏡所見では上皮細胞足突起の広範な融合が認められる。小児に多い。
	膜性腎症	免疫複合体沈着型腎炎の典型である。糸球体基底膜に著しい肥厚がある。中高年者に多い。
	腎炎性	メサンギウム増殖性腎炎が多く，そのうちの約40%はIgA腎症である。若年者に多い。
二次性 ネフローゼ症候群 (他疾患に続発)	代謝性疾患	糖尿病，アミロイドーシス（アミロイド症）などによるものがある。
	膠原病	全身性エリテマトーデス（SLE），シェーンライン・ヘノッホ紫斑病などによるものがある。
その他		悪性腫瘍，薬剤，感染症，循環器疾患などによるものがある。

表7-8 成人ネフローゼ症候群の診断基準

1. たんぱく尿：3.5g/日以上が持続する。
   （随時尿において尿たんぱく/尿クレアチニン比が3.5g/gCr以上の場合もこれに準ずる）
2. 低アルブミン血症：血清アルブミン値3.0g/dL以下。
   血清総たんぱく量6.0g/dL以下も参考になる。
3. 浮腫
4. 脂質異常症（高LDLコレステロール血症）

注) 上記の尿たんぱく量，低アルブミン血症（低たんぱく血症）の両所見を認めることが本症候群の診断の必須条件である。 浮腫は本症候群の必須条件ではないが，重要な所見である。 脂質異常症は本症候群の必須条件ではない。 尿中の卵円形脂肪体は本症候群の診断の参考となる。

b ネフローゼ症候群

● **病因**　病因はさまざまであるが（表7-7），大量のたんぱく尿が持続する状態をいう。

● **病態**　約80%の症例に浮腫が認められる。乏尿とともに全身倦怠感や食欲不振を訴える。

● **診断**　大量のたんぱく尿（3.5g/日以上）と低アルブミン血症（3.0g/dL以下）の両条件を満たすことが診断必須条件である（表7-8）。種々の腎疾患による一次性のものと，糖尿病や膠原病に伴う二次性のものがある（表7-7）。ネフローゼ症候群の本態は，糸球体毛細血管からボーマン嚢への大量の血漿たんぱく質（アルブミン）の漏出である。一次性のものは，腎生検での組織所見によって表7-7のように分けられる。症状や治療に対する反応性がそれぞれのタイプで異なるため，腎生検は必須である。

・微小変化型：急激に発症し，短期間のうちに浮腫などの症状を示す。小児に多い。副腎皮質ステロイドが有効の場合が多い。

・膜性腎症：発症は不明確で，進行も遅く自覚症状に乏しい。副腎皮質ステロイドの有効性が低い。

・腎炎性：急速進行性糸球体腎炎のように急激に発症するものと，メサンギウム増殖性腎炎のように亜急性または慢性のものがある。軽度のメサンギウ

増殖性腎炎では副腎皮質ステロイドが有効である。

●**治療**　薬物療法とともに，入院安静と食事療法が極めて大切である。

・**食事療法**：原則として，軽度のたんぱく質制限と減塩（6g/日以下）で，体たんぱくの異化を防ぐため，十分なエネルギー量とする。糖尿病や肥満がなければ，微小変化型ネフローゼ症候群以外のネフローゼ症候群患者に関しては，0.8g/kg標準体重のたんぱく質制限と35kcal/kg標準体重のエネルギー摂取を推奨する。微小変化型ネフローゼ症候群患者については，厳格な制限は不要であるが，1.0～1.1g/kg標準体重のたんぱく質制限と35kcal/kg標準体重/日のエネルギー摂取を推奨する（「エビデンスに基づくネフローゼ症候群診療ガイドライン2017」）。

・**薬物療法**：微小変化型，軽度の膜性腎症，軽度のメサンギウム増殖性腎炎には副腎皮質ステロイドが有効である。ステロイド抵抗性のものには免疫抑制薬，レニン–アンジオテンシン系阻害薬（p.135），抗血小板薬，抗凝固薬などを単独または併用で用いる。

ⓒ 急性・慢性腎不全　　　　　　　　　　　　　　　　　　◀33-34

　腎不全とは，腎機能低下によって，老廃物の排泄，水・電解質の調節，酸塩基平衡維持などに障害が生じた状態をいう。重度になるほど生命の危険をもたらす。そのため，透析療法の適応になる場合がある。腎機能低下のスピードによって急性と慢性とに分けられるが，急性と慢性とでは病因が異なる。

1 急性腎不全

●**病因**　出血や脱水，心不全（ショック）などによる腎血流量の低下が原因のもの（腎前性），薬剤などによる腎実質の障害が原因のもの（腎性），両側の尿路障害によるもの（腎後性）に分けられる（**表7-9**）。腎前性では，水やNa$^+$の再吸収が亢進するため，尿浸透圧の上昇，尿中Na$^+$濃度や尿中Na$^+$排泄率の低下が特徴である。

●**病態**　急性腎不全は，数時間から数日の経過で腎機能に重度な障害が生じ，ネフロン総数の75～90％以上が損傷を受け，乏尿もしくは無尿となる。体内の老廃物が十分に排泄されずに，体液の恒常性が保たれなくなり急速に尿毒症に移行し，放置されれば死に至る。しかし，本来可逆的な病態であるため，できる限り早期に病因を除去し治療を行えば，2～3時間で排尿し，その後は多尿期に入り2～3週間程度で回復が可能な場合も多い。通常，急性腎不全は乏尿期，利尿期，回復期に分けられる。

・**乏尿期**：尿量が400mL/日以下の乏尿，あるいは100mL/日以下の無尿がみられる。水，Na$^+$の貯留により，浮腫，高血圧，心不全，肺水腫などを来す。高カリウム血症も認められる。進行すると，老廃物の蓄積により，中枢神経症状（意識障害，けいれんなど），消化器症状（嘔気，嘔吐など），出血傾向などの尿毒症症状が出現する。

表7-9 急性腎不全の病因

腎前性	循環血流量の低下と腎動脈圧の低下を生じる病態	大量出血，脱水，心不全	動脈圧が80mmHg以下で2時間以上経過すると尿細管細胞の壊死が起こる。
腎性	薬物による腎臓障害	抗菌薬，抗真菌薬，重金属・有機物質溶媒	腎実質性腎不全は糸球体，尿細管および間質の壊死，損傷，脱落などの病変によって起こる。
	糸球体腎炎		
	間質性腎炎		
腎後性	両側の尿路閉塞	結石，腫瘍，前立腺肥大	

・利尿期：病因疾患の治療により，腎機能の回復がみられる。この時期は多尿になるため，水・電解質の異常を来しやすい。

・回復期：腎機能は正常に近づく。

●**診断**　急性腎不全の診断は，急速な高窒素血症の進行（糸球体濾過量の低下）によってなされる。急性腎不全と診断した後，病因の鑑別を行う。

●**治療**　急性腎不全の治療としては，病因疾患の治療とともに，食事療法として十分なエネルギー投与，たんぱく質制限，減塩，カリウム制限などと，薬物療法として利尿薬やカリウムイオン交換樹脂などがある。これらの保存的療法で管理できないときには透析療法を行う。

[2] **慢性腎不全**

●**病因**　数か月から数年以上にわたって腎機能が不可逆的に障害され，腎臓の機能に障害が生じた状態である。糖尿病性腎症と慢性糸球体腎炎が多く，次いで腎硬化症（高血圧による動脈硬化が関係），多発性囊胞腎（先天性疾患）の順である。糖尿病性腎症の詳細は，dで扱う。慢性腎不全や慢性腎不全に至る前の状態を早期に診断し，治療を行い，末期腎不全への進行をくい止める目的で，CKD（慢性腎臓病）の概念が導入された（p.136，e）。

●**病態**　糸球体濾過量の低下に伴い，たんぱく代謝産物の排泄障害から高窒素血症，レニン分泌亢進から高血圧，酸塩基平衡の調節障害から代謝性アシドーシス，水・電解質の代謝障害から水の貯留・高カリウム血症・低ナトリウム血症・高リン酸血症，ビタミンD活性化障害から低カルシウム血症・副甲状腺ホルモン高値，これらによる骨からのカルシウム溶出亢進（骨粗鬆症リスク上昇）を来す。また，エリスロポエチン産生障害から正球性正色素性貧血などが生じる。

●**診断**

・糸球体濾過量：一般に糸球体濾過量（GFR）が正常の約50％以上に維持されていれば無症状で，体液の恒常性も保たれる。糸球体濾過量が正常の約30％を切った時期を腎不全とする。これは血清クレアチニン値2mg/dL以上にほぼ相当する。糸球体濾過量が正常の5〜10％以下になると尿毒症に陥る。

・尿検査：たんぱく尿，β_2-ミクログロブリンの高値が認められる。

●**治療**　慢性腎不全の治療目的は腎機能低下の進行を予防，または，できるだけ遅らせて透析療法に入る時期を先に伸ばすことである。そのためには，食事療法および血圧の管理が非常に重要である。

・食事療法：たんぱく代謝産物は腎臓で排泄される必要があり，また血液中で濃度が上昇すると腎臓に対して障害作用を有する。したがって，たんぱく質制限および体たんぱくの異化を防止する目的で十分なエネルギー量とする。減塩（6 g/ 日以下）は，Na^+排泄低下および高血圧への対処として必要である。高カリウム血症があれば，カリウム制限を行う。糸球体濾過量の減少程度に応じた食事療法の基準が日本腎臓学会から出されている（p. 139，**表7**-14）。

・生活指導：腎血流量の低下防止のため，過剰な運動の制限，感染の予防が重要である。

・薬物療法：血圧の管理が重要であり，130/80mmHg 以下を保つように降圧薬（p. 104，**表6‐4**）を投与する。薬剤としてはレニン-アンジオテンシン系阻害薬である，アンジオテンシン変換酵素（ACE）阻害薬，アンジオテンシンⅡ受容体拮抗薬（ARB）を主として用い，目標血圧に達しない場合は，カルシウム拮抗薬やサイアザイド系利尿薬，ループ利尿薬を併用する。そのほかの内服薬としては，尿毒素を吸着する活性炭製剤，たんぱく尿減少作用を期待して血小板機能抑制薬を用いる。腎性貧血には，遺伝子組換えエリスロポエチンの注射が用いられる。

d 糖尿病性腎症◀ ┈┈┈┈┈┈┈┈┈┈┈┈┈┈┈┈┈┈┈┈┈┈┈┈┈┈┈┈┈┈ ◀33-34
32-31

●**病因・病態**　糖尿病が進行すると全身の小血管に特徴的病変が生じ，細小血管症と呼ばれる病態を呈する。この細小血管症が腎糸球体血管に生じたものが糖尿病性腎症である。血管病変により，たんぱく尿，腎機能障害，高血圧などが生じる。透析療法に至る原因としては糖尿病性腎症が最も多い。

●**病期分類**　第1〜3期は，たんぱく尿の程度によって分類され，eGFR が30mL/ 分 /1.73m^2 未満になると第4期（腎不全期）とする（**表7**-10）。**表7**-11にCKD 重症度分類との対比を示す。

●**治療**　糖尿病の診断後は腎症に至らないように予防することが大切であり，これには血糖のコントロールが重要である。食事療法，運動療法，薬物療法により，血糖のコントロールをできるだけ良好に保つことにより，腎症に進行するのを防ぐことが可能である。腎症が出現した場合には，糖尿病のコントロールを行うとともに血圧の管理が重要である。高血圧合併や第3期以降では，食塩摂取量を6g/ 日未満とする。降圧薬としては，レニン-アンジオテンシン系阻害薬（上記参照）を第一選択とする。第3期では，たんぱく質制限0.8〜1.0g/kg 目標体重 / 日を考慮してもよい。

表7-10 **糖尿病性腎症病期分類**[注1]

病　期	尿アルブミン値（mg/gCr）あるいは 尿たんぱく値（g/gCr）	GFR（eGFR） （mL/分/1.73m^2）
第1期（腎症前期）	正常アルブミン尿（30未満）	30以上[注2]
第2期（早期腎症期）	微量アルブミン尿（30〜299）[注3]	30以上
第3期（顕性腎症期）	顕性アルブミン尿（300以上）あるいは 持続性たんぱく尿（0.5以上）	30以上[注4]
第4期（腎不全期）	問わない[注5]	30未満
第5期（透析療法期）	透析療法中	

注1）糖尿病性腎症は必ずしも第1期から順次第5期まで進行するものではない。本分類は，厚労省研究班の成績に基づき予後（腎，心血管，総死亡）を勘案した分類である（*Clin Exp Nephrol* 18: 613-620, 2014）。

注2）GFR 60mL/分/1.73m^{2}未満の症例はCKDに該当し，糖尿病性腎症以外の原因が存在し得るため，他の腎臓病との鑑別診断が必要である。

注3）微量アルブミン尿を認めた症例では，糖尿病性腎症早期診断基準に従って鑑別診断を行った上で，早期腎症と診断する。

注4）顕性アルブミン尿の症例では，GFR 60mL/分/1.73m^{2}未満からGFRの低下に伴い腎イベント（eGFRの半減，透析導入）が増加するため，注意が必要である。

注5）GFR 30mL/分/1.73m^{2}未満の症例は，尿アルブミン値あるいは尿たんぱく値にかかわらず，腎不全期に分類される。しかし，特に正常アルブミン尿・微量アルブミン尿の場合は，糖尿病性腎症以外の腎臓病との鑑別診断が必要である。

資料）日本糖尿病学会編・著：糖尿病治療ガイド2022-2023, p.87（2022）文光堂

表7-11 **糖尿病性腎症病期分類とCKD重症度分類との関係**

アルブミン尿区分			A1	A2	A3
尿アルブミン定量			正常アルブミン尿	微量アルブミン尿	顕性アルブミン尿
尿アルブミン/Cr比（mg/gCr）			30未満	30〜299	300以上
（尿たんぱく/Cr比）（g/gCr）			（0.15未満）	（0.15〜0.49）	（0.50以上）
GFR区分 （mL/分 /1.73m^2）	G1	≧90	第1期 （腎症前期）	第2期 （早期腎症期）	第3期 （顕性腎症期）
	G2	60〜89			
	G3a	45〜59			
	G3b	30〜44			
	G4	15〜29	第4期 （腎不全期）		
	G5	＜15			
	（透析療法中）		第5期 （透析療法期）		

資料）日本糖尿病学会編・著：糖尿病治療ガイド2022-2023, p.88（2020）文光堂

◀32-31　**e** CKD（慢性腎臓病）◀ ⋯⋯⋯⋯⋯⋯⋯⋯⋯⋯⋯⋯⋯⋯⋯⋯⋯⋯⋯⋯

　末期腎不全による慢性透析患者数は約35万人であり（2021年12月末　日本透析医学会），いまだに増加中である。また，腎臓病は心血管疾患の危険因子であることが判明している。このような背景のもと，腎臓病の早期発見・早期治療により，末期腎不全や心血管疾患に至る例を減らすことを目的に，CKD（chronic kidney disease；慢性腎臓病）という概念が定義されている。CKDは原因によらず，たんぱく尿あるいは糸球体濾過量（GFR）低下を基準に，末期腎不全に至る可能性

表7-12 CKD の定義

①尿異常，画像診断，血液，病理で腎障害の存在が明らか，特に 0.15g/gCr 以上のたんぱく尿（30mg/gCr 以上のアルブミン尿）の存在が重要
② GFR＜ 60mL/分/1.73m^2

①，②のいずれか，または両方が 3 か月以上持続する

資料）日本腎臓学会：エビデンスに基づく CKD 診療ガイドライン 2018, p. 2 (2018)

表7-13 CKD の重症度分類

原疾患	蛋白尿区分		A1	A2	A3
糖尿病	尿アルブミン定量（mg/ 日） 尿アルブミン/Cr 比（mg/gCr）		正常	微量アルブミン尿	顕性アルブミン尿
			30 未満	30〜299	300 以上
高血圧 腎炎 多発性囊胞腎 移植腎 不明 その他	尿蛋白定量（g/ 日） 尿蛋白 /Cr 比（g/gCr）		正常	軽度蛋白尿	高度蛋白尿
			0.15 未満	0.15〜0.49	0.50 以上
GFR 区分 （mL/分 /1.73m^2）	G1	正常または高値	≧ 90		
	G2	正常または軽度低下	60〜89		
	G3a	軽度〜中等度低下	45〜59		
	G3b	中等度〜高度低下	30〜44		
	G4	高度低下	15〜29		
	G5	末期腎不全（ESKD）	＜15		

注）重症度は原疾患・GFR 区分・蛋白尿区分を合わせたステージにより評価する。CKD の重症度は死亡，末期腎不全，心血管死発症の
リスクを▨▨▨ のステージを基準に，▨▨▨，▨▨▨，▨▨▨ の順にステージが上昇するほどリスクは上昇する。
資料）日本腎臓学会：エビデンスに基づく CKD 診療ガイドライン 2018, p. 3 (2018)

のあるすべての状態を包含する。

●**定義**　　CKD は，たんぱく尿（微量アルブミン尿を含む）に代表される腎障害，あるいは腎機能（糸球体濾過量：GFR）の低下が慢性的に持続している状態と定義される（**表7**-12）。これらの定義を満たせば，糸球体腎炎や糖尿病性腎症など原因は異なっていても，すべて CKD に含まれる。GFR は血清クレアチニン値から推算式を用いて算出される。

●**重症度分類**　　CKD の重症度は，GFR 低下およびたんぱく尿（アルブミン尿）の存在がともに末期腎不全および心血管疾患発症の危険因子となるため，両者を組み合わせて評価する（**表7**-13）。腎機能区分は GFR によってステージ G1 〜 G5 に定められており，G3 はさらに GFR45 〜 59mL/ 分 /1.73m^2 の G3a と 30 〜 44mL/ 分 /1.73m^2 の G3b に区分される。透析治療を受けている場合には D（dialysis）をつける（例：G5D）。原疾患が糖尿病の場合の尿アルブミン区分は，クレアチニン 1 g 当たりの尿中アルブミン量によって，正常アルブミン尿（30mg/gCr 未満），微量アルブミン尿（30 〜 299mg/gCr），顕性アルブミン尿（300mg/gCr 以上）に分けられる。糖尿病以外は，クレアチニン 1 g 当たりの尿たんぱく量で評価し，正常（0.15g/gCr 未満），軽度た

んぱく尿（0.15 ～ 0.49g/gCr），高度たんぱく尿（0.50g/gCr 以上）に区分される。CKD 重症度分類は，最初に原疾患を記して，糖尿病 G2A3，慢性腎炎 G3bA2 などのように表記する。

GFR の低下に伴い，レニンの分泌が亢進し，高血圧を来す。高血圧は糸球体障害をさらに悪化させる要因となる。

● **治療**　CKD の進行を阻止，または遅らせるために，まず生活習慣の改善（禁煙，減塩，肥満の改善など）を行う。血圧の管理が重要であり，目標は 130/80mmHg 以下である。薬剤としては，たんぱく尿を認める場合，レニン-アンジオテンシン系阻害薬である，アンジオテンシン変換酵素（ACE）阻害薬やアンジオテンシンⅡ受容体拮抗薬（ARB）（p. 135）を第一選択とする。目標血圧に達しない場合，カルシウム拮抗薬，サイアザイド系利尿薬，ループ利尿薬などを追加併用する。糖尿病性腎症ではヘモグロビン A1c を 6.9％（NGSP）未満に管理する。CKD では，LDL コレステロールの管理目標も提示されており，120mg/dL 未満（可能であれば 100mg/dL 未満）とする。

● **食事療法**　水分の過剰摂取や極端な制限は有害であり，尿の排泄障害がなければ，水分摂取は自然な摂取に任せる。しかし，食塩については，摂取量の基本は，6 g/ 日未満（3 g/ 日以上）である。エネルギー量は，健常者と同程度でよく，性別，年齢，身体活動レベルで調整するが，25 ～ 35kcal/kg 標準体重/日が推奨される。肥満者では，体重に応じて 20 ～ 25kcal/kg 標準体重/日を指導してもよい。ステージ 3a では，0.8 ～ 1.0g/kg 標準体重/日のたんぱく質摂取を推奨する。ステージ 3b 以降ではたんぱく質摂取を 0.6 ～ 0.8g/kg 標準体重/日に制限する（**表 7-14**，別表は p. 141，**表 7-15**）。0.6g/kg 標準体重/日未満という厳しいたんぱく質制限が行われる場合もある。脂質については，動脈硬化性疾患予防の観点から，健常者と同様に脂質のエネルギー比は 20 ～ 25％とする。適正飲酒量は，エタノール量として，男性では 20 ～ 30mL/ 日（日本酒 1 合）以下，女性では 10 ～ 20mL/ 日以下である。カルシウムは摂取することが望ましいが，牛乳や小魚でとると，たんぱく質およびリン摂取量が増加する。したがって，たんぱく質制限が必要な患者では，カルシウムは薬剤で補給するが，血管石灰化を促進する場合があるため，注意が必要である。

◀ 33-34 **f** 血液透析，腹膜透析 ◀ ....

透析療法は，通常の治療によって腎機能を維持することができず，高窒素血症が高度になって生命維持に影響が及ぶ可能性が出てきた状態で適用される。膜を介して血液と透析液との間で物質交換を行わせ，老廃物（主としてたんぱく質代謝産物）の除去や電解質・酸塩基平衡の維持を図るものである。体外で人工的な膜を介して血液と透析液との間で物質交換を行う血液透析と，膜として自身の腹膜と血管を利用し，腹膜を流れる血液と腹腔内に満たした透析液との間で物質交換を行わせる腹

表7-14 CKD ステージによる食事療法基準（成人）

ステージ（GFR）	エネルギー （kcal/kg体重/日）	たんぱく質 （g/kg体重/日）	食塩 （g/日）	カリウム （mg/日）
ステージ1 （GFR≧90）	25～35	過剰な摂取 をしない	3以上 6未満	制限なし
ステージ2 （GFR60～89）				
ステージ3a （GFR45～59）		0.8～1.0		
ステージ3b （GFR30～44）				2,000以下
ステージ4 （GFR15～29）		0.6～0.8		
ステージ5 （GFR<15） 5D （透析療法中）			1,500以下	
	別表（p.141参照）			

注）体重は基本的に標準体重（BMI = 22）を用いる。
　　エネルギーや栄養素は，適正な量を設定するために，合併する疾患（糖尿病，肥満など）のガイドラインなどを参照して病態に応じて調整する。性別，年齢，身体活動度などにより異なる。
資料）日本腎臓学会編：慢性腎臓病に対する食事療法基準2014年版，p.2（2014）東京医学社

膜透析とがある。毎年，3万人以上が新たに透析療法を導入している（p.136，ほとんどは血液透析）。透析導入の原因となった疾患として最も多いのは糖尿病性腎症である。

1 血液透析

　血液を体外循環させて透析膜（ダイアライザー）に導き，そこで尿素などの尿毒症物質（老廃物），過剰の水・電解質を除去し，不足している物質（Ca^{2+}，HCO_3^-など）を体内に補充する方法である（図7-9）。透析膜の内側を血液が流れ，外側を透析液が流れる。

●**期間・方法**　　通常は1回4～5時間，週に3回行う。効率よく血液を体外循環させるために，血液の出入り口となるブラッドアクセスを形成する必要がある。これは通常，左前腕の動脈と静脈とを小手術で結合し，動脈から静脈に血液を流して静脈を拡張させ，動静脈シャントとも呼ばれる。透析時にはここに針を2本刺し，透析膜（ダイアライザー）に血液を導くチューブと血液を体内に戻すチューブを接続する。

●**注意点**　　血液透析患者の多くは無尿となる。血液透析が長期にわたると，β_2-ミクログロブリンに由来するアミロイドという物質が蓄積する結果，関節障害やアミロイドーシス（アミロイド症）に至る場合がある。透析療法単独では，ビタミンD活性化やエリスロポエチン産生などを含めた腎臓のすべての機能が補えるわけではない。

2 腹膜透析

毛細血管が豊富な腹膜に囲まれた腹腔内に透析液を入れて，一定時間溜めている

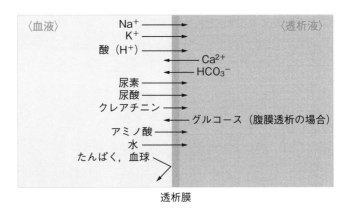

〈血液〉 〈透析液〉
Na$^+$
K$^+$
酸（H$^+$）
Ca^{2+}
HCO$_3$$^-$
尿素
尿酸
クレアチニン
グルコース（腹膜透析の場合）
アミノ酸
水
たんぱく，血球

透析膜

図7-9　透析療法の原理

間に腹膜を介して血液中の不要な老廃物や水分を透析液に移行させる方法である。腹膜透析には，CAPD（持続的携帯式腹膜透析）とAPD（自動腹膜透析）の2種類がある。

● **期間・方法**　腹膜透析では，透析液を腹腔内に入れるためのチューブ（カテーテル）を埋め込む必要があり，1～2時間程度の小手術が行われる。体外に出る部分は長くないため，日常生活への影響はない。

・CAPD：1回に約2Lの透析液を腹腔内に入れ，約6時間後に入れ替える。これを1日4回繰り返す。

・APD：夜間に装置を用いて自動的に透析液を4～5回入れ替える。

● **腹膜透析の長所**　血液透析では，ブラッドアクセスから動脈血の一部を直接ダイアライザーに流すため，その分心臓の負担が増すが，腹膜透析ではそのような負担が生じない。また，腹膜透析は血液透析に比べて，時間当たりの物質除去能率が低いため透析に時間がかかるが，自宅で行える利点があり，CAPDは勤務先でも可能である。

● **注意点**　腹膜透析を長期にわたって行うと，透析液の刺激によって腹膜が肥厚し，透析効率が低下したり，肥厚した腹膜が腸管を締め付けて腸閉塞になる場合もある。このような場合には血液透析に移行する必要がある。腹膜透析に用いられる透析液には，浸透圧を上げるためにグルコースが高濃度で含まれており，糖尿病のコントロールに影響が出る場合がある。

③ **透析時の食事療法**（表7-15）

● **エネルギー**　30～35kcal/kg標準体重/日とする。

● **たんぱく質**　透析療法により摂取制限が緩和されることに加え，透析により血漿たんぱくやアミノ酸の一部を喪失するため，たんぱく質摂取量を0.9～1.2g/kg標準体重/日とする。なお，たんぱく質喪失量は腹膜透析の方が血液透析よりも多い。

● **食塩**　血液透析では6g/日未満とする。腹膜透析では，除水量（注入液量と排液量との差）と尿量から計算式で摂取量を出す。

表7-15　CKD ステージ G5D（透析）の食事療法基準

ステージ 5D	エネルギー (kcal/kg 体重/日)	たんぱく質 (g/kg 体重/日)	食塩 (g/日)	水　分	カリウム (mg/日)	リン (mg/日)
血液透析 (週 3 回)	30 ～ 35 [*1,2]	0.9 ～ 1.2 [*1]	6 未満 [*3]	できるだけ 少なく	2,000 以下	たんぱく質 (g) × 15 以下
腹膜透析	30 ～ 35 [*1,2,4]	0.9 ～ 1.2 [*1]	腹膜透析除水量 (L) × 7.5 ＋尿量 (L) × 5	腹膜透析除 水量＋尿量	制限なし [*5]	たんぱく質 (g) × 15 以下

注）[*1] 体重は基本的に標準体重（BMI ＝ 22）を用いる。
　　[*2] 性別，年齢，合併症，身体活動度により異なる。
　　[*3] 尿量，身体活動度，体格，栄養状態，透析間体重増加を考慮して適宜調整する。
　　[*4] 腹膜吸収ブドウ糖からのエネルギー分を差し引く。
　　[*5] 高カリウム血症を認める場合には血液透析同様に制限する。
資料）日本腎臓学会編：慢性腎臓病に対する食事療法基準 2014 年版，p. 2（2014）東京医学社

●**水分**　　食事外の水分は，血液透析ではできるだけ少なくする。透析間の体重変動が 3 ～ 5％となるように，飲水量を制限する。腹膜透析では透析による除水量に尿量を加えたものを食事外水分とする。

●**カリウム**　　血液透析では 2,000mg/ 日以下に制限する。腹膜透析では制限はない。

●**リン**　　高リン血症は，心血管疾患の危険因子であり，リンの制限〔たんぱく質（g）× 15mg/ 日以下〕に配慮する。

●**ビタミン**　　水溶性ビタミンは透析により喪失するため補給を考える。また，活性型ビタミン D の投与も考慮する。

●尿路結石症

●**病因**　　食事の欧米化とともに尿路結石症は増加傾向にある。結石の成分としてはシュウ酸カルシウムによるものが最も多く，結石形成は食事内容の影響を受ける。

・シュウ酸の排泄：シュウ酸は野菜などに多く含まれるが，腸管内で食事中のカルシウムと結合して，便中に排泄される。したがって，カルシウムの摂取量が少ないと，尿路結石の危険が高まるとされる。また，高脂肪食では腸管内で脂肪酸とカルシウムの結合が増加し，カルシウムが減少するため，遊離シュウ酸の割合が高まり，シュウ酸吸収量が増加する。食塩は尿中へのカルシウム排泄を増加させるため，結石形成を促進する。

・尿酸による結石形成の促進：純粋な尿酸による結石は少ないが，微細な尿酸結晶がシュウ酸カルシウムなどによる結石形成を促すと考えられており，高尿酸血症では結石に対する注意が必要である。高尿酸血症でなくとも尿酸産生阻害薬が尿路結石の再発防止に有効であったとする報告もある。

●**病態**　　結石は腎臓で形成され，尿管に下降したものがほとんどで，膀胱や尿道にできるものは前立腺肥大や尿道狭窄などの尿が流れにくい状態で形成される。尿管内を結石が移動する際に粘膜を刺激し，激痛や出血を来す。一生のう

Column | 腎・尿路系の症候

　腎臓の障害による症状が初期から自覚されることは少なく，腎臓疾患は検査で発見されることが多い。腎臓疾患による所見は，まず尿に現れることが多い。尿の検査（検尿）は本人への負担が少なく手軽に行うことができ，学校や職場などの種々の健康診断に取り入れられている。したがって，腎臓疾患は検尿で発見されることが多い。腎臓の機能異常，特に老廃物を濾過する機能に関しては，血液検査で検出される。また，電解質，特にカリウムの異常は腎臓障害に伴ってみられることの多い所見であり，やはり血液検査で検出される。腎機能障害が高度になると浮腫（いわゆる「むくみ」）や疲労感などの症状を自覚する場合も出てくる。

　一方，腎盂，尿管，膀胱，尿道といった尿路の疾患は，結石や感染によるものが多い。痛みや肉眼的血尿，発熱として症状を呈することが多いが，診断上やはり検尿所見が重要である。

●尿量，排尿の異常

　尿量は飲水量や発汗量によってかなり変動し，健常成人で 800 ～ 1,600mL/ 日である。尿量に伴い，尿比重は通常 1.010 ～ 1.030 の範囲で変動する。また，尿の pH は体内での酸の産生量に応じて通常 5.0 ～ 8.0 の範囲で変動する。体内老廃物の排泄のためには，少なくとも 400 ～ 500mL/ 日は必要である。尿の排泄異常として，次のようなものがある。

①**乏尿・無尿**：尿量が 400mL/ 日以下を乏尿，100mL/ 日以下を無尿と呼ぶ。乏尿や無尿は，種々の腎臓疾患による尿生成機能の低下（腎不全）や，結石・腫瘍による尿路閉塞，また心不全や血圧低下による腎血流量低下の際に認められる。

②**多尿**：尿量が 3,000mL/ 日以上の場合は多尿と呼ばれ，バソプレシン（ADH）の欠乏による尿崩症や，心理的要因により水分を大量摂取する心因性多飲などが原因となる。

③**頻尿**：一般的に，排尿回数が 8 回 / 日以上の場合を頻尿という。過活動膀胱によるものが多い。膀胱炎による場合は残尿感などの膀胱粘膜刺激症状を伴うことが多い。心理的要因による心因性の頻尿もある。尿崩症などによる尿量増加でも頻尿となる。

④**排尿痛**：尿道の感染や結石がある場合には排尿時に痛みを伴う。これを排尿痛という。

⑤**尿失禁**：意図しないのに尿が体外に漏れ出す状態を尿失禁といい，過活動膀胱や高齢者，出産後の女性にみられることが多い。

●検尿異常

◇**たんぱく尿**　ほとんどの腎臓疾患でたんぱく尿が出現するため，重要な所見である。血液中のたんぱく質は，糸球体でほとんど濾過されない。β_2 -ミクログロブリンはたんぱく質であるが分子量が低く，濾過される。しかし，尿細管で再吸収される。

①**たんぱく尿の判定**：通常は，試験紙を尿に浸し，色の変化を見てたんぱく尿の有無を判定する。通常の試験紙の感度では，尿中のたんぱく質濃度が 30mg/dL 以上になると陽性として検出される。

②**たんぱく尿の検出成分**：最も多いのは，たんぱく質が糸球体で漏れ出す場合で，アルブミンが主体である。試験紙ではアルブミンのみを検出している。

　血液中のたんぱく質を大きく分けるとアルブミンとグロブリンがあるが，アルブミンのほうが分子量が小さい。

③**軽度のたんぱく尿**：最も多いのは起立性たんぱく尿で，この場合は活動前の早朝尿（起床後すぐに採った尿）では陰性となる。たんぱく尿を認めた場合にはまず，早朝尿を検査する必要がある。起立性たんぱく尿の予後は良好である。しかし，早朝尿でも陽性であれば，糸球体に病変があると考えられ，CKD または急性の糸球体腎炎などの可能性がある。

④**高度のたんぱく尿**：尿たんぱく量 3.5g/ 日以上が持続すると，ネフローゼ症候群の範疇に入る。

◇**血尿**　赤血球が尿に混じる場合を血尿という。

①**血尿の判定**：大量に赤血球が混じって尿の色調が変化（赤や褐色）した場合を肉眼的血尿，試験紙や尿沈渣（尿を遠心して得られる細胞成分を顕微鏡で観察する）による検査で血尿が明らかになる場合を顕微鏡的血尿という。

②**肉眼的血尿**：尿路の結石や腫瘍，感染（膀胱炎など）がある。

③**顕微鏡的血尿**：結石，腫瘍，感染のほかに，糸球体腎炎の可能性もあるが，この場合にはたんぱく尿を伴うことが多い。

　　④**注意点**：女性では生理の後の1週間くらいは陽性となるため，注意が必要である。ほかの検査所見や身体所見に異常がなく，血尿のみの場合も認められるが，この場合は通常，予後は良好である。

●**浮腫**

　いわゆる「むくみ」のことを浮腫といい，組織液が増加した状態である。腎臓が原因となる浮腫（腎性浮腫）では，糸球体での原尿生成量（糸球体濾過量）の低下による体内への水分やNa^+の貯留による場合と，高度のたんぱく尿による血中たんぱくの減少（ネフローゼ症候群など）の場合がある。

●**腎機能検査**

　血清クレアチニン値は，腎機能の指標となるため，血液検査では腎機能異常の検出や経過観察のために日常的に検査されている重要な項目である。

　①**血清クレアチニン値**：クレアチニン（Cr）の産生は体の筋肉量に応じて一定であり，糸球体から濾過され，ほぼそのまま尿中に排泄されるので糸球体濾過量を反映するマーカーとなる。血清クレアチニン値は臨床検査機器によって短時間で測定できる。

　②**糸球体濾過量（GFR）**：糸球体での血漿成分の濾過は，腎臓の根本的な機能である。1分間当たりの濾過量を糸球体濾過量（GFR）という。これは，原尿の生成量に等しい。GFRは腎機能とも呼ばれ，腎臓の状態を評価する基本的な指標である。正確には，糸球体で自由に濾過され，尿細管で再吸収も排泄もされないイヌリンという物質を血管内に注射し，血中濃度と単位時間当たりの尿中への排泄量から算出される。体格の違いがあっても同一の評価基準となるよう，体表面積$1.73m^2$に換算して算出される。基準値は90mL/分/$1.73m^2$以上である。体表面積$1.73m^2$は，身長170cm，体重63kgに相当する。

　　正確なGFRの測定には，上述したようにイヌリンを注射する必要があり，手軽に行うことが難しいため，通常の診療には，血清クレアチニン値から推算式を用いて計算されるGFR（eGFR；推算GFR）が用いられる。eGFRが60mL/分/$1.73m^2$未満の場合，明らかな腎臓障害（CKD；慢性腎臓病）があると考える。

　　単位時間当たりの尿中へのクレアチニンの排泄量と，血清クレアチニン濃度から算出されるクレアチニンクリアランスが，GFRとして測定される場合もあるが，eGFRが腎臓疾患の早期発見のために汎用されるようになっている。

　③**尿素窒素（BUN）**：たんぱく質やアミノ酸が代謝されるとアンモニアが形成されるが，アンモニアは体に有害なため，肝臓で尿素に変換される。尿素は腎臓から尿に排泄されるため，血液中の尿素は腎機能の指標となる。血液検査の際には尿素の中の窒素量が測定されるため，検査項目としては尿素窒素（BUN）と呼ばれる。尿素窒素は食事などからのたんぱく質摂取量や体たんぱく異化の影響を受ける。このため，尿素窒素は，腎機能の指標としてよりは，たんぱく質制限などの食事療法の実行状況をモニターするのに有用である。

◀33-24

ち，20人に1人程度が罹患し，男性のほうが女性より2～3倍多い。また，同一人での再発も多い。

●**治療**　水分摂取によって尿量増加を図り自然排石を促す。排石しない場合や，大きさが1cm以上で排石が困難と考えられる場合，体外衝撃波結石破砕術によって結石を細かくして排出させる。これは，体外で発生させた衝撃波を結石に集中させて破壊するものである。この方法が無効の場合や行えない場合には，内視鏡で結石を取り出したり，破壊する手技が用いられる。外科的な手術は最近少ない。

●**予防**　再発が多いため，予防が重要である。水分およびカルシウム摂取を勧め，脂肪および食塩摂取量は少なくする。砂糖は尿中のカルシウムを増加させるため，摂取量は少なくする。クエン酸には結石の予防効果があるとされる。

●**注意点**　頻度は少ないが，ジヒドロキシアデニン（DHA）結石症は，酵素（アデニンホスホリボシルトランスフェラーゼ）欠損症（先天性）であり，小児期に結石症や，結石による尿路閉塞から腎不全を来すこともある。薬剤（アロプリノール，フェブキソスタット）による治療が可能であり，小児期での結石症や家族性の発症の場合，また尿沈渣所見で特徴的なDHA結晶を認めた場合には，この疾患を念頭に検査を進める。

問題 次の記述について，○か×かを答えよ。

腎臓の構造と機能 ....

1 腎小体とは糸球体と尿細管からなる。

2 ヘンレ係蹄は，遠位尿細管と集合管の間に存在する。

3 糸球体で濾過された水分は，約50％が尿細管で再吸収される。

4 1本の集合管につき1本の尿細管が合流する。

5 糸球体に流入する血液は，動脈血である。

腎臓の機能 ....

6 血液中の赤血球は，糸球体で濾過される。

7 β_2-ミクログロブリンは，糸球体で濾過されるが，再吸収される。

8 ヘンレ係蹄上行脚では，水の再吸収が行われる。

9 アルドステロンは，酸の排泄を抑制する。

10 尿のpHは，7.4付近の狭い範囲で調節されている。

腎臓の障害 ....

11 乏尿は，尿量が100mL/日以下となった場合である。

12 CKDでは，レニンの分泌は低下する。

13 脱水時には，集合管での水の再吸収は低下する。

14 生体のpHが上昇しようとする病態がアシドーシス，低下しようとする病態がアルカローシスである。

15 腎前性急性腎不全では，高浸透圧尿となる。

腎・尿路疾患 ....

16 慢性糸球体腎炎の原因として，最も多いのは，IgA腎症である。

17 大量のたんぱく尿の持続がみられる病態をネフローゼ症候群という。

18 透析療法に至る原因で一番多いのは糖尿病性腎症である。

19 食塩の摂取は，尿中へのカルシウム排泄を低下させ，尿路結石の形成を抑制する。

20 慢性腎臓病（CKD）ステージ4では，たんぱく質摂取量を0.6～0.8g/kg標準体重/日とする。

1　×　腎小体は糸球体とボーマン嚢からなる。

2　×　ヘンレ係蹄は近位尿細管と遠位尿細管の間に位置する。

3　×　糸球体で濾過された水分の約99％が尿細管で再吸収される。

4　×　1本の集合管に複数の尿細管が絡みつくように合流している。

5　○

6　×　血液中の赤血球は，糸球体で濾過されない。分子量が1万くらいまでの成分，例えば，血漿は濾過される。

7　○

8　×　水の再吸収は，近位尿細管や集合管で行われている。ヘンレ係蹄上行脚は，水の透過性が低く，再吸収は行われない。

9　×　アルドステロンは遠位尿細管でNa$^+$の再吸収を促進して細胞外液の増加をもたらすとともに，K$^+$や酸（H$^+$）の尿への排泄を促進する。

10　×　体液は，7.4±0.05に保たれているが，尿のpHは通常5.0〜8.0の範囲で調節されている。

11　×　乏尿は尿量400mL/日以下，無尿は100mL/日以下の場合をいう。

12　×　CKDでは糸球体濾過量の低下に伴い，レニン分泌は亢進し，高血圧となる。

13　×　脱水時には血漿浸透圧の上昇により，下垂体後葉からのバソプレシン分泌が高まり，集合管で水の再吸収を促進する。

14　×　pHが低下しようとする病態がアシドーシス，上昇しようとする病態がアルカローシスである。

15　○

16　○

17　○

18　○

19　×　食塩は尿中へのカルシウム排泄を増加させることで，結石形成を促進する。

20　○

8 内分泌系

内分泌系とは，血液中にホルモンと呼ばれる生理活性物質を放出し，特定の臓器に作用を及ぼす生体調節機構である。ホルモンを放出する臓器を内分泌腺と呼び，主なものは，視床下部，下垂体，甲状腺，副甲状腺（上皮小体），膵臓のランゲルハンス島，副腎，性腺（精巣，卵巣）である（**図8-1**）。種々の内分泌腺の機能低下あるいは機能過剰によって，それぞれの内分泌腺に特有の疾患が生じる。

A 内分泌器官と分泌ホルモン

それぞれのホルモンは，作用する特定の臓器（標的臓器）の受容体（レセプター）に結合することによって作用を及ぼす。ホルモンは微量で活性を示す。ホルモンの分泌量は精密な調節を受けており，十分な効果が標的臓器に生じたときには分泌量が抑制されるしくみ（フィードバック機構）が存在する。

● **ホルモンの分類・構造・作用機序** ◀　インスリンやアドレナリンなどのホル ◀32-32
モンは，**図8-2**のように標的細胞の細胞膜表面の受容体に結合する。ホルモンが受容体に結合すると，セカンドメッセンジャーと呼ばれる物質の濃度が変化し，細胞内に情報が伝達される。その結果，最終的に種々の生物効果（DNA合成，mRNA合成，たんぱく質合成，細胞内の物質輸送，細胞膜への作用）が発現される。

ステロイドホルモン，甲状腺ホルモン，ビタミンDなどは，**図8-3**のように細胞膜を通過して細胞内に入り，細胞質または核内に存在する受容体に結合する。細胞質にある受容体の場合も，ホルモンと結合した複合体は核内に移行

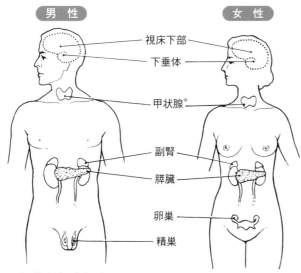

男 性	女 性

視床下部
下垂体
甲状腺*
副腎
膵臓
卵巣
精巣

*副甲状腺（上皮小体）は，甲状腺の後面にある。

図8-1 主な内分泌腺の所在

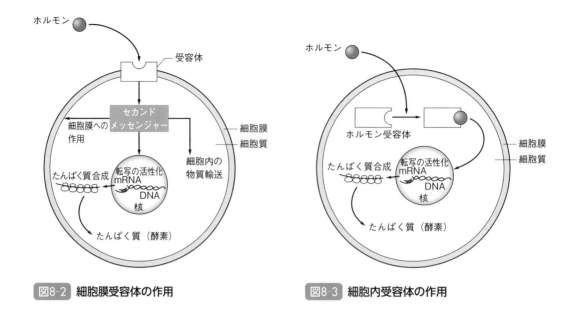

図8-2　細胞膜受容体の作用

図8-3　細胞内受容体の作用

し，DNA のホルモン応答部位に結合して，その遺伝子の転写（mRNA 合成）を調節して作用を発揮する。

a　ホルモン分泌の調節機構

ホルモンは生体の機能を調節し，生体の恒常性（ホメオスタシス）を維持し，また外部からの刺激（ストレス*など）に応じて生体の反応を調節するための物質であり，ホルモンの生成や分泌は微妙に調節されている。

補足 ｜ *ストレスを受けた際には，副腎皮質からのグルココルチコイドの分泌が高まる。

●**ホルモンによる血糖値の調節**　　血糖値の調整機構を例とすると，膵臓のランゲルハンス島から分泌されるインスリンは血中グルコース濃度が高まったときには分泌が促進され，グルコース濃度が低下したときには分泌は低下している。一方，インスリンと同器官の別の細胞から分泌されるグルカゴンは，血中グルコース濃度が低下したときには分泌が促進され，グルコース濃度が高まったときには分泌は抑制されている。このようなしくみにより血糖値は一定の範囲に保たれる。

・フィードバック機構：上記のインスリンやグルカゴンのように，ホルモンにはその効果が現れた際には，その効果によって分泌の抑制がかかるようになっている。このようなメカニズムをフィードバック機構という。

●**自律神経によるホルモン分泌の調節**　　ホルモン分泌は，自律神経の調節も受けている。例えば，副交感神経の刺激ではインスリン分泌は高まるが，交感神経刺激ではインスリン分泌は低下しグルカゴン分泌が促進される。また，交感神経刺激によって，副腎髄質からのカテコールアミン（アドレナリン，ノルアドレナリンなど）の分泌が促進される。

b 視床下部・下垂体ホルモン ◀ ·····································

◀35-32
35-37
34-31
32-33

1 視床下部とホルモン

●**視床下部の特徴と機能**　視床下部は，摂食，飲水などの本能行動や体温調節などの生体環境の調節に関与している。また，視床下部から分泌されるホルモンは下垂体に作用し，下垂体から分泌されるホルモンの量を調節する。視床下部は下垂体のすぐ背側で視交叉の後方に位置し，脳組織としては例外的に脳血液関門を欠いており，神経細胞が直接に血液にさらされる。これは視床下部が血液中の諸物質の濃度を感知するための設計と考えられている。

●**視床下部から分泌される主なホルモン**　視床下部から分泌されるホルモンとして，6種類が同定されている（**表8-1**）。

表8-1 ホルモンの分泌器官と主な作用

分泌器官		分泌されるホルモンと主な作用
視床下部		副腎皮質刺激ホルモン放出ホルモン（CRH）：副腎皮質刺激ホルモン（ACTH）の分泌促進
		甲状腺刺激ホルモン放出ホルモン（TRH）：甲状腺刺激ホルモン（TSH）の分泌促進
		成長ホルモン放出ホルモン（GHRH）：成長ホルモン（GH）の分泌促進
		成長ホルモン抑制ホルモン（GHIH）：成長ホルモン（GH）の分泌抑制
		ゴナドトロピン（性腺刺激ホルモン）放出ホルモン（GnRH）：黄体形成ホルモン（LH）と卵胞刺激ホルモン（FSH）の分泌促進。黄体形成ホルモン放出ホルモン（LHRH）とも呼ばれていた
		プロラクチン抑制ホルモン（PIH）：プロラクチン（PL）の分泌抑制
松果体		メラトニン：概日リズムの調節
下垂体	前葉	成長ホルモン（GH）：成長促進作用，たんぱく質の同化促進
		甲状腺刺激ホルモン（TSH）：甲状腺ホルモンの分泌促進
		副腎皮質刺激ホルモン（ACTH）：グルココルチコイドの分泌促進
		黄体形成ホルモン（LH）：卵胞成熟，排卵の促進，黄体の発育，アンドロゲンの分泌促進
		卵胞刺激ホルモン（FSH）：卵胞の発育，エストロゲンの分泌促進，精子形成の促進
		プロラクチン（PL）：乳腺の成長促進，乳汁産生促進
	中葉	メラニン細胞刺激ホルモン（MSH）：メラニンの合成を刺激
	後葉	オキシトシン：乳汁の放出（射乳），子宮筋の収縮
		バソプレシン：腎臓での水の再吸収の促進，血圧上昇
甲状腺		甲状腺ホルモン（T_4，T_3）：代謝の促進
		カルシトニン：骨からのCa^{2+}溶解抑制，腎臓のCa^{2+}再吸収抑制
副甲状腺		副甲状腺ホルモン（PTH）：骨からのCa^{2+}溶解促進，腎臓のCa^{2+}再吸収促進
副腎	皮質	グルココルチコイド：糖新生の亢進，抗炎症作用
		アルドステロン：腎臓でのNa^+の再吸収促進，K^+と酸の排泄促進
	髄質	アドレナリン，ノルアドレナリン：血圧の上昇作用，血糖値の上昇作用，脂肪分解
膵臓		インスリン：グリコーゲンの合成促進，糖新生の抑制，脂肪の合成促進
		グルカゴン：グリコーゲンの分解促進，糖新生の促進
性腺	精巣	アンドロゲン：精子の形成促進，第二次性徴の促進
	卵巣	エストロゲン：月経周期の維持，妊娠の維持，骨吸収の抑制
		プロゲステロン：受精卵の着床の促進

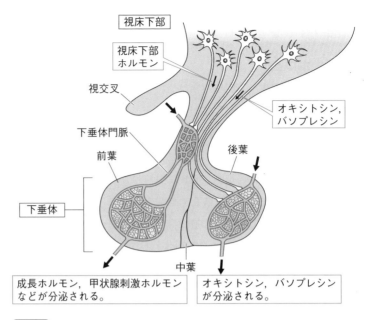

視床下部

視床下部
ホルモン

視交叉

オキシトシン,
バソプレシン

下垂体門脈

前葉

後葉

下垂体

中葉

成長ホルモン, 甲状腺刺激ホルモン
などが分泌される。

オキシトシン, バソプレシン
が分泌される。

図8-4 下垂体の構造

2 下垂体とホルモン（図8-4）

● **下垂体の特徴**　　下垂体は頭蓋骨のトルコ鞍と呼ばれる部分の内腔に位置し，
重さ0.5gくらいの小器官である。下垂体は前葉，中葉，後葉に分けられる。

● **下垂体から分泌される主なホルモン**

・前葉から分泌されるホルモン：成長ホルモン（GH），甲状腺刺激ホルモン
（TSH），副腎皮質刺激ホルモン（ACTH），黄体形成ホルモン（LH），卵胞
刺激ホルモン（FSH），プロラクチン（PL；乳汁分泌ホルモン）などが分泌
される。前葉は下垂体門脈系によって視床下部と血流で結ばれており，視床
下部から分泌される視床下部ホルモンによって調節を受けている。なお，成
長ホルモンの過剰が成長期に生じれば巨人症，成長期後に生じれば先端巨大
症を来す。

・中葉から分泌されるホルモン：メラニン細胞刺激ホルモン（MSH）が分泌
される。

・後葉から分泌されるホルモン：オキシトシン（射乳ホルモン），バソプレシ
ン（ADH；抗利尿ホルモン）が分泌されるが，これらは視床下部の神経細
胞内で合成されたものであり，軸索を通じて下垂体後葉まで達し，神経終末

○ Column | **バソプレシン（抗利尿ホルモン）分泌異常による疾患**

　　下垂体後葉からのバソプレシン分泌が低下すると，集合管での水の再吸収が低下し，著しい多尿となる（尿崩
症）。この結果，血液から水分が失われて血清ナトリウム濃度は上昇傾向となる。一方，バソプレシン分泌が過
剰な病態では水の再吸収が亢進し，血液中の水分が増加して低ナトリウム血症となる（抗利尿ホルモン不適合分
泌症候群）。

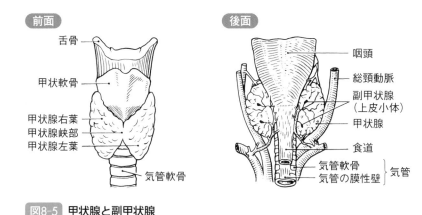

前面

- 舌骨
- 甲状軟骨
- 甲状腺右葉
- 甲状腺峡部
- 甲状腺左葉
- 気管軟骨

後面

- 咽頭
- 総頸動脈
- 副甲状腺（上皮小体）
- 甲状腺
- 食道
- 気管軟骨 ┐気管
- 気管の膜性壁 ┘

図8-5　甲状腺と副甲状腺

の部分から血液中に分泌される。

c 甲状腺ホルモン

● **甲状腺の特徴と機能**　甲状腺は内分泌腺としては人体で最も大きく，前頸部にある。約 15 ～ 25g で左葉と右葉からなる（図 8 - 5 ）。甲状腺の機能は，甲状腺ホルモンとカルシトニンの合成・分泌である。甲状腺ホルモンにはヨウ素が含まれる。ヨウ素の必要量は 150 ～ 200μg/ 日であり，最低でも 80μg/ 日が必要である。甲状腺には血液中からヨウ素が積極的に取り込まれる。

● **甲状腺から分泌されるホルモン**　甲状腺からは甲状腺ホルモンとカルシトニンが分泌される。カルシトニンについては，d で扱う。

・甲状腺ホルモン：甲状腺ホルモンは，ほとんどの組織で代謝を亢進させる。代謝の増大により体温上昇が起こる。寒冷時には甲状腺ホルモンの分泌が増加し，体温調節に関与している。甲状腺ホルモンは正常な成長と骨格の形成および知能や運動機能の発達に必須である。

・甲状腺ホルモンの種類：甲状腺ホルモンには，チロキシン（T_4）とトリヨードチロニン（T_3）とがあり，T_4 は細胞中で T_3 に変換されて生物学的活性を発揮する。血液中の T_4 と T_3 はたんぱく質と結合したものと遊離型のものとが存在するが，生理作用を示すのは遊離型である。この遊離型のみの濃度を測定することも可能で，日常臨床でしばしば行われている。視床下部からの甲状腺刺激ホルモン放出ホルモン（TRH）の分泌および下垂体前葉からの甲状腺刺激ホルモン（TSH）の分泌は，T_4，T_3 により抑制される。

d カルシウム代謝調節ホルモン

● **血中カルシウム濃度の調節ホルモン**　血中カルシウム濃度の調節は，副甲状腺ホルモン（PTH；パラトルモン），カルシトニン，活性型ビタミン D によって行われている。PTH と活性型ビタミン D は血中カルシウム（Ca^{2+}）濃度

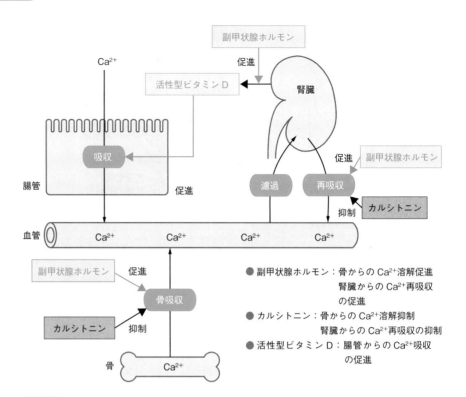

図8-6 血中カルシウム濃度の調節

を上昇，カルシトニンは Ca^{2+} 濃度を低下させる作用を有する（**図8-6**）。

- PTHの分泌部位：PTHが分泌される副甲状腺は上皮小体とも呼ばれ，甲状腺の後面側に上下一対ずつ，計4個ある（**図8-5**）。1個は 0.02 ～ 0.05g，5mm 程度の小さな臓器である。

- カルシトニンの分泌部位：カルシトニンは甲状腺から分泌されるが，甲状腺ホルモンを分泌する細胞とは異なり，甲状腺濾胞間結合組織にあるC細胞から分泌される。

- 活性型ビタミンD：ビタミンDの合成には，紫外線照射（通常の生活で浴びる日光で十分）が必要であり，さらにビタミンDが生体内で作用するためには，肝臓と腎臓で活性化される必要がある。腎臓での活性化はPTHによって促進される。

● **血中カルシウム濃度の調節メカニズム**（図8-6）

- 血中カルシウム濃度が低下した場合：この刺激は副甲状腺に作用してPTHの分泌を高める。一方，甲状腺C細胞からのカルシトニンの分泌を抑制する。PTHは骨から Ca^{2+} を遊離させ（骨吸収），腎臓における Ca^{2+} 再吸収を促進する。また，PTHは腎臓に作用してビタミンDの活性化を促進し，活性型ビタミンDは腸管からの Ca^{2+} 吸収を促進する。これらの総合作用の結果，血中 Ca^{2+} 濃度は上昇する。

- 血中カルシウム濃度が増加した場合：甲状腺からのカルシトニンの分泌が増

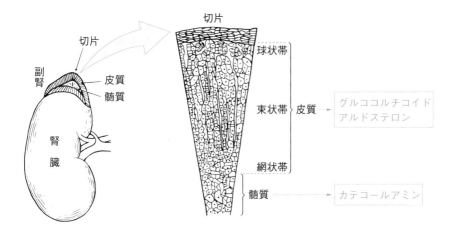

図8-7 のラベル:
切片
副腎
腎臓
切片
皮質
髄質
球状帯
束状帯 皮質
網状帯
髄質

グルココルチコイド
アルドステロン

カテコールアミン

図8-7 副腎の構造と分泌ホルモン

加する。カルシトニンは骨からの Ca^{2+} 遊離を抑制し，また，腎臓における Ca^{2+} 再吸収を抑制する。

e 副腎皮質・髄質ホルモン

◀36-26
35-22
34-26

　副腎は左右の腎臓の上部に付着している一対の臓器であり，大きさは幅 20 ～ 30mm，長さ 40 ～ 60mm，厚さ 3 ～ 6mm である。皮質と髄質に分けられるが（図 8 - 7），これらは発生学的にも機能的にも別のものであり，皮質は中胚葉より発生し腺組織として発達したもの，髄質は外胚葉より発生し神経組織として発達したものである。

1 副腎皮質から分泌されるホルモン

　副腎皮質からはグルココルチコイド（糖質コルチコイド）とアルドステロン（電解質コルチコイド）が分泌される。

●**グルココルチコイド**　　一般的にステロイドホルモンあるいは副腎皮質ステロイドと呼ばれている。構造を少し変化させ，作用を高めた化合物が薬剤として広く使用されている。副腎から分泌されるグルココルチコイドの 85 ～ 90％はコルチゾールで，そのほかにコルチコステロンとコルチゾンがある。

・主な作用：グルココルチコイドは抗ストレスホルモンとして作用し，外傷，重度の熱傷，感染，出血，手術，強い感情変化などのストレス刺激に対して体の抵抗性を高める。また，強力な抗炎症，抗アレルギー効果を有するため，薬剤として用いられる場合にはこのような作用を期待して投与されることが多い。グルココルチコイドは，**糖新生**の亢進による血糖上昇作用，ナトリウムイオン（Na^+）の貯留による血圧上昇作用，骨への作用として骨粗鬆症誘発なども有しており，薬剤として用いる場合にはこれらの作用に注意が必要となる。

糖新生
アミノ酸，乳酸，グリセロールなどの糖質以外の物質から，グルコースを合成すること。

・分泌調節：グルココルチコイドの分泌は，下垂体前葉からの副腎皮質刺激ホ

ルモン（ACTH）によって促進され，血中のグルココルチコイドの増加は
ACTH および視床下部からの副腎皮質刺激ホルモン放出ホルモン（CRH）
の分泌を抑制する（フィードバック抑制）。

● **アルドステロン**

・**主な作用**：腎臓の遠位尿細管に作用して Na^+ の再吸収を促進する。このと
き，K^+ および酸（H^+）は Na^+ と交換で尿中に排泄される。Na^+ 再吸収の
増加とともに細胞外液量は増加する。そのため，血圧は上昇傾向となる。

・**分泌調節**：アルドステロンの分泌は，主としてレニン-アンジオテンシン-ア
ルドステロン系によって調節されている（p.98，**図6-7**）。

・**関連疾患**：後天的な自己免疫疾患などによって副腎皮質が傷害され，これら
のホルモン産生が欠如すると，原発性慢性副腎不全（アジソン病）となり，
易疲労感，食欲低下，体重減少，低血糖，低血圧などを来す。

② **副腎髄質から分泌されるホルモン**

副腎髄質からはアドレナリン，ノルアドレナリン，ドーパミンなどのカテコール
アミンが分泌されるが，ほとんどはアドレナリンである。アドレナリンは，日本人
（高峰譲吉）によって初めて単離された。

副腎髄質のクロム親和性組織（クロム液で染色すると褐色の変色を示す）から発
生し，カテコールアミンを過剰に産生・分泌する腫瘍を褐色細胞腫（p.159，**B-c**）
という。

● **アドレナリン**

・**主な作用**：アドレナリンは心拍数増加，心拍出量増加，細動脈収縮による血
圧上昇作用を有する。また，肝臓でのグリコーゲン分解により血糖値を上昇
させる。脂肪細胞ではトリグリセリド（トリグリセライド）を分解して脂肪
酸を遊離させ，脂肪酸の代謝を促進する。また，気管支平滑筋を弛緩させ，
気管支を拡張させる。

・**分泌調節**：アドレナリン分泌を促進するものは，ストレス，筋運動，血圧降
下，血糖低下，血中 CO_2 増加，血中 O_2 低下などである。また，交感神経
刺激によってアドレナリン分泌は高まる。

f　膵島ホルモン（p.41，**4-A-a**）

● **ランゲルハンス島（膵島）の特徴**　　膵臓には，消化管に消化酵素を分泌する
外分泌腺と，インスリンなどのホルモンを分泌する内分泌腺とがある（p.41，
図4-1）。内分泌腺は多数の外分泌腺の海の中に島のように点在する少数の
細胞からなる集団であり，このためにランゲルハンス島と呼ばれる。ランゲル
ハンス島には α（A）細胞，β（B）細胞，δ（D）細胞があり，α 細胞からはグ
ルカゴン，β 細胞からはインスリン，δ 細胞からはソマトスタチンが分泌され
る。ランゲルハンス島の中で α 細胞は 20％，β 細胞は 50％，δ 細胞は数％程
度である。

●**インスリン**　インスリンは血糖値を低下させる唯一のホルモンであり，その作用不足は糖尿病を招く。一方，インスリン自体は動脈硬化に促進的に働いていると考えられており，臨床的に重要なホルモンである。インスリンは食事などによる血糖上昇によって分泌が促進される。

・主な作用：筋肉，脂肪組織ではグルコース（ブドウ糖）の取り込みとグリコーゲン（筋肉），トリグリセリド（脂肪組織）の合成を促進，肝臓ではグリコーゲンの合成を促進，糖新生を抑制して結果的にグルコースの取り込み率を上昇させている。インスリンは，母体から胎児へは移行しない。

・インスリン抵抗性による疾患の発症：肥満は上記の臓器でのインスリンに対する反応性（感受性）を低下させる。このインスリン感受性の低下をインスリン抵抗性といい，インスリン分泌能が通常の場合，血中のインスリン濃度は高まる。インスリンは腎臓での Na^+ の再吸収を高め，また，交感神経を緊張させることによって血圧を上昇させる。さらに，血管平滑筋細胞の増殖促進によって動脈硬化に促進的に働く。一方，運動は筋肉でのインスリン感受性を高めることができる。糖尿病（2型）の多くは遺伝的な要因によってインスリン分泌能がもともと低いと考えられており，インスリン抵抗性をもたらすような身体状況を伴ってくると，糖尿病を発症する。

●**グルカゴン**　肝臓でのグリコーゲンの分解，糖新生により，血糖値を上昇させる。また，脂肪分解を促進する。血糖低下や交感神経刺激で分泌が高まる。

●**ソマトスタチン**　インスリン，グルカゴンの分泌を抑制し，膵臓の内分泌機構を調節している。血糖上昇はインスリンを分泌させると同時にソマトスタチンを分泌させ，反応を制御している。

g 性腺ホルモン (p. 217, 12)

性腺は，生殖細胞をつくる器官で，男性では精巣（睾丸），女性では卵巣を指す。性腺からは性ホルモンが分泌される。

1 男性ホルモン

男性ホルモンの活性を示すホルモンは，テストステロンやデヒドロエピアンドロステロンなど，数種類知られており，一括してアンドロゲンと呼ばれる。

補足　女性でもアンドロゲンは分泌されている。主として副腎からであるが，卵巣からもわずかに分泌される。

●**テストステロン**　アンドロゲンの中でテストステロンは最も活性が強い。精巣の間質細胞からテストステロンが分泌され，下垂体からの黄体形成ホルモン（LH）によって分泌が促進される。テストステロンは下垂体から分泌される卵胞刺激ホルモン（FSH）とともに精子形成を促進する。テストステロンの分泌は加齢とともに低下する。

●**デヒドロエピアンドロステロン**　副腎皮質からはアンドロゲンの一つであるデヒドロエピアンドロステロン（DHEA）が分泌されるが，その活性はテス

トステロンの約 1／5 である。

2 女性ホルモン

卵巣から分泌されるホルモンであり，エストロゲン（卵胞ホルモン）とプロゲステロン（黄体ホルモン）がある。

● **エストロゲン**　エストロゲンは卵巣以外にも精巣，副腎皮質からも少量分泌される。エストロゲンにはエストラジオール，エストロン，エストリオールがあるが，エストラジオールが最も活性が強い。卵巣から分泌されるのは，主としてエストラジオールである。卵巣からのエストロゲン分泌は下垂体から分泌される卵胞刺激ホルモン（FSH）によって促進される。

・主な作用：エストロゲンは，思春期では卵巣，子宮，膣，そのほかの外生殖器の発達を促進，および月経周期の維持，妊娠の維持の作用を有する。種々の代謝作用も有しており，血中コレステロール低下作用，骨密度の増加作用を有する。

・加齢に伴う機能低下：卵巣は加齢とともに下垂体からの性腺刺激ホルモン（LH，FSH）に対する反応性が低下し，ある時期に達すると卵胞からのエストロゲン産生はなくなる。この時期を閉経といい，45 ～ 55 歳の間が多い。

● **プロゲステロン**

・主な作用：プロゲステロンは排卵に続いて黄体から分泌され，増殖した子宮内膜からの分泌を促進し，受精卵が着床しやすい状態にする。受精が起こらなければプロゲステロンの分泌は急に減少して月経が始まる。

● **ホルモン療法**

・経口避妊薬（女性）：エストロゲンとプロゲステロンの合剤が用いられる。

・更年期障害（p.161，Column）の治療：エストロゲンとプロゲステロンを併用したホルモン補充療法が行われる。

Ⓑ　内分泌疾患の成因・病態・診断・治療の概要

　特定のホルモンの増加，または減少によって症状が生じることが多い。したがって，そのホルモンの作用に基づく症状が出現する。例えば，甲状腺機能亢進症では，甲状腺ホルモンの増加によって代謝が亢進し，体重減少や動悸などが生じる。また，ホルモンの調節にはフィードバック機構（p.148，A-ɑ）が作用しているため，特定のホルモンの増加や減少は，そのホルモンの分泌を誘導するホルモンの変動をもたらす。甲状腺機能亢進症では下垂体前葉からの甲状腺刺激ホルモン（TSH）の分泌低下，甲状腺機能低下症では逆に TSH の分泌増加を来し，診断の根拠にもなる。

◀36-33
35-33
34-32
33-35
32-33

ⓐ 甲状腺機能亢進症・低下症 ◀ ┈┈┈┈┈┈┈┈┈┈┈┈┈┈┈┈┈┈┈┈┈┈

1 甲状腺機能亢進症

　甲状腺機能亢進症とは，甲状腺ホルモンの分泌過剰によって血液中の甲状腺ホル

モン濃度が上昇し，それに伴う症状が出現した状態である。大部分（約90％）は
バセドウ病によるもので，そのほかに亜急性甲状腺炎，無痛性甲状腺炎，プランマー
病によるものがある。

●**病因**　　バセドウ病は，甲状腺の甲状腺刺激ホルモン（TSH）受容体に対す
る自己抗体が出現し，これがTSH受容体を刺激することによって甲状腺ホル
モンが過剰に分泌される疾患である。このような自己抗体がなぜ出現するよう
になるかは不明である。プランマー病は，ホルモン分泌能をもつ良性の甲状腺
腫瘍によるものである。

●**病態**　　代謝亢進と交感神経刺激による症状が出現する。すなわち，体重減少
（食欲亢進を伴うが，基礎代謝の亢進により，エネルギー需要のほうが上回る），
動悸，発汗，暑がり，いらいら感などの症状を来す。身体所見としては，甲状
腺腫（甲状腺全体の腫脹），頻脈，手指振戦（ふるえ），皮膚湿潤などがみられ
る。発熱を生じる場合もある。消化管運動の亢進による下痢，骨代謝亢進によ
る骨粗鬆症なども生じる。また，周期性四肢麻痺がみられるが，これは炭水化
物の過剰摂取によって誘発されやすい。酸素消費量の増加に心拍出量が追い付
かないこともある（高拍出性心不全）。バセドウ病では，眼球突出がみられる
場合がある。

●**診断**　　上記に述べた特徴的な症状がある場合，甲状腺機能亢進症を疑う。

・血液学検査：甲状腺ホルモン（遊離T₄，遊離T₃）の高値およびTSH低下
を来す。血清コレステロールの低値，骨由来によるアルカリホスファターゼ
（ALP）の高値が認められる。

・免疫学検査：未治療のバセドウ病では，抗TSH受容体抗体が90％以上で
陽性となる。

●**治療**

・薬物療法：バセドウ病では，抗甲状腺薬の投与が主体である。薬剤としては，
チアマゾール，プロピオチオウラシルが用いられる。投与開始時の無顆粒球
症（白血球の減少）に注意が必要である。

・放射線治療，手術：薬剤が使用できない場合，放射性ヨード治療，手術療法
などが行われる。

2　**甲状腺機能低下症**

甲状腺機能低下症は，甲状腺ホルモンの作用が低下して生じる。病態としては，
甲状腺ホルモン自体が不足している場合と，全身の組織が甲状腺ホルモンに反応し
ない不応症とがあるが，前者がほとんどである。

●**病因**　　甲状腺ホルモンが低下する病因としては，甲状腺自体に障害がある場
合（原発性）と，下垂体に障害があって甲状腺刺激ホルモン（TSH）が不足
する場合（二次性），視床下部に障害があって甲状腺刺激ホルモン放出ホルモ
ン（TRH）が不足し，その結果としてTSHが不足する場合（三次性）とがあ
る。原発性が圧倒的に多い（90〜95％）。

・**慢性甲状腺炎**：原発性の中では慢性甲状腺炎（橋本病）が最も多い。慢性甲状腺炎は，甲状腺に対して免疫応答が生じた結果と考えられており（自己免疫疾患），甲状腺組織にリンパ球の浸潤がみられる。また，甲状腺の成分に対する自己抗体がしばしば血液中に認められる。圧倒的に女性に多く，男女比は1：10〜20である。女性では加齢とともに発症頻度が増え，軽症例も含めると50代では10％以上となる。

・**クレチン症**：生下時から甲状腺機能低下があると，低身長，知能低下を来す。これをクレチン症という。多くは甲状腺組織の先天的無形成によるものである。新生児の段階で早期発見のためのスクリーニングが行われている(p. 57，4‐D)。

● **病態**　代謝の低下により，易疲労感，寒がり，嗄声（声がかすれる），手足や眼瞼周囲のむくみ，便秘などの症状が出現する。甲状腺機能低下症は多くの場合，徐々に進行するため，発見が遅れることが多い。中高年ではうつ病，高齢者では認知症と間違われることもある。皮膚は甲状腺ホルモン欠乏に敏感に反応し，欠乏すると乾燥し，粗雑となる。手足には圧痕を残さない浮腫（non-pitting edema）が生じ，粘液水腫と呼ばれる。脱毛も認められ，眉毛は外側1/3に脱落がみられる。最も多い慢性甲状腺炎ではびまん性の甲状腺腫がみられる。

● **診断**　臨床症状と甲状腺ホルモン，TSHの測定で診断される。甲状腺自己抗体が陽性であれば，慢性甲状腺炎と診断される。

・**血液学検査**：原発性の場合は甲状腺ホルモンの低下，TSHの高値が認められる。血清中のコレステロールとクレアチンキナーゼ(CK)が上昇するため，ほかの疾患と誤らないようにする。

・**免疫学検査**：慢性甲状腺炎では，抗サイログロブリン抗体や抗甲状腺ミクロゾーム抗体などの甲状腺自己抗体が陽性となる。

● **治療**

・**薬物療法**：甲状腺ホルモン製剤の内服を行う。この治療で甲状腺機能の維持を図るが，それに伴いびまん性の甲状腺腫が縮小する場合も多い。クレチン症においても，早期からの治療により，正常な発達を保つことができる。

◀36-33
34-32
33-35
32-33

b 原発性アルドステロン症◀ ....

原発性アルドステロン症とは，副腎皮質から分泌される電解質コルチコイドであるアルドステロンが過剰に分泌される疾患であり，アルドステロンの作用が過剰になることによって種々の症状を来す。

● **病因**　副腎皮質のアルドステロン産生細胞が腫瘍化した腺腫（良性腫瘍）またはがん腫（悪性腫瘍），あるいは副腎皮質の過形成によって，アルドステロンが過剰に産生・分泌されることによる。腺腫による場合が最も多く（80〜90％），次いで過形成によるものである。過形成には病因不明のものと，先天

的な代謝異常が病因のものとがある。

- **●病態**　過剰なアルドステロンによって腎臓の遠位尿細管での Na^+ の再吸収が増加し，それによって Na^+，水の貯留が生じる。その結果，循環血液量の増加によって高血圧を来す。全高血圧患者の中の約5%を占めると推定されており，従来考えられていた頻度より多いことが明らかになっている。Na^+ の再吸収に伴って K^+ の排泄が亢進し，低カリウム血症となる。酸（H^+）の排泄も亢進し，アルカローシスとなる。レニンの分泌は抑制され，血漿レニン活性は低値を示す。

- **●診断**　高血圧で低カリウム血症，血漿レニン活性が低値，血漿アルドステロン濃度が高値であれば本症の可能性が高い。腹部 CT と副腎シンチグラム（シンチグラフィー）（p.89），左右副腎静脈の血中アルドステロン濃度の測定を行い，診断を確定する。

- **●治療**

  ・手術：腺腫やがん腫は外科的に早期摘出を行う。

  ・薬物療法：手術不能な場合や過形成の場合には，スピロノラクトンやエプレレノン（アルドステロン拮抗薬）を投与する。

  > 補足　続発性アルドステロン症：続発性アルドステロン症とは，他の病因によって，アルドステロンの過剰分泌を来した状態である。レニン-アンジオテンシン-アルドステロン系を活性化する種々の疾患（腎血管性高血圧，バーター症候群など）が病因となるが，やせる目的で利尿剤や下剤を過剰使用した場合にもしばしば認められるため，注意が必要である。

C 褐色細胞腫

36-33
35-33
33-35
32-37

副腎髄質から発生した腫瘍であり，アドレナリンなどのカテコールアミンを分泌することにより，種々の交感神経刺激症状を呈する。

- **●病因**　副腎髄質の腫瘍であるが，ほとんどは転移のみられない良性腫瘍。腫瘍の割面が黄褐色を呈する。

- **●病態**　アドレナリンが過剰に分泌されるため，高血圧，動悸，高血糖，発汗過多，顔面蒼白などの交感神経刺激症状を呈する。高血圧による頭痛，また代謝亢進による体重減少も認められる。運動や食事などの刺激によって急激な血圧上昇を認めることがある。

- **●診断**　血液や尿中でのカテコールアミンおよびその代謝産物の上昇が認められれば，MRI などの画像診断を行う。

- **●治療**　良性腫瘍の場合は手術による切除。高血圧が認められるが，循環血漿量は血管収縮によってむしろ低下しているので減塩は行わない。発汗過多に対し水分補給を行う。バナナ，バニラ，チョコレートなどの摂取は，尿中カテコールアミン検査に影響を与えるので検査の際には避ける。

◀36-33
　　35-33
　　34-32
　　33-35
　　32-25

d　クッシング病・症候群 ....

クッシング病・症候群とは，副腎皮質で産生されるグルココルチコイド（コルチゾール）の過剰分泌によって種々の症状を来す疾患である。

●**病因**　　副腎皮質刺激ホルモン（ACTH）の過剰分泌による ACTH 依存性と，ACTH とは無関係にコルチゾール過剰分泌を来す ACTH 非依存性がある。このうち，下垂体原発で ACTH 過剰分泌によるもの（下垂体腺腫が多い）をクッシング病という。下垂体以外の臓器の腫瘍による ACTH 過剰分泌によるものもある（異所性 ACTH 症候群）。ACTH 非依存性（クッシング症候群）では，副腎腺腫（良性腫瘍）でコルチゾールを産生するもの，および副腎がん腫によるものがある。全体では，副腎腺腫によるクッシング症候群が約 50％，クッシング病が 40％前後，異所性 ACTH 症候群が 10％前後である。

●**病態**　　副腎腺腫などによるクッシング症候群では，コルチゾールの過剰によるフィードバックによって血液中の ACTH 濃度は低値となる。一方，クッシング病では，血液中の ACTH，コルチゾールがともに高値となる。

　　症状はコルチゾール過剰によるもので，糖新生による血糖値上昇がインスリン分泌を促進し，脂肪組織におけるグルコースからの脂肪合成を促進する。一方，糖新生は，筋たんぱく質の分解を亢進させ，筋肉量は低下する。このため，四肢は細くなり，顔面（満月様顔貌）や体幹部への脂肪沈着が著明となる（中心性肥満）。

　　血糖値上昇は，糖尿病に至る場合もある。腹部の急激な脂肪蓄積により皮下組織が断裂して，赤紫色皮膚線条を来す。

　　そのほかに，グルココルチコイドの男性ホルモン様作用による男性型多毛，痤瘡（にきび），アルドステロン様作用による高血圧，低カリウム血症，骨吸収促進・腸管からの Ca^+ 吸収抑制などによる骨粗鬆症などがある。グルココルチコイドには免疫抑制作用（抗炎症作用）もあるため，免疫力低下を起こす。

●**診断**
- 臨床症状，血液学検査：特徴的な身体所見や，低カリウム血症，高血圧などから疑い，血液中の ACTH，コルチゾールの測定を行う。デキサメサゾン（合成糖質コルチコイド）投与によって ACTH，コルチゾール濃度が低下するか（デキサメサゾン抑制試験）により，非生理的な分泌かどうかを判定する。
- 画像検査：CT，MRI 検査などの画像診断によって腫瘍や過形成の有無を診断する。

●**治療**
- 手術：下垂体や副腎の腺腫によるものでは，手術による摘出を第一選択とする。
- 放射線治療，薬物療法：下垂体腺腫では放射線による治療（ガンマナイフ）が行われることがある。次いでステロイド合成阻害薬が使用される。

更年期障害とは，閉経年齢前後（更年期）に女性が訴える種々の症状をいう。症状の現れ方は個人差が大きい。

●**原因**　　閉経による卵巣からのエストロゲンの分泌の低下，消失によるものである。症状の出現には精神，社会的要因も大きな影響を有する。加齢とともに下垂体からの性腺刺激ホルモン（LH，FSH）に対して卵巣の反応性は低下し，エストロゲンの産生が低下，消失する。この際，フィードバックによって下垂体からのFSH分泌は増加する。

●**病態**　　火照り感，のぼせ，発汗などの訴えが多い。エストロゲン欠乏による自律神経機能の不安定から生じると考えられる。このほかに倦怠感や睡眠障害，抑うつ，頭痛，めまい感，動悸，関節痛，肩こり，手足の冷感，しびれ感などの訴えも多い。これらの自覚症状は一定せず，また，症状の現れ方にも波があるため，不定愁訴と呼ばれる。

　エストロゲン欠乏によって高コレステロール血症を来しやすく，脳卒中，狭心症，心筋梗塞などの心血管疾患の危険性が増す。また，エストロゲン欠乏は骨吸収の亢進をもたらし，その結果，骨量は減少し，骨粗鬆症を来す場合がある。

●**診断**
- ・臨床症状：年齢，月経の状態，症状の原因となる身体異常が見出されないことなどが診断の根拠となる。
- ・血液学検査：血液中の女性ホルモンレベルも検査される。

●**治療**
- ・運動療法：歩行や自転車こぎなどの運動が症状軽減に有効であるといわれている。
- ・ホルモン補充療法：エストロゲンの欠乏を補うホルモン補充療法が行われるが，乳がんや血栓塞栓症のリスクが増す可能性があるため，通常は長期には使用されない。短期間の使用で症状が軽快する場合も多い。
- ・ほかの薬物療法：自律神経調整薬や抗不安薬などが投与される場合もある。

問題 次の記述について，○か×かを答えよ。

ホルモン ....

1 ホルモンの効果が現れた際に，その効果によってホルモンの分泌に抑制がかかるようになっているメカニズムをフィードバック機構という。

2 甲状腺ホルモンは，ほとんどの組織で代謝を亢進させ，体温調節・成長・骨格の形成に関与している。

3 グルココルチコイドは強いアレルギー反応を引き起こす。

4 インスリンの主な作用は，グリコーゲンの合成促進，糖新生の抑制である。

5 プロラクチンは，乳汁分泌を促進する。

6 甲状腺から分泌され，腎臓での Ca^{2+} 再吸収を抑制，カルシウム排泄を増加させるホルモン

　ア　バソプレシン　　　　　　　エ　副甲状腺ホルモン

　イ　チロキシン　　　　　　　　オ　アドレナリン

　ウ　カルシトニン

内分泌疾患 ....

7 バセドウ病は，甲状腺機能低下症の原因となる。

8 クレチン症は，生下時からの甲状腺機能低下によって，低身長，知能低下を来す。

9 甲状腺機能低下症では，血清コレステロール値が低下する。

10 原発性アルドステロン症では，過剰なアルドステロンにより尿細管・集合管でのナトリウムの再吸収が抑制され，脱水が起こる。

11 クッシング症候群は，腸管での Ca^{2+} 吸収が過剰になる。

解説

1 ○

2 ○

3 ×　グルココルチコイドは，ステロイドホルモンとも呼ばれ，強力な抗炎症，抗アレルギー効果を有する。

4 ○

5 ○

6 ウ○

　　　アはバソプレシンは集合管で水の再吸収を促進する。

　　　イはチロキシンは，甲状腺から分泌される甲状腺ホルモンであり，代謝の促進作用を有している。

　　　エは副甲状腺ホルモンは，腎臓でのビタミン D の活性化を促進し，腎臓でのカルシウム再吸収を増加させる。

　　　オはアドレナリンは交感神経と協働で，血圧や血糖値の維持に働いている。

7 ×　甲状腺機能亢進症の約 90％がバセドウ病によるものである。

8 ○

9 ×　甲状腺ホルモンは，血清コレステロール低下作用をもつ。そのため，甲状腺機能低下症では，血清コレステロール値が上昇する。

10 ×　過剰なアルドステロンによって遠位尿細管での Na^+ の再吸収が増加し，Na^+，水の貯留が生じる。

11 ×　腸管での Ca^{2+} 吸収は抑制され，骨粗鬆症になりやすくなる。

9 神経系

A 神経系の構造と機能

a 神経系の一般特性◀

◀35-34
35-36
32-34

神経系は，**図**9-1のように中枢神経系と末梢神経系とに大別される。

- ・中枢神経系：脳と脊髄からなる。
- ・末梢神経系：脳・脊髄と，皮膚，筋肉，腺などの末梢の効果器とを結ぶ神経である。体性神経系〔運動神経と知覚（感覚）神経〕と自律神経系（交感神経と副交感神経）とに分けられる。

1 活動電位●

細胞膜を隔てて細胞内と細胞外とではイオンの組成が異なっており（**表**9-1），細胞内に微小電極を刺入して電位を測定すると，細胞内は細胞外に対して$-60 \sim -90mV$の静止膜電位をもつ。また，静止時に細胞膜は，Na^+や陰イオンをほとんど通さず，K^+は通しやすいという性質をもっているため，濃度勾配に従ってイオンは濃度の低い方へ移動する。しかし，細胞膜には，エネルギー（ATP）を使ってNa^+を細胞外に，K^+を細胞内に移動させるNa^+-K^+ポンプがあるため，細胞膜を隔ててNa^+とK^+の濃度差が維持されている。このような場合の，膜の内外での電位差の大きさを平衡電位といい（**図**9-2），以下のNernstの式で表される。K^+の平衡電位E_Kは，次のようになる。

$$E_K = 61 \log \frac{[K^+]_o}{[K^+]_i} = 61 \times \log \frac{4}{144} = -95mV$$

（ただし，温度は37℃で，$[K^+]_o$は細胞外のK^+の濃度，$[K^+]_i$は細胞内液のK^+の濃度を示す。）

すなわち，K^+の平衡電位に近い値の静止膜電位が生まれる原因となっている。

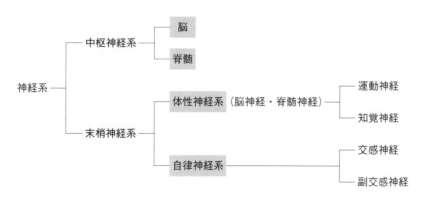

図9-1 神経系の構成

163

表9-1	細胞内液と細胞外液のイオン組成 (哺乳動物の骨格筋)	
	細胞外液 (mmol/L)	細胞内液 (mmol/L)
Na^+	145	12
K^+	4	144
Cl^-	121	4
Ca^{2+}	2.5	0
Mg^{2+}	1.0	24

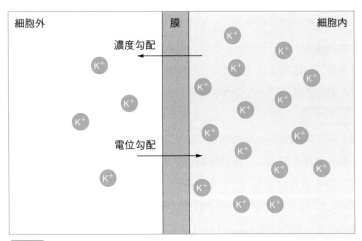

図9-2 K^+の平衡電位

一方，Na^+の透過性が上がった場合の平衡電位 E_{Na} は，次のようになる。

$$E_{Na} = 61 \log \frac{[Na^+]_o}{[Na^+]_i} = 61 \times \log \frac{145}{12} = +66mV$$

ところで，神経や筋などの興奮性膜に刺激を加えると，負の値の静止膜電位から極めて短時間で$+30 \sim +50mV$の正の電位が発生する。これを活動電位，あるいは負から正に電位が変化するため逆転電位という（図9-3）。

このように，静止膜電位が，正の方向に変化することを脱分極，活動電位の正の部分をオーバーシュートといい，静止膜電位に戻る過程を再分極，静止膜電位よりも膜電位が負になることを過分極という。

活動電位は，次の過程で生じると考えられている。

①加えられた刺激によって，細胞膜のNa^+の透過性が一過性に急上昇し，Na^+の平衡電位に近づくことにより正の電位となる。

②次いでK^+の透過性が上昇してK^+が細胞外に流出するため，一気に膜電位はK^+の平衡電位に近づくことになる。

③K^+の透過性の増大に続いてNa^+透過性の不活化も加わって，膜電位はさらに急激に静止膜電位に近づいていく。

④前述のように活動電位が発生している間は，Na^+，K^+の濃度勾配，電位勾配

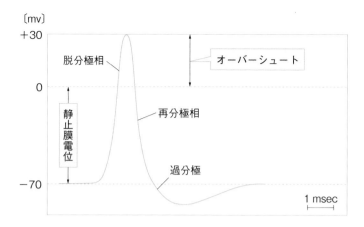

図9-3 活動電位

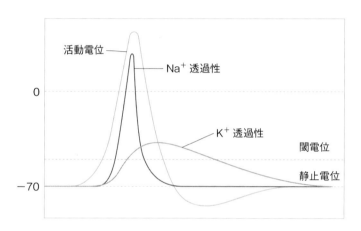

図9-4 活動電位発生時の Na$^+$，K$^+$ の透過性の変化

　に従って移動するため，Na$^+$ は細胞内に入り，K$^+$ は細胞外に出て行く。最終的に Na$^+$，K$^+$ の濃度は，Na$^+$-K$^+$ ポンプの働きによって静止膜電位の濃度に調節されていく（**図9-4**）。

　このように，神経や筋の活動電位は Na$^+$ の透過性の増大によってもたらされるが，心筋のように細胞外からの Ca^{2+} の透過性が増大することによって生じる活動電位（Ca^{2+} スパイク）もある。

2　ニューロン・グリア●

　神経系は，情報処理と情報伝達に特化した神経細胞（neuron；ニューロン）と神経細胞以外の細胞の総称であるグリア細胞（glial cell）から構成される。

　神経細胞は，核，ミトコンドリアなどの細胞小器官を有する細胞体，電気信号を伝達する軸索（アクソン）および外部からの刺激や，ほかの神経細胞の軸索から送り出される情報を受け取る樹状突起からなる（**図9-5**）。また，神経細胞間あるいは神経細胞と筋細胞などの接合部をシナプスという。

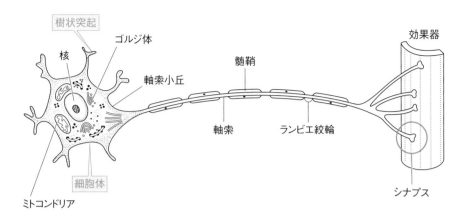

図9-5 神経細胞の構造（運動ニューロン）

　一方，グリア細胞は，神経細胞よりも数が多く（約50倍），役割に応じてさまざまな種類がみられる。主なものとして，中枢神経系では，栄養素を運ぶアストロサイト，髄鞘をつくるオリゴデンドロサイト，免疫を担うミクログリアなどがある。また，末梢神経系に存在するグリア細胞として，髄鞘を形成するシュワン細胞がある。

　これまで，情報伝達は神経細胞に特化した役割とされてきたが，最近では，グリア細胞自身も情報伝達を行っており，特に記憶や学習といった高次機能を担っている可能性が示されてきている。

3 シナプス伝達・神経伝達物質●

1 シナプス　　シナプスは，ある神経から別の神経，筋細胞，分泌細胞へと，化学的な神経伝達物質により，あるいは電気的に神経情報を伝える接合部である（**図9-6**）。

● **化学シナプス**　　シナプス小胞内に蓄えられた化学的な神経伝達物質がシナプス前膜からシナプス間隙（20～30nm）に放出され相手側のシナプス後膜に達し，受容体と結合するとイオンチャネルが開いてシナプス後膜の膜電位が変化する。化学伝達物質が，相手側のシナプス後膜を脱分極させて神経に活動電位を引き起こす場合を興奮性シナプスといい，発生した電位は，興奮性シナプス後電位（EPSP）と呼ばれる。反対に相手側のシナプス後膜の膜電位に過分極を与えて神経の活動を抑制する場合を抑制性シナプスといい，生じた電位変化は，抑制性シナプス後電位（IPSP）と呼ばれる（**図9-7**）。多数の神経と興奮性や抑制性シナプスが複雑に組み合わさって神経回路を形成し，情報に修飾を与えて伝達する。

● **神経伝達物質の種類**（**表9-2**）

・低分子の伝達物質：アセチルコリンやグルタミン酸，グリシンなどのアミノ酸類。カテコールアミンやセロトニンなどの生理活性アミン類。

・神経ペプチド：エンケファリン，エンドルフィンなどのオピオイド。血管作

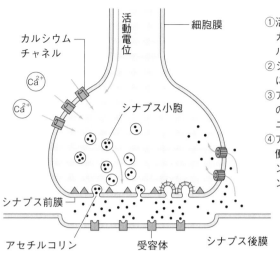

①活動電位が神経末端に達すると，カルシウムチャネルが開き，カルシウムイオンが取り入れられる。
②シナプス小胞よりシナプス間隙にアセチルコリンが分泌される。
③アセチルコリンがシナプス後膜の受容体に付き，シナプス後ニューロンの膜電位を変化させる。
④アセチルコリンエステラーゼが働き，受容体からアセチルコリンが離れ，シナプス前ニューロンに回収される。

図9-6 シナプスにおける興奮伝達

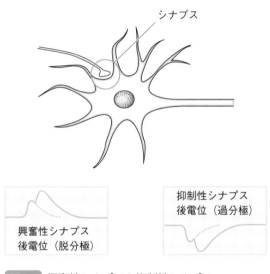

図9-7 興奮性シナプスと抑制性シナプス

動性腸管ポリペプチド（VIP），サブスタンスPなどの胃腸（腸管）ペプチド。視床下部から放出される各種の放出ホルモンや抑制ホルモン。下垂体後葉ホルモン。

・気体：一酸化窒素（NO），一酸化炭素（CO）など。

●**電気シナプス**　　電気シナプスはシナプス前膜とシナプス後膜が接合し，ギャップ結合を形成したものである。ギャップ結合は低分子のイオンなどを通過させるため電気的に情報が伝わる。哺乳類では外側前庭神経核中の神経に存在する。

表9-2 主な神経伝達物質と働き

神経伝達物質	働き
アセチルコリン（Ach）	神経筋接合部（終板），自律神経節，自律神経系の主に副交感神経，脊髄の興奮性シナプス，中枢神経系等でみられる神経伝達物質。
カテコールアミン	アドレナリン，ノルアドレナリン，ドーパミンの一括総称。中枢神経では抑制性伝達物質。ノルアドレナリンは，交感神経節後シナプスの伝達物質（エクリン汗腺を除く。これらは交感神経支配であるが，神経伝達物質はアセチルコリン）。
ドーパミン	大脳基底核の黒質の神経伝達物質。ドーパミンが分泌されない疾病にパーキンソン病がある。ドーパミンは血液脳関門（BBB）を通過できないため，治療には前駆体のL-ドーパを投与する。
γ-アミノ酪酸（GABA）	中枢神経系に広範にみられる抑制性神経伝達物質。
グリシン	中枢神経系の抑制性神経伝達物質。脊髄や脳幹に多い。
セロトニン	脳幹の縫線核にあり，睡眠を抑制する神経伝達物質。脊髄での痛覚の抑制。
エンドルフィン	鎮痛作用。下行性鎮痛系を機能させて脊髄での痛みの伝達を抑制する（内因性鎮痛作用）。鍼治療，マラソンやジョギング時に放出され，脳内モルヒネ様物質と呼ばれる。
エンケファリン	鎮痛作用。痛みの伝達を抑制。

血液脳関門（BBB）
blood-brain barrier。薬物などが，血中から脳内へ自由に移行するのを制限する機能。アミノ酸やグルコースは脳内に入ることができるが，分子量の大きなたんぱく質などは，脳内に自由に入れない。

[2] **軸索**（図9-5参照）　軸索は，神経の細胞体から続く直径0.5〜20μmの神経線維である。神経細胞により，長さは種々であるが，長いものでは坐骨神経のように1mを超えるものもある。軸索は，大きいものはシュワン細胞の細胞膜で被覆（髄鞘，ミエリン鞘）されており，有髄神経線維と呼ばれる。髄鞘は，脂質に富んでおり，電気的に絶縁性が高い部分である。髄鞘と髄鞘の間の軸索が露出している部分をランビエ絞輪という。軸索が，髄鞘により被覆されていない神経もあり，無髄神経線維という。

●**伝導**　無髄神経線維では，活動電位は局所電流となって伝導していく（図9-8）。活動電位の発生している部分と隣接部分の間に電流が流れ，局所電流が隣接部分に活動電位を発生させながら伝導していくため，伝導速度は遅い。

　一方，有髄神経線維では，局所電流は軸索が露出したランビエ絞輪の部分を通って電流が流れていくため，跳躍伝導と呼ばれ，伝導速度が速い。軸索の伝導速度が，情報伝達の速度を決定するといえる（図9-9，表9-3）。

●**軸索輸送**　軸索のもう一つの重要な働きは，神経の細胞体で産生された物質を運搬することである。視床下部で産生されたホルモンが下垂体後葉まで軸索輸送されて，後葉から血中に分泌される。軸索輸送には軸索内を走行している微小管がレールの役目を果たし，物質が運搬されるといわれている。軸索輸送には，細胞体から末端へ運搬される順行性軸索輸送と，末端から細胞体の方へ運搬される逆行性軸索輸送がある。

●**切断と再生**　軸索を切断すると，切断後2〜3日で髄鞘が壊れ，やがて消

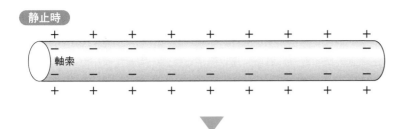

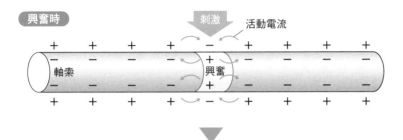

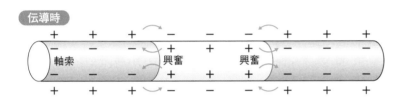

図9-8 局所電流

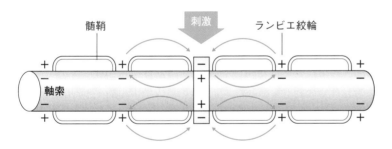

図9-9 跳躍伝導

表9-3 神経線維の種類と伝導速度

線 維	髄鞘の有無	直径(μm)	伝導速度(m/秒)	働 き
A α	有髄	12 ~ 20	60 ~ 120	運動神経，筋紡錘からのⅠa線維群
β		8 ~ 14	30 ~ 80	触覚，圧覚
γ		2 ~ 8	15 ~ 55	錘内筋への運動神経
δ		1.5 ~ 3	6 ~ 30	温覚，痛覚
B	有髄	3	3 ~ 15	交感神経節前線維
C	無髄	0.5 ~ 1	0.3 ~ 0.8	痛覚，交感神経節後線維

失してしまう。これをウォーラー変性（ワーラー変性）という。しかし，切断が神経細胞より遠位端で行われ，神経の損傷が少ない場合は1週間ほどでシュワン細胞の増殖がみられる。遠位側と近位側の切断側に中空のシュワン細胞の管が形成されて管同士がつながる。次いで，神経線維の近位側で切断2～3日後に神経線維の再生がみられ始め，神経の出芽が起こる。シュワン細胞の管の中に伸びてきた神経線維により再生が生じ，神経の損傷からの回復が行われる。効率よく再生を起こさせるために神経の縫合が行われる。神経の再生は，末梢神経系で起こりやすいが，中枢神経系では再生しにくい。細胞体に近い部分で切断されると，中枢側にも変性が進み細胞体も障害されるため，ニューロンは破壊される（逆行性変性）。

4 中枢神経●

1 中枢神経系とは

中枢神経系は，脳と脊髄が該当する。発生学的にみると，原型は脊髄であり，基本的には脊髄の前端が極端に膨らんで脳が発達したと考えられている。

- ・脳（図9-10）：神経系の発達に伴い，脊髄での灰白質は神経細胞体の増加により増大して内部から外側に飛び出し，ついには完全に白質を覆うことになる。すなわち，脳では脊髄と位置関係が逆転し，皮質は神経細胞体の密集する灰白質となり，髄質は神経線維の白質となる。また，神経細胞体の集団の一部は髄質内に取り残され，大脳基底核，小脳核や脳幹核となる。
- ・脊髄（図9-11）：内側の髄質には神経細胞体が密集しており，その色から灰白質と呼ばれる。外側の皮質は神経線維からなり，その色から白質と呼ばれる。

核
脳などの中枢神経の内部での神経細胞体の集団を核（神経核）といい，共通の機能に関与する。

2 脳の構造と機能

脳は大脳，間脳，中脳，小脳，橋（きょう），延髄に区分される（図9-10）。

脳の重量は体重の約2％を占め，日本人の成人で平均約1,300gである。ヒトの臓器の中で重い実質臓器の一つである。

グルコース（血糖）をエネルギー源とし，エネルギー消費は身体全体の約18％，酸素消費量は20～25％を占める。単位重量当たりのエネルギー消費では最大の器官である。

- ●**大脳**　知覚機能，運動機能，統合機能をもつ。脳重量の80％を占めている。
  - ・大脳半球：大脳縦裂によって二分され，各々を大脳半球と呼ぶ。
  - ・大脳基底核：左右の大脳半球の髄質内部（基底部）にある神経細胞体の集団である。尾状核，レンズ核（被殻，淡蒼球），扁桃核（体），黒質，視床下核などがある。これらの大脳基底核の間や大脳皮質，脳幹および小脳との間には密接な相互連絡がある。
- ●**脳幹**　間脳，中脳，橋，延髄をまとめて脳幹と呼ぶ。脳のうち大脳と小脳を除いた部分である。脳幹には，生命の維持に重要な循環・呼吸などの反射機能の中枢が集まっている。

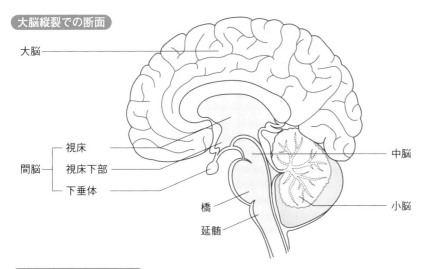

大脳縦裂での断面

大脳

間脳
- 視床
- 視床下部
- 下垂体

中脳

橋
延髄

小脳

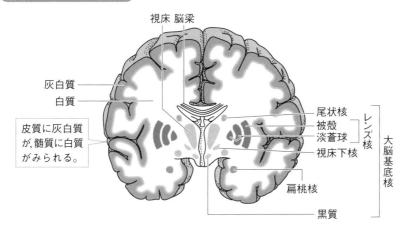

前方からみた脳の縦断面

視床　脳梁

灰白質
白質

皮質に灰白質が，髄質に白質がみられる。

尾状核
被殻 ─ レンズ核
淡蒼球
視床下核

大脳基底核

扁桃核

黒質

図9-10　脳の構造

●**小脳**　橋と延髄の背側にある。小脳は，四肢の筋肉に対する側路を形成し，随意運動の協調や平衡・姿勢の調節を行う。運動を円滑にする**錐体外路系**の一つの中枢である。

③ 脊髄の構造と機能

●**構造**　脊髄は脊柱管内にあり，上端は脳幹に続き，下端は第1腰椎の下縁までで，長さ約45cmである。第1腰椎の下縁からは脊髄神経のみが馬の尾のように細かく分かれており，これを馬尾と呼ぶ。

　脊髄は脊髄神経の起始に対応して，頸髄，胸髄，腰髄，仙髄の4部に分けられる（p.177，図9-13）。

　脊髄の断面の中央部にはH字型をした灰白質，そしてこのまわりを白質が取り巻く（図9-11）。

・灰白質：主として**介在神経**や運動神経などの神経細胞体からなる。運動神経

錐体路と錐体外路
大脳皮質運動野（中枢）から顔面や手足など末梢へ運動の指令を伝える経路のうち，延髄の錐体を通る経路を錐体路，通らないものを錐体外路という。錐体路は大部分が延髄で交差する（錐体交差）。ただし，錐体路は解剖学的に実在するが，錐体外路は解剖学的に実在しない。

介在神経
ある神経細胞とほかの神経細胞との間にあって，情報伝達の仲介をする神経細胞をいう。

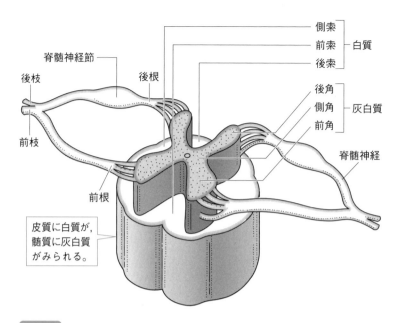

図9-11 脊髄の構造

（図中ラベル）
側索
前索 ─ 白質
後索
後根
脊髄神経節
後枝
後角
側角 ─ 灰白質
前角
脊髄神経
前枝
前根

皮質に白質が,
髄質に灰白質
がみられる。

のある前角, 知覚神経のある後角, 自律神経のある側角に分けられる。

・白質：神経路を構成する神経線維で, 前索, 側索, 後索に分けられる。脊髄の両側から神経線維束が出て, それぞれ前根と後根となる。後根には脊髄神経節が介在する。

●**機能**　脊髄の基本的機能は, 反射と興奮の伝導である。脊髄の前根は運動性, 後根は知覚性である。これはベル‐マジャンディーの法則として知られている。

脊髄には, 運動性反射中枢や, 種々の自律神経の中枢が含まれている。これらの中枢は, 正常時では視床下部, 延髄などの上位中枢の支配のもとで機能している。

ベル‐マジャンディーの法則
脊髄神経において, 運動神経は前根から出て, 知覚神経は後根から入るという法則。

5 末梢神経●

1 末梢神経系とは

末梢神経系は機能の点から, 体性神経系と自律神経系に分けられる。

・体性神経系：骨格筋運動, 知覚などの機能に関与する。

・自律神経系：呼吸, 循環, 消化などの機能に関与する。

自律神経系はさらに交感神経系と副交感神経系に分けられる。しかし, 脳神経でみられるように, 体性神経の神経線維束の中を自律神経の神経線維が通るものがあり, 両者は完全に分けられるものではない。

2 脳神経の構造と機能

脳幹などから出る脳神経は 12 対あり, それぞれに固有の名称が与えられ, Ⅰ～Ⅻの番号が付けられている。運動性のみのもの, 知覚性のみのもの, 運動性と知覚性のもの, さらに自律神経を含んだものがある（**表 9‐4**）。

表9-4 脳神経とその主作用

神経名	主作用：主要分布域	神経名	主作用：主要分布域
嗅神経 （Ⅰ）	知覚性：鼻腔（嗅粘膜）	外転神経 （Ⅵ）	運動性：眼筋
視神経 （Ⅱ）	知覚性：眼球（網膜）	顔面神経 （Ⅶ）	混合性：表情筋，舌の前方 一部自律性：唾液腺
動眼神経 （Ⅲ）	運動性：眼筋 一部自律性	内耳神経 （Ⅷ）	知覚性：内耳
滑車神経 （Ⅳ）	運動性：眼筋	舌咽神経 （Ⅸ）	混合性：咽頭，舌の後方， 唾液腺
三叉神経 （Ⅴ）	混合性：顔面 主に知覚性	迷走神経 （Ⅹ）	混合性：内臓
第1枝＝眼神経	知覚性：眼窩，前頭	副神経 （Ⅺ）	運動性：筋肉 一部迷走神経と交通
第2枝＝上顎神経	知覚性：上顎部		
第3枝＝下顎神経	知覚性：下顎部 一部運動性：咀嚼筋	舌下神経 （Ⅻ）	運動性：舌筋

- 嗅神経（Ⅰ）：嗅覚に関与する。鼻腔上部の嗅上皮にある嗅細胞（神経細胞）の軸索は，篩骨の篩板にある篩骨孔を通り，脳の嗅球へ向かう。

- 視神経（Ⅱ）：視覚に関与する。網膜の神経細胞の軸索で視神経管を通って頭蓋腔内に入り，視交叉の後は視索となり，間脳の外側膝状体に，一部は中脳の上丘へ向かう。

- 動眼神経（Ⅲ）：眼球運動に関与し，上眼瞼挙筋，上直筋，内側直筋，下直筋，下斜筋などの眼筋を支配する。また，縮瞳，毛様体筋の収縮による焦点調節など，自律性の神経を含む。

- 滑車神経（Ⅳ）：眼球運動に関与する。上斜筋（眼筋）を支配する。

- 三叉神経（Ⅴ）：咀嚼運動と顔面の皮膚および口腔・舌・鼻腔粘膜の知覚などに関与する。橋から出てすぐに三叉神経節をつくり，眼神経，上顎神経，下顎神経の3枝に分かれる。

- 外転神経（Ⅵ）：眼球運動に関与する。外直筋（眼筋）を支配する。

- 顔面神経（Ⅶ）：表情筋の運動，舌の前方2/3の味覚に関与する。唾液の分泌に関与する自律性の神経を含む。

- 内耳神経（Ⅷ）：蝸牛神経（聴覚に関与）と，前庭神経（平衡覚に関与）を支配する。

- 舌咽神経（Ⅸ）：咽頭の運動と知覚，舌の後方1/3の味覚，唾液の分泌に関与する。

○ Column │ 球麻痺と仮性球麻痺

　延髄の障害による麻痺を球麻痺という。一方，延髄に病変がないにもかかわらず，大脳皮質や上位ニューロンの障害によっても球麻痺と同じような麻痺を来すことがあり，これを仮性球麻痺という。いずれも嚥下障害がみられる。

・迷走神経（Ⅹ）：自律性の神経としては最大のもので，心臓，消化管などの内臓運動，咽頭・喉頭の味覚に関与する。

・副神経（Ⅺ）：頸部，肩の運動に関与する。胸鎖乳突筋，僧帽筋を支配する。

・舌下神経（Ⅻ）：舌の運動に関与する。舌筋を支配する。

③ 脊髄神経の構造

脊髄から起こる末梢神経は頸神経 8 対，胸神経 12 対，腰神経 5 対，仙骨神経 5 対，尾骨神経 1 対の計 31 対である。

図 9-11 のように，各脊髄神経は，脊髄前根と後根の 2 カ所から出てやがて合流するが，その後，再び前枝と後枝の 2 本に分かれる。後枝は，身体の背側部の皮膚，筋肉，血管などに分布する。前枝は，脊柱の両側を走っている交感神経と連絡した後，ほとんどの各脊髄神経は上下の前枝同士で互いに吻合し神経叢をつくる。その後，体幹の外側部，腹側部および上肢，下肢に分布する。

6　脳の血管支配●

脳は，総頸動脈から分岐する内頸動脈と，鎖骨下動脈から分岐する椎骨動脈から分かれる栄養血管に支配されている（図 9-12）。

① 内頸動脈の分枝による栄養

内頸動脈は，咽頭の両側を上行し，頭蓋内に入る。ここで眼動脈（眼窩・眼球に分布），前・中大脳動脈（大脳の前頭葉・頭頂葉・側頭葉などに分布），脈絡叢動脈（側脳質・脈絡叢に分布）などに分かれる。

② 椎骨動脈の分枝による栄養

椎骨動脈は，頸椎の両側を上行して頭蓋内に入り，左右が合流して 1 体の脳底動脈となる。脳底動脈は後大脳動脈（大脳の後頭葉・側頭葉に分布）となるとともに，内頸動脈の枝である中大脳動脈と合流し，脳底で大脳動脈輪（ウィリスの動脈輪）を形成する。また，脳底動脈は小脳，内耳，脳幹に栄養を送っている。

ⓑ 体性神経

体性神経は，脳から出る脳神経と脊髄から出る脊髄神経からなる。体表などにある受容器から情報を受け取り，骨格筋を支配し，身体の知覚や運動をつかさどる。体性神経は知覚神経と運動神経に分けられる。

① 知覚神経

皮膚，筋，眼，耳などにある受容器からの情報を中枢神経系に伝える求心性神経である。脊髄神経節に神経細胞体があり，軸索は後根を経由して脊髄に入る。

② 運動神経

中枢神経からの指令，情報を骨格筋に伝え，運動機能をつかさどる遠心性神経である。脳幹および脊髄の運動神経核からの軸索は，前根から出て筋に入り，多くの枝に分かれて多数の筋線維を支配する。

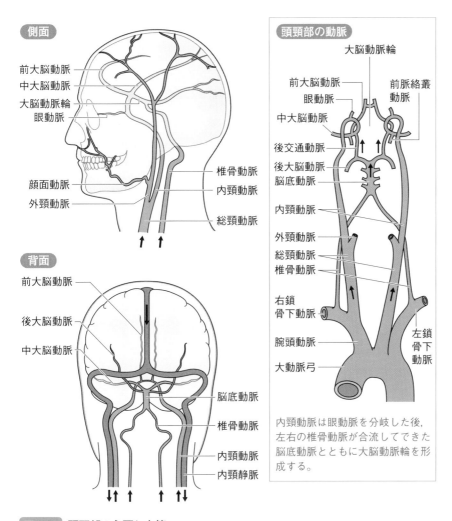

側面

前大脳動脈
中大脳動脈
大脳動脈輪
眼動脈

顔面動脈
外頸動脈

椎骨動脈
内頸動脈
総頸動脈

背面

前大脳動脈

後大脳動脈

中大脳動脈

脳底動脈

椎骨動脈

内頸動脈
内頸静脈

頭頸部の動脈

大脳動脈輪

前大脳動脈
眼動脈
中大脳動脈

後交通動脈
後大脳動脈
脳底動脈

内頸動脈

外頸動脈
総頸動脈
椎骨動脈

右鎖
骨下動脈

腕頭動脈

大動脈弓

前脈絡叢
動脈

左鎖
骨下
動脈

内頸動脈は眼動脈を分岐した後，左右の椎骨動脈が合流してできた脳底動脈とともに大脳動脈輪を形成する。

図9-12 頭頸部の主要な血管

◀36-34
35-22
33-39

C 自律神経◀ ....

自律神経は，心臓の拍動や消化管の運動のように無意識に調節される神経系で，交感神経系と副交感神経系に区分される。この2つの神経系の作用は，**表9-5**のように機能的に拮抗している。

1 自律神経の分布と構造

多くの消化管，瞳孔，心臓，気管支には，**図9-13**のように交感神経と副交感神経の両者が分布している。皮膚の血管や汗腺などには交感神経のみが分布している。

交感神経，副交感神経のいずれにおいても，中枢神経から出た神経細胞（ニューロン）の軸索は少なくとも1回はニューロンを替える。そのため，神経細胞体の集まる神経節が存在する。中枢神経系から出て神経節に達するまでのニューロンを節前線維（節前ニューロン），神経節より末梢のニューロンを節後線維（節後ニューロン）と呼ぶ（**図9-14**）。

表9-5　自律神経の作用

組織・器官		交感神経	副交感神経
眼	瞳孔	拡大	縮小
	涙腺	―	分泌促進
皮膚	汗腺（発汗）	分泌促進	―
	立毛筋	収縮	―
	皮膚の血管	収縮	―
心臓	拍動数	増加	減少
	拍出量	増大	減少
呼吸	気管支	拡張	収縮
消化	唾液腺	分泌促進 （粘液性）	分泌促進 （漿液性）
	消化管の運動	抑制	促進
	消化液の分泌	抑制	促進
ホルモン	膵臓	―	分泌
	副腎髄質	分泌	―
生殖	子宮	収縮	拡張
排尿	膀胱	排尿抑制	排尿促進
排便	肛門括約筋	排便抑制 （収縮）	排便促進 （弛緩）

2　自律神経の伝達物質

　末梢における自律神経のシナプス伝達は，アドレナリン，ノルアドレナリン，アセチルコリンなどの神経伝達物質（化学物質）によって行われる（**図9-14**）。神経伝達物質の違いにより，アドレナリン作動性ニューロン，コリン作動性ニューロンに分けられる。

●**アドレナリン作動性ニューロン**　　交感神経の節後線維は，神経伝達物質として主にノルアドレナリンを使う。

●**コリン作動性ニューロン**　　交感神経の節前線維，副交感神経の節前線維および節後線維は，神経伝達物質としてアセチルコリンを使う。アセチルコリンの作用後は，コリンエステラーゼによって分解され，作用が停止する。

　なお，汗腺などを支配する交感神経系の一部の節後線維は例外的にコリン作動性である。また，副腎髄質に分布する交感神経の節前線維はニューロンを替えずに副腎髄質に達し，そこからアドレナリン，ノルアドレナリンを分泌させる。

1　交感神経系●

1　交感神経の分布

　交感神経は脊髄の胸髄と腰髄から出て，脊柱の両側に沿って縦に走る交感神経幹に入る（**図9-13**）。一部の節前線維は交感神経幹の神経節でニューロンを替える。この神経節からの遠心性線維は，心臓，血管，消化器（不随意筋，分泌腺）などの効果器に向かう。

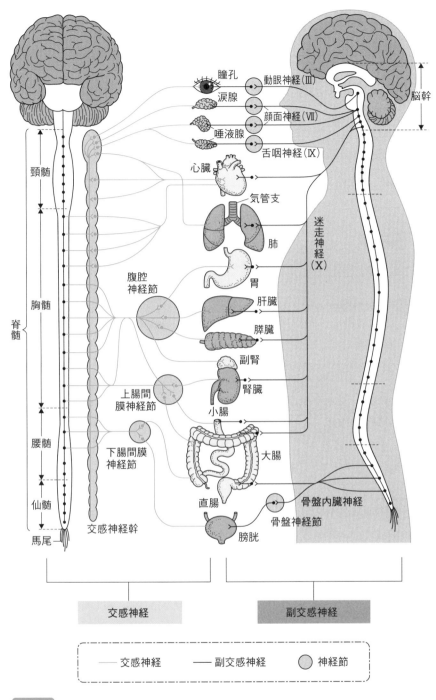

瞳孔 — 動眼神経(Ⅲ)
涙腺 — 顔面神経(Ⅶ)
唾液腺 — 舌咽神経(Ⅸ)
心臓
気管支
肺
胃
肝臓
膵臓
副腎
腎臓
小腸
大腸
直腸
膀胱

頸髄
胸髄
脊髄
腰髄
仙髄
馬尾

腹腔神経節
上腸間膜神経節
下腸間膜神経節
交感神経幹

迷走神経(Ⅹ)
脳幹

骨盤内臓神経
骨盤神経節

交感神経　　　副交感神経

── 交感神経　　── 副交感神経　　⬭ 神経節

図9-13 自律神経の分布

　交感神経幹の神経節でニューロンを替えなかった節前線維は，各臓器内の神経節あるいは臓器近くの神経節（腹腔神経節など）に入り，ニューロンを替え，これらの神経節から各効果器に向かう。

　また，交感神経幹の神経節からの線維の一部は，灰白交通枝を通って脊髄神経に

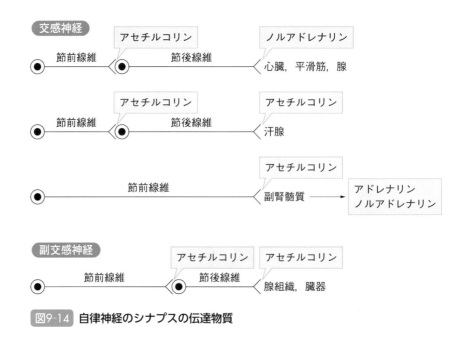

図9-14 自律神経のシナプスの伝達物質

入り，脊髄神経とともに全身の皮膚，血管などに分布する。

2 交感神経の作用

交感神経の作用は**表9-5**（p. 176）のように，概して生体を外敵と闘争できる態勢にする機能があるといえる。

2 副交感神経系●

1 副交感神経の分布

副交感神経は，脳幹および仙髄から出て，神経節でニューロンを替えて効果器へ向かう（**図9-13**）。

2 副交感神経の作用

副交感神経の作用は**表9-5**のように，交感神経と拮抗し，概して体を休めて次の活動に備える機能があるといえる。

d 感覚

感覚は，外界または体内のさまざまな刺激を感覚器が受け取り，知覚（感覚）神経を通して中枢神経である脳に伝えられることで認知される。感覚器には，味覚器，嗅覚器，視覚器，聴覚器，平衡覚器，皮膚があり，各感覚器によって，いろいろな形態のエネルギー（機械的，温熱的，電磁的，化学的エネルギー）を受容できる。

◀33-39 **1 味覚●**◀

1 味覚器の構造と機能（図9-15）

味覚は，味蕾の中にある味細胞で味覚物質が受容されることで感知される。味蕾の大部分は舌乳頭に，少数は咽頭や喉頭に存在する。

●舌乳頭の種類

・糸状乳頭：舌の一面に白くて細い糸状の上皮性突起で覆っているもの。
・茸状乳頭：糸状乳頭の中にポツポツと赤く見えるもの。
・葉状乳頭：舌後部の外側縁にある平行に並んだ粘膜のひだ。
・有郭乳頭：舌根部に 7 ～ 12 個，逆 V 型に並んだ大きなもの。
　このうち，糸状乳頭には味蕾がない。

●味蕾の数　　出生時が最大で，成人で 2,000 個程度であるが，高齢者になる
と成人の 1 / 2 ～ 1 / 3 に減少する。

●味蕾の大きさ　　直径 40μm，高さ 70μm で，40 ～ 50 個の味細胞が蕾状に
集まっている。

●味細胞

・味細胞の構造：味蕾は有毛の味細胞が複数集まってできている。味細胞は基
　底部側で神経線維とつながっていて，口腔側で味孔が開口している。
・味細胞の機能：味細胞の先端の味毛（微絨毛）に，水に溶けて拡散した味覚
　物質が接触すると，味を感知する。
・味細胞の寿命：味細胞は約 10 日の寿命で退化し，新しく上皮細胞が分化し
　て味細胞ができる。

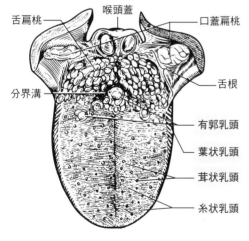

舌の表面には無数の舌乳頭がみられ，
形のうえから4種類に区別される。

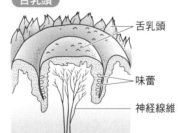

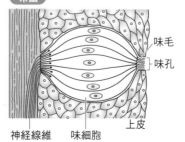

図9-15　味覚器の構造

資料）四童子好廣：消化・吸収，p. 26（2002）第一出版

2　味覚の生理

　味には，基本的に次の①～④の4つの種類があるとされているが，味は幅広い変化に富むものである。多くの味は単純にこの4つに分類できない。

　なお，唾液が不足し口が乾燥していると，食物中の物質が溶ける水分が不足して，味覚は低下する。さらに，味覚は，過去の経験によって影響される。

- ●**味の種類**　4基本味として，①甘味(あまみ)，②酸味(さんみ)，③塩味(えんみ)，④苦味(にがみ)がある。

  > 補足 | そのほかの味として，旨味（うまみ），辛味（からみ），渋味，金属味，アルカリ味などがあるとされる。

- ●**味覚物質と主な刺激部位**　一定の関係は見出せない。同じ物質でも，濃度で味が異なることがある。一般的な関係を示すと，次のようになる。

  ❶甘味：糖類が舌尖（舌先）を刺激する。

  ❷酸味：水素イオン（H^+）が舌の外側縁を刺激する。

  ❸塩味：Na^+が舌全面を刺激する。

  ❹苦味：アルカロイド，無機塩，陽イオンが舌根（後部背面）を刺激する。

- ●**味覚の異常**

  ・味盲（PTC味盲）：PTC（フェニルチオ尿素）の苦味を感じない人が日本人の10％，白色人種の30％にみられる。

  ・無味症：鉄，銅，亜鉛などの2価の陽イオンの欠乏で起こる。

3　味覚の伝達

　味覚器で受容された刺激は，神経線維を通じて脳幹に伝えられる。その後，視床や大脳皮質の味覚野に伝えられ，味として感じられる。味覚の神経支配は，次の3つの脳神経が関係している。

- ・顔面神経（Ⅶ）の分枝：舌の前方2/3の味覚に関係する。
- ・舌咽神経（Ⅸ）の分枝：舌の後方1/3の味覚に関係する。
- ・迷走神経（Ⅹ）：咽頭，喉頭の味覚に関係する。

2　嗅覚

1　嗅覚器の構造と伝達

- ●**嗅細胞**　鼻腔の上方にある嗅上皮には，無数の嗅細胞がある。

- ●**嗅覚の伝達**　嗅細胞の鼻腔側にある嗅毛で，においの分子を感知し，嗅神経に伝える。嗅神経は嗅球につながっていて，嗅索を経て，大脳側頭葉にある嗅覚野に伝えられる（図9-16）。

2　嗅覚の生理

- ●**においの種類**　認知できるにおいの数は非常に多く，2,000～4,000種類程度といわれる。これらのにおいは，①エーテル臭，②樟脳香(しょうのうこう)，③麝香(じゃ)，④花香，⑤はっか香，⑥刺激臭，⑦腐敗臭などのにおいに分類される。

- ●**嗅覚の変化**　加齢とともに嗅覚の感度は低下していく。嗅覚は個人差が大きく，男女差や天候，身体の状態（例えば，空腹と満腹）によっても変化する。また，女性は月経や妊娠によっても変動する。

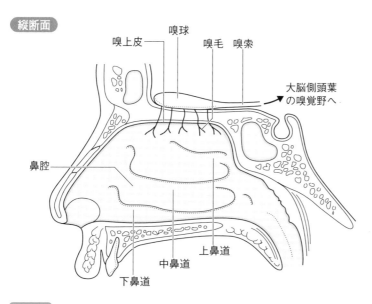

縦断面

嗅上皮　嗅球　嗅毛　嗅索

大脳側頭葉
の嗅覚野へ

鼻腔

上鼻道
中鼻道
下鼻道

図9-16　嗅覚器の構造

●**嗅覚の異常**　味覚と同様に2価の陽イオンの影響を受ける。嗅覚の異常に
は嗅覚過敏，嗅覚消失，嗅覚鈍麻，嗅覚不全がある。

3 視覚●

1 眼球の構造

眼球は左右の眼窩の中に入っており，外部からの衝撃などから保護されている。
眼球の構造を**図9-17**に示す。

●**眼球の被膜**　眼球の被膜は3層構造になっており，外側から強膜，中膜，
網膜という。

・強膜：硬い線維性結合組織からなっている。前方は透明な角膜を形成してい
る。

・中膜：大部分が脈絡膜で，動脈・静脈が通っている。瞳孔が前方に開口し，
その周囲には虹彩，毛様体がある。水晶体（レンズ）は毛様体小帯により支
えられている。

・網膜：無数の視細胞があり，ここで光が受容される。視細胞には，杆状体と
錐状体がある。中心窩には錐状体のみがあり，杆状体は存在しない。

●**眼筋**　単眼の運動では，目のまわりの六つの眼筋が眼球運動を行う（p.173）。
垂直方向，水平方向，斜め方向へ回転する。

●**眼瞼**　上下の二つの眼瞼の外側は皮膚であり，内面は血管と神経に富む結膜
で覆われている。

●**涙腺**　上眼瞼の外側上方部にあり，涙液を分泌する。涙液の役割は，角膜，
結膜の保護である。涙液は大部分（98％）が水で，アルブミン，グロブリン，
食塩を含み，弱アルカリ性である。

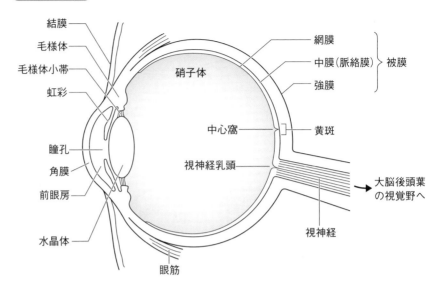

右眼の横断面

図9-17 眼球の構造

2 光の経路と遠近調節

●**光の経路**　光は，角膜，瞳孔，水晶体，硝子体を通過して，網膜に到達する。このとき，凸レンズである水晶体で光が屈折し，網膜上に像を結ぶ。

●**遠近調節**　遠近調節は，水晶体の厚さで網膜に結像させる位置を調節している。水晶体の厚さは，毛様体にある毛様体筋，毛様体小帯が関与している（表9-6）。なお，通常，水晶体は無限遠に焦点が合っていて，水晶体の調節作用は近い所を見るときに起こる。

●**屈折異常と矯正**（図9-18）

・正視：遠くの物体の像は網膜の上に結像する。

・近視：遠くの物体の像は網膜の前方に結像する。凹レンズで矯正する。

・遠視：遠くの物体の像は網膜の後方に結像する。凸レンズで矯正する。

・乱視：正乱視（縦方向と横方向で屈折力が異なる場合）と，不正乱視（角膜表面が不規則である場合）がある。

3 光刺激の受容

●**杆状体と錐状体**　杆状体と錐状体に含まれる視覚たんぱく質は，光を吸収して視覚の初期過程に関係する。杆状体は暗い所で明暗を感知し（暗所視），錐状体は明るい所で色を感知する（明所視）（表9-7）。

●**視覚サイクル**　杆状体に含まれるロドプシンは，ビタミンA由来のレチナールとオプシンが結合した視覚たんぱく質である。杆状体に光が当たると，ロドプシンが分解され，活動電位が生じる。この活動電位により，光の情報を視神経に伝達する。レチナールは再利用され，ロドプシンが合成される（図9-19）。

表9-6　遠近調節

	遠くを見るとき	近くを見るとき
毛様体筋	弛緩	収縮
毛様体小帯	緊張	弛緩
水晶体	薄くなる	厚くなる

表9-7　杆状体と錐状体の分布と特徴

	分　布	特　徴
杆状体	網膜の全般に分布する。中心窩には存在しない。	弱い光でも興奮し、明暗を感知する。
錐状体	網膜の中心窩に多く分布する。	強い光に興奮し、色を感知する。

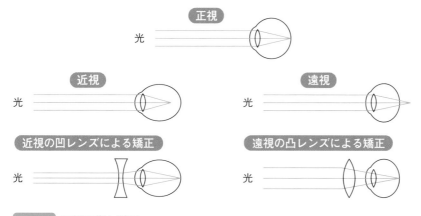

図9-18　屈折異常と矯正

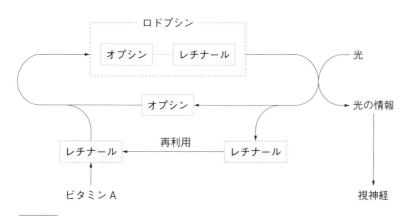

図9-19　視覚サイクル

このような一連の過程を視覚サイクルという。

●暗順応と明順応

・暗順応：暗い所に入ってしばらくすると、光に対する感度が次第に高まり、やがてものが見えてくる。これを暗順応という。暗い所では、ロドプシンの再生が起こる。ビタミンAの慢性の欠乏によりロドプシンの形成が不足すると、暗い所でものが見えにくくなる夜盲症（鳥目）になる。

・明順応：明るい所に出ると、はじめはまぶしくてものが見えないが、やがてものが見えてくる。これを明順応という。明るい所ではロドプシンが減少し、錐状体の働きが活発になる。

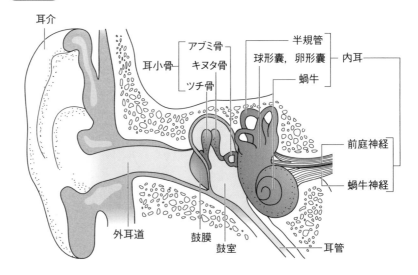

縦断面

耳介

耳小骨 ── アブミ骨 / キヌタ骨 / ツチ骨

球形嚢，卵形嚢

半規管

蝸牛

内耳

前庭神経

蝸牛神経

外耳道

鼓膜

鼓室

耳管

聴覚の伝導路

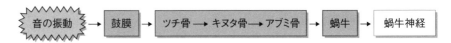

音の振動 → 鼓膜 → ツチ骨 → キヌタ骨 → アブミ骨 → 蝸牛 → 蝸牛神経

図9-20　聴覚器の構造

4 　視覚の伝達（視覚中枢）

●**視覚の伝導路**　　視覚情報は網膜で処理され，神経節細胞の軸索へと伝えられ，軸索は視神経となる。視神経は左右のものが視神経交叉で一つになり，間脳の外側膝状体に至る。外側膝状体からは大脳後頭葉にある視覚野に到達する。

4　聴覚，平衡覚●

1 　聴覚器の構造と機能

　音波は頭蓋骨によっても伝導されるが，主に耳によって受容される。聴覚の基本的機能は，①音波の強さや周波数の差異を感知すること，②音源の方向を定位することである。聴覚器の構造は次のようになっている（**図9-20**）。

●**外耳**　　耳介と外耳道からなる。耳介は弾性軟骨が皮膚に覆われた構造をしている。外耳道はやや曲がった管である。

●**鼓膜**　　外耳道と中耳を隔てている膜である。鼓膜中央部は内側に漏斗状をなしている。

●**中耳**　　鼓室（鼓膜の内側の腔所）と耳管からなる。鼓室には3つの耳小骨がある。

　・耳小骨：ツチ骨，キヌタ骨，アブミ骨がある。ツチ骨とキヌタ骨は，鼓膜の振動を10 ～ 20倍に増幅して内耳に伝える。

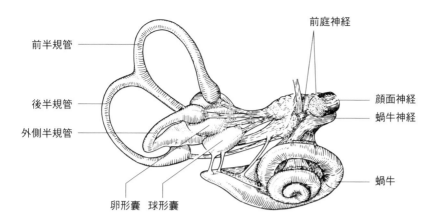

前庭神経

前半規管

後半規管

外側半規管

顔面神経

蝸牛神経

卵形嚢　球形嚢

蝸牛

図9-21 内耳の構造

● **内耳**　　内耳は聴覚に関与する蝸牛^{か ぎゅう}（うずまき管）と，平衡覚に関与する前庭
器官が存在する（図9-21）。

・蝸牛：蝸牛は2回半回るらせん状の管である。蝸牛の内部は前庭階と鼓室
階の二層に仕切られている。

● **聴覚の伝導路**　　音は左右の外耳を経て鼓膜を振動させ，耳小骨を介して内耳
の蝸牛に伝えられる。蝸牛の中に存在する有毛細胞において音の振動（機械的
信号）は電気的信号に変換され，蝸牛神経を経て大脳の聴覚野に伝えられる。

② 平衡覚器の構造と機能

　内耳のうち，平衡感覚に関係する部分を前庭器官という。姿勢を正しく保った状
態で，頭を動かすと，目の位置を補正する信号を出す。また，自己の空間定位，運
動の意識に関する情報を発する。前庭器官には，球形嚢と卵形嚢，半規管がある
（図9-21）。

● **球形嚢，卵形嚢**　　内壁にある平衡斑により，体の傾きや直線加速度を感知す
る。球形嚢は垂直方向の直線加速度に，卵形嚢は水平方向の直線加速度に反応
する。

● **半規管**　　前半規管，後半規管，外側半規管の三つの半規管がある。半規管は，
頭の回転加速度を感知する。三つの半規管は互いに直交し，頭がどの方向に回
転しても，体の動きを感知することができる。半規管が強く刺激される場合は
迷路反射（前庭反射）によるめまい，吐き気，眼球の動揺が起こる。

● **平衡覚の伝導路**　　内耳の前庭器官で感受された平衡覚は，前庭神経によって
大脳の体性知覚野に伝えられる。運動神経は背中，首，足の筋肉を動かして，
正しい姿勢を維持している。

5 皮膚感覚 ●

① 皮膚感覚の種類

　皮膚では触覚，温覚，冷覚，痛覚を感じる部位が点状に存在する。これを感覚点
（触点，温点，冷点，痛点）という。

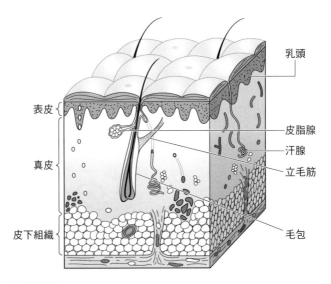

表皮

真皮

皮下組織

乳頭

皮脂腺
汗腺
立毛筋

毛包

図9-22 皮膚の構造

●**触覚**　　触覚は刺激の強さの変化を受容する。触覚の受容器はパチニ小体，毛根を取り巻く神経終末であると考えられている。触点の分布は母指球（手のひらの親指の側のふくらみ）に最も多く，次いで手背（手の甲），足，背，胸部が多い。

●**温度感覚**

・温覚，冷覚：体のすべての部位は温点より冷点のほうが多い。通常，1：8 ～ 10 の割合である。受容器は自由神経終末である。

・無感温度範囲：温度刺激を続けても，冷感も温感も生じないで，ストレスとならない環境温度範囲をいう。33 ～ 35℃である。

・熱痛覚：43 ～ 44℃以上の持続性温覚は痛みを伴う。

・冷痛覚：17℃以下の持続性冷覚は痛みを伴う。

●**痛覚**　　組織の外傷，強度の熱など，障害があることを知らせるのが痛覚である。痛覚の受容器は自由神経終末で，同じ刺激を受けても順応することはない。

2 **皮膚の構造**

皮膚は表皮・真皮・皮下組織の 3 層に分けられる（**図9-22**）。付属器には皮膚腺（皮脂腺，汗腺），毛，爪がある。

●**表皮**　　厚さは 0.05 ～ 0.2mm である。手掌や足底では約 1mm にもなる。機械的刺激を受けると，さらに厚くなる。真皮側に基底層，表層側に角質層がある。

・基底層：真皮に接する部分で，絶えず細胞分裂を行い，表層に向かって移動する。

・角質層：表皮の最も表層の部分である。細胞は核を失い，硬い角質（ケラチン）になって，絶えず剝離する。

●**真皮**　　膠原線維，弾性線維を伴う結合組織からなり，血管，神経などがみられる。皮膚の強靱さと伸展性・弾性は，これらの線維による。表皮と接する部

分は波形をしており，乳頭という。乳頭には毛細血管が入り込み，皮膚感覚の末端装置もある。

●**皮下組織**　真皮の下にあり，疎性結合組織からなる。脂肪細胞が埋められ，皮下脂肪組織をつくる。皮下脂肪組織の発達は身体部位によって相違し，年齢差，男女差が大きい。頸部の後ろ，乳房，腹部，臀部，大腿部に多くみられる。

●**毛**　表皮が角化変形してできるもので，種々の形態がある。毛幹（皮膚から突出する部分），毛根（皮膚の中に埋まる部分），毛球（毛根の最下部，球根状に膨らんでいる部分）に分けられる。毛の寿命は種々であるが，頭毛は平均約10万本あり，毎日 20 〜 100 本が生え替わる。

●**立毛筋**　毛包の中部と真皮の乳頭層をつなぐ平滑筋束である。収縮により，皮膚の表面にいわゆる鳥肌が生じる。同時に皮脂腺の圧迫により，皮脂の排出を行う。交感神経の支配を受ける。

●**皮脂腺**　毛包の上部に開口し，皮脂を分泌する。分泌活動は思春期に活発である。

●**爪**　指先の背側にある角質板で，表皮が変形したものである。爪体の基部には半月状の白く見える部分（半月）がある。爪の形や色は種々の全身性疾患で変化することがある。

●**汗腺**　エクリン汗腺とアポクリン汗腺がある。

・エクリン（漏出）汗腺：毛とは関係なく，全身に分布し，手掌，足底に最も多い。汗腺体は糸球状で，真皮の深部または皮下組織にある。汗の分泌は交感神経により促進されるが，汗腺はコリン作動性である。汗腺管はらせん型に上行し，表皮上へ開口する。温熱性発汗と精神性発汗がある。

・アポクリン（離出）汗腺：毛包に開口する。汗とともに分泌細胞の一部がちぎれて分泌物となることから特有の臭いがある。腋窩に多く集まり，外耳道，眼瞼，外陰部などにもみられる。

③ **皮膚の機能**

●**保護作用**　外部から加わる種々の物理的・化学的・機械的・電気的エネルギー，細菌などの病原菌から，体を保護する。

●**体温調節**　皮膚表面の血流量の変化や汗腺の働きにより，放熱量を調節する。皮下組織の脂肪層は体熱を遮断する。

●**栄養素の貯蔵・産生**　皮下組織に脂肪，真皮にたんぱく質などを貯える。また，ビタミン D_3 は前駆物質から紫外線の作用により皮膚でつくられる。

●**排泄作用**　皮膚の腺，毛，爪には，水銀，ヒ素，鉛などの排泄作用がある。

B　神経疾患の成因・病態・診断・治療の概要

◀1 34-33
33-36
32-35

a　認知症[1]

認知症とは「正常なレベルにまで達した知能が後天的に障害され，正常以下に低下した状態」をいう。診断では，中心症状である記憶・知能障害を正確に評価することが重要である。わが国では，長谷川式簡易知能評価スケールが広く普及している。

認知症の3大疾患は，アルツハイマー病，レビー小体型認知症，脳血管性認知症で，老年期認知症の約80%を占めている。近年は，アルツハイマー病の有病率が最も高い。

1　アルツハイマー病

進行性の認知症を来す神経変性疾患の代表である。女性が男性の約2倍多い。初老期（64歳以前）に発症するものをアルツハイマー病，高齢期（65歳以降）に発症するものをアルツハイマー型老年期認知症と区別することもある。

- ●**病因**　多数の遺伝子や環境因子が発症に関与する。大脳皮質に老人斑と神経原線維の変化が現れ，神経細胞の消失と大脳萎縮が起こる（**表**9-8）。危険因子はアポリポ蛋白E4と考えられている。
- ●**病態**　記憶障害，失語，失認，失行，見当識障害，異常行動，性格変化のような症状が緩徐に進行し，数年〜十数年の経過の後，肺炎などの合併症で死亡する。病期は**表**9-9のような3期に分けられる。
- ●**診断**
  - ・頭部CT，MRI検査：大脳皮質と海馬の萎縮がみられ，頭頂葉や側頭葉の血流低下がみられる。
- ●**治療**　確実に予防する方法，治療法は現時点ではない。

海馬
大脳辺縁系の一部で，記憶や空間学習能力にかかわる脳の器官。

2　レビー小体型認知症

脳にレビー小体という異常たんぱく質が蓄積して発症する。男性に多く，主に65歳以上にみられるが，30〜50歳で起こることもある。認知症症状に加え，幻視，レム睡眠行動異常症，パーキンソニズムなどが現れる。

3　脳血管性認知症

脳血管性認知症は，脳血管障害に起因した認知症の総称である。脳出血，脳梗塞などが病因である（**表**9-8）。

◀2 34-33
33-36
32-35

b　パーキンソン病・症候群[2]

パーキンソン（Parkinson）病は神経変性疾患であり，主症状として静止時振戦，無動・寡動，筋固縮（筋緊張亢進），姿勢反射障害・歩行障害がある。また，自律神経症状やうつ状態，認知障害が認められる。この症状があることをパーキンソニズムといい，パーキンソニズムを来す疾患のうち，パーキンソン病以外をパーキンソン症候群という。発症は中高年が多い。近年，有病率は増加し，人口10万

表9-8　脳血管性認知症・アルツハイマー病の特徴

	脳血管性認知症	アルツハイマー病
病因	脳出血，脳梗塞などの脳血管障害。	脳の神経細胞の減少などの神経変性疾患。
脳の状態	脳組織の壊死がみられる。	大脳の萎縮がみられる。老人斑や神経原線維の変化が現れる。
病態	記憶力の低下があるが，理解力が残るなどのまだら認知症であることが多い。怒りっぽくなったり，すぐに泣き出すなどの感情失禁がみられる。	記憶力，理解力の低下がみられ，人格が崩壊することもある。
経過	良くなったり悪くなったりしながら段階的に悪化する。	単調に進行する。

表9-9　アルツハイマー病の病期

病　期	特　徴
初期	記憶力の低下が認められる。
中期	失語，失認，失行，時間や場所に対する失見当識が認められる。徘徊，幻覚，妄想などの異常行動がみられ，家庭での介護が困難となる。
末期	高度の知的障害となり，感情鈍麻，無為となる。失禁が起こる。全面的な介護が必要となる。

人当たり 100 ～ 150 人と推定されている。

●**病因**　多因子疾患である。パーキンソン病は中脳黒質のドーパミン神経細胞の変性により，脳内にドーパミン欠乏が生じてさまざまな症状を来す。

●**病態・診断**　症状は緩徐に進行し，最終的には薬剤に無反応となり，寝たきり状態となる。錐体外路の機能障害がみられる。頭部 CT や MRI では特異的異常は認められない。

・静止時振戦：安静時にみられるふるえをいい，上下肢，舌，下顎，頸部にみられる。

・無動・寡動：動作が遅かったり，表情の乏しい仮面様顔貌がみられたり，小声で単調，抑揚のない話し方になる。

・筋固縮：筋肉を他動的に伸張させたときに抵抗がみられる。

・姿勢反射障害・歩行障害：前傾姿勢となる。"小刻み歩行・突進歩行・加速歩行"がみられる。

●**治療**　基本的には内服薬によるドーパミン補充が治療法とされる（p. 168，**表** 9 - 2 も併せて参照）。

問題 次の記述について，○か×かを答えよ。

神経系 ⋯⋯⋯

1 活動電位とは，筋や神経に刺激が加わった際に生じる正から負への電位変化のことである。

2 脳のエネルギー消費は，身体全体の約 18％ほどである。

3 迷走神経は咀嚼運動と顔面の皮膚および口腔・舌・鼻腔粘膜の知覚などに関与する。

4 神経系はシナプスから放出される神経伝達物質によって，双方向性の信号伝達を行っている。

5 運動神経は，中枢神経からの指令，情報を骨格筋に伝え，運動機能をつかさどる求心性神経である。

自律神経 ⋯⋯

6 自律神経のシナプス伝達は，ノルアドレナリン，アセチルコリンなどの神経伝達物質により行われる。

7 消化管・瞳孔・心臓・気管支などの各器官には交感神経と副交感神経のどちらかが分布している。

8 交感神経は，脳幹および仙髄から出て，神経節でニューロンを替えて効果器へ向かう。

9 副交感神経の作用は，生体を外敵と闘争できる態勢にする機能があるといえる。

10 交感神経は消化管運動や消化液の分泌を促進する。

感覚器 ⋯⋯

11 音は，半規官によって電気信号に変換される。

12 蝸牛からの信号は，顔面神経により伝えられる。

13 ロドプシンは，光の網膜照射によって分解される。

14 瞳孔は，強い光が網膜に照射されることによって散大する。

15 味蕾からの信号は，舌下神経により伝えられる。

神経・精神疾患 ⋯⋯⋯⋯⋯⋯⋯⋯⋯⋯⋯⋯⋯⋯⋯⋯⋯⋯⋯⋯⋯⋯⋯⋯⋯⋯⋯⋯⋯⋯⋯⋯⋯⋯⋯⋯⋯⋯

16 アルツハイマー病では，大脳皮質に老人斑が認められる。

17 アルツハイマー病では，頭部 CT 検査や頭部 MRI 検査で海馬の萎縮が見られる。

18 アルツハイマー病では，記憶力の低下が起こるが，理解力が残るなど，まだら認知症であることが多い。

19 パーキンソン症候群では，静止時振戦，無動・寡動，筋固縮が見られる。

20 パーキンソン病は，中脳黒質のドーパミン神経細胞の変性により，脳内ドーパミン欠乏が生じることにより発症する。

1 × 神経や筋に刺激を加えると，負の値の静止膜電位から極めて短時間で正の電位が発生する。これを活動電位という。

2 ○

3 × 三叉神経が関与する。迷走神経は，心臓，消化管などの内臓運動，咽頭・喉頭の味覚に関与する。

4 × 神経伝達は，一方向性の信号伝達である。

5 × 運動神経は遠心性神経，知覚神経が求心性神経である。

6 ○

7 × 各器官には交感神経と副交感神経の両者が分布し，機能的に拮抗している。

8 × 交感神経は脊髄の胸髄と腰髄から出て，脊柱の両側に走る交感神経幹に入り，それぞれの効果器に向かう。設問は副交感神経の説明である。

9 × 交感神経の作用である。副交感神経は，体を休める機能があるといえる。

10 × 副交感神経の説明である。交感神経は消化管運動，消化液の分泌を抑制する。

11 × 音の振動は鼓膜→耳小骨→蝸牛へと伝わり電気的信号に変換される。

12 × 内耳神経の枝である蝸牛神経により伝えられる。

13 ○

14 × 強い光が網膜に照射されることにより縮小する。

15 × 味蕾からの信号は，顔面神経，舌咽神経，迷走神経が関係する。

16 ○

17 ○

18 × 脳血管性認知症の説明である。アルツハイマー病では，記憶力，理解力がともに低下し，人格が崩壊することもある。

19 ○

20 ○

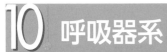

10 呼吸器系

呼吸器系は，肺（ガス交換器）と，肺を換気する装置（胸壁，呼吸筋，神経）からなっている。

A 呼吸器系の構造と機能

a 気道の構造と機能 ◀34-34

呼吸器は，外呼吸を営むために必要な器官であり，外鼻，鼻腔，咽頭，喉頭，気管，気管支，肺から構成されている。鼻腔から気管支の末端の肺胞までは，呼吸時に空気が通過する部分であり，この部分を気道という（**図10-1**）。

このうち，外鼻から喉頭までを上気道，気管から肺側を下気道という（**図10-2**）。

●**鼻腔**　鼻中隔により左右に二分され，前方は鼻孔により外界へ，後方は後鼻孔によって上咽頭に開口する。鼻腔内面は，粘膜で覆われ，呼吸部は線毛円柱上皮を，嗅部は嗅細胞を有する。鼻腔外側壁の突出したひだ（鼻甲介）によっ

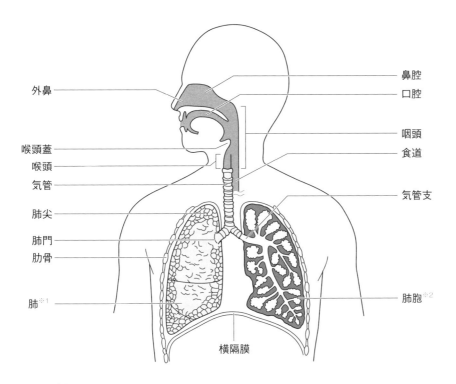

※1 右肺は上葉，中葉，下葉の3つの肺葉に，左肺は上葉，下葉の2つの肺葉に分かれている。
※2 左肺は断面を示している。肺胞は半径250～300μmの微細な構造であるが，ここでは便宜上，拡大して示している。

図10-1 気道の構造

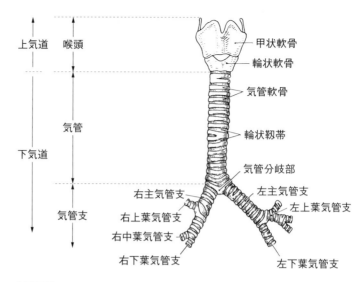

図10-2 喉頭，気管・気管支

て上鼻道，中鼻道，下鼻道ができている（p. 181，**図9-16**）。空気は，これ
らの部分で加温，加湿，浄化されて気管へ送られる。下鼻道には鼻涙管が開口
し，上鼻道，中鼻道には副鼻腔（上顎洞，前頭洞，篩骨洞，蝶形骨洞）が開口
している。

● **咽頭**　　鼻腔から喉頭までの間を咽頭という。気道であると同時に，口腔から
の食物の通路で，消化器系と交叉している。

　咽頭上部には，中耳と交通する耳管があり，中耳内の気圧を外気圧と同じに
保つのに役立っている。また，咽頭にはリンパ組織である扁桃（咽頭扁桃，口
蓋扁桃，舌扁桃）がある。

● **喉頭**　　咽頭の最も下の部分（咽頭を3つに分けたときに，この部分を下咽
頭という）で気管に続く部分を喉頭といい，甲状軟骨と輪状軟骨で骨組みがで
きている（**図10-2**）。甲状軟骨は，正中前方で喉頭隆起（のどぼとけ）を形
成し，女性や子どもに比べて，男性でははっきり目立っている。

　喉頭内腔は左右の声帯ひだ（声帯）で気道がせばめられ，声門を形成する。

● **気管・気管支**　　気管は第6頸椎の高さで始まる長さ約10cmの細長い管で，
喉頭に続いて下り，第5胸椎の高さで両側に分かれて左右の主気管支となる
（**図10-2**）。右主気管支は，長さ約4cmで，左主気管支より短く，より垂直
である。このため気管に異物が入った場合，異物は右主気管支に入りやすい。

　気管支の枝は，さらに細かく枝分かれを重ねて，最後に多数の微細な小胞で
ある肺胞に終わる（**図10-1**）。

　気管および気管支は，輪状の軟骨と，それをつなぐ膜性の組織からなる。輪
状軟骨は，気道の構造を保ち，空気の流れを容易にするのに役立っている。

b 肺の構造と機能

◀35-35
34-34
32-38

1 肺の構造

　肺は，胸腔内にある弾性に富んだ器官で，外面は滑らかな膜（胸膜）で覆われ，縦隔で左右の肺に分けられる（**図10-1**）。

● **肺葉**　右肺は上・中・下の3つの肺葉からなり，左肺は上・下の2つの肺葉からできている。

● **肺尖，肺門**　肺の尖った上部の先端を肺尖と呼ぶ。肺の底面は凹面を呈して，横隔膜の上にある。両肺の内側の中央は肺門と呼ばれ，気管支，肺動静脈が出入りする。

● **肺胞**　肺胞は細い気管支の壁が袋状に膨れたもので，半径は $250 \sim 300 \mu m$ である。1人の両肺の肺胞数は約5〜6億個で，その壁の総表面積は $90 m^2$ に達する。肺胞の壁を，肺動脈から分かれた毛細血管が籠状に取り囲んでいる。

● **胸膜**（**図10-3**）　肺の表面を取り巻く肺胸膜（臓側胸膜）と，胸郭の内壁に密着する壁側胸膜の2枚の胸膜があり，その間が胸膜腔である。胸膜腔内圧は大気圧より低いため，肺は膨張している。

● **声門**　声帯の隙間を呼気が強く通り抜けるときに発声が起こる。声帯が強く緊張したときは，高音が発せられる。

2 肺気量

● **肺気量分画**　肺気量は次の①〜④のように分画できる。また，肺活量は①〜③，総肺気量は①〜④の基本容量の総計である（**図10-4**）。このほか，深吸気量は①＋②，機能的残気量は③＋④の総計で求める。なお，運動時の換気量は，安静時の換気量の15〜20倍にも達する。

　①1回換気量：無意識の呼吸で出入りする空気の量で，約500mL である。

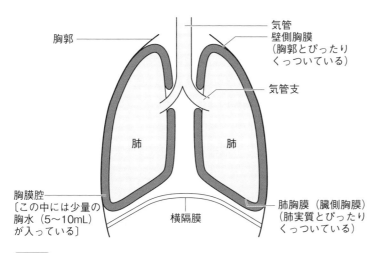

図10-3 胸膜腔の模式図

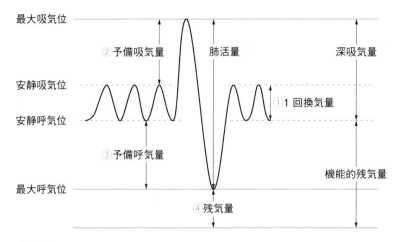

図10-4 肺気量分画

②予備吸気量：通常の吸気後，意識的に吸気できる空気の量で，約 2,500mL である。

③予備呼気量：通常の呼気後，意識的に呼気できる空気の量で，約 1,000mL である。

④残気量：予備呼気量を呼出しても肺内に残っている空気の量で，約 1,000mL である。

●**肺の死腔**　換気量のうち，ガス交換に使われない気体が約 150mL ある。これは，肺胞内でもガス交換が行われない部分があるためで，この部分を死腔と呼ぶ。

●**肺活量の測定**　肺活量はスパイロメータで測定する。成人男性では，約 3,000 ～ 4,000mL である。年齢，性別，身長から予測の肺活量を算出し，この予測値に対する実測値の比率を肺活量比（％肺活量）という。なお，肺活量は年齢，性別，体格により差がみられ，身長の増大とともに大きくなる。

③ **呼吸の調節**

●**呼吸運動**　呼吸運動は肺に外気を送り込む吸気運動と，肺から息を吐き出す呼気運動を繰り返している。この運動は呼吸筋と横隔膜により行われている。

・吸気運動：外肋間筋および軟骨間筋の収縮と，横隔膜の収縮によって，胸郭の容積が大きくなり，胸腔内は陰圧となって，外気が肺内に流入する。

・呼気運動：内肋間筋の収縮と横隔膜の弛緩によって，胸郭の容積は小さくなり，肺は自らの弾性により収縮し，肺胞気は外気へ放出される。

●**呼吸の神経性調節**

・随意調節：大脳皮質で調節している。

・呼吸中枢による調節：橋は呼吸調節中枢で，延髄の吸気中枢と呼気中枢を調節している。

・迷走神経による調節：肺全体に伸展受容器が存在し，肺が膨らむにつれて吸

気が抑制され，肺が萎むにつれて呼気が抑制される。迷走神経求心路を介するこの反射を，肺迷走神経反射（ヘーリング‐ブロイエルの反射）という。

●呼吸の化学的調節

・中枢性化学的調節：呼気中の CO_2 濃度の増加により血液中の H^+ が増加すると，延髄にある化学受容器が刺激され，呼吸が促進される。

・末梢性化学的調節：血液中の O_2 分圧が低下，CO_2 分圧が上昇すると，頸動脈小体および大動脈弓付近にある化学受容器が刺激され，神経を介して呼吸中枢が刺激される。

●呼吸の型

・腹式呼吸：横隔膜の運動が主となる呼吸の型で，男性にみられる。

・胸式呼吸：胸郭の動きの著しい呼吸の型で，女性にみられる。

・新生児・乳幼児の呼吸：胸郭の広がりが悪いため，腹式呼吸を行っている。

C 血液による酸素・二酸化炭素運搬の仕組み

35-35
34-34
32-38

1 外呼吸と内呼吸

外呼吸は肺内でのガス交換（O_2 摂取と CO_2 排出）であり，内呼吸（組織呼吸）は血液と組織との間のガス交換である。外呼吸において，肺胞膜の拡散能は，二酸化炭素が酸素より高い。

2 ガスの運搬

●ガス交換

・O_2 の移動：O_2 は分圧勾配に沿って，O_2 分圧の高い大気→肺胞→血液→組織の順に移動する。

・CO_2 の移動：CO_2 は CO_2 分圧勾配に沿って，CO_2 分圧の高い組織→血液→肺胞→大気の順に移動する。

● O_2 の運搬　　肺胞から血液中に移行した O_2 は，赤血球のヘモグロビンと化学的に結合して組織に運ばれる。

・ヘモグロビン（Hb）：ヘモグロビンは4個の鉄原子をもち，可逆的に1分子の O_2 と結合し得る。これを通常，次のように表す。

$$Hb + O_2 \rightleftarrows O_2Hb$$

・酸素解離曲線：O_2 分圧とヘモグロビンの O_2 結合（酸化ヘモグロビン；O_2Hb）の割合（酸素飽和度：％）を示す曲線を酸素解離曲線という（図10-5）。
　　末梢組織のように O_2 分圧が 50mmHg 以下になると急激にヘモグロビンの O_2 親和性は低下し，ヘモグロビンは O_2 を解離する。つまり，酸素解離曲線は右方に移動する。反対に，肺胞のように O_2 分圧が高いと，ヘモグロビンの O_2 親和性が上昇し，ヘモグロビンは O_2 と結合する。
　　活動している組織では，CO_2 分圧が高いため，ヘモグロビンは O_2 を離しやすく，組織は O_2 の供給を受けやすくなる。
　　赤血球のヘモグロビンのうち，酸素と結合している酸化ヘモグロビンの割

分圧勾配
人体の組織における酸素あるいは二酸化炭素分圧の差をいう。例えば，動脈血の酸素分圧は 95mmHg，静脈血の酸素分圧は 40mmHg であり，この圧の差により，酸素が動脈血側から静脈血側に移動する。これによってその間にある組織に酸素が渡される。

酸素解離曲線
生体がアシドーシス（pH が低下）になると，酸素解離曲線は右方に移動する。

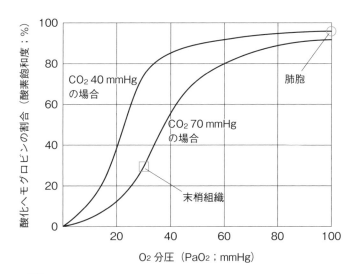

図10-5 酸素解離曲線

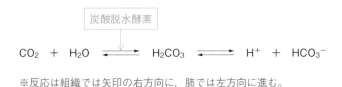

※反応は組織では矢印の右方向に，肺では左方向に進む。

図10-6 血液中での CO_2 の変化

酸素飽和度
正常な動脈血では96〜99%，静脈血では50〜75%である。動脈血で90%以下の場合は呼吸不全が疑われる。臨床ではパルスオキシメーターという機器で経皮的に測定することが多く，得られた酸素飽和度をSpO2と呼ぶ。

合を酸素飽和度といい，含まれている酸素の指標となる。

● **CO_2 の運搬**　末梢組織の内呼吸で生じた CO_2 は赤血球に移動し，赤血球中の炭酸脱水酵素の作用で H_2CO_3（炭酸）となる。H_2CO_3 は，HCO_3^-（重炭酸イオン）と水素イオン（H^+）に電離し，血漿中を運ばれる（**図10-6**）。肺胞では，CO_2 分圧が低いため，末梢組織とは逆反応が起こり，CO_2 は気体として放出される。また，一部の CO_2 は赤血球のヘモグロビンのアミノ基に結合し，カルバミノ化合物として運ばれる。

・血液中の CO_2 の含有量とpH：末梢組織の毛細血管を通った血液は，CO_2 の含有量が 48mL/dL から 52mL/dL へ増加する。肺胞では急速に血液から CO_2 が放出されるが，なお 48mL/dL を保持している。このような血液中の CO_2 の含有量の維持は，血液の pH7.4 を保つのに役立っている。

B　呼吸器疾患の成因・病態・診断・治療の概要

呼吸器は，ガス交換の場として外界と接しているため，細菌，ウイルス，真菌，原虫などによる感染症が生じやすい。また，外来性抗原物質（アレルゲン）に対する防御機構の過敏反応として気管支喘息などが生じる。

こうした外来性の要因だけでなく，肺がんなどの種々の病変も呼吸器に起こる。呼吸器疾患は，呼吸機能の障害から拘束性肺疾患と閉塞性肺疾患に分けられ，呼吸機

表10-1 拘束性障害と閉塞性障害

	拘束性障害	閉塞性障害	肺機能による換気障害の分類
定義	肺や胸郭が広がらないための換気障害。	気道が狭くなった状態で，吸い込んだ空気をスムーズに吐き出せないための換気障害。残気量は増加する。	
鑑別点	%肺活量＜80% 肺活量が減少しているのに対して，時間肺活量（代表は1秒率）は変わらない。	1秒率＜70% 肺活量はほぼ正常であるのに対して，時間肺活量が著しく減少。	
代表的疾患	間質性肺炎 肺結核 胸膜炎など	COPD（慢性閉塞性肺疾患）[*] ●気管支喘息 ●慢性気管支炎 ●肺気腫 ●びまん性汎細気管支炎など	

注）[*] COPDでは重症になると拘束性障害も来すため，1秒量（FEV1）（肺活量の代わりとして）も病期の判定基準に加えている。
資料）鈴木裕一：2016 管理栄養士国家試験 問題と解答，p.178（2015）第一出版を一部改変

能検査において，それぞれ拘束性（換気）障害，閉塞性（換気）障害を示す（**表10-1**）。

　拘束性障害では，肺の繊維化や呼吸筋機能低下による肺の容積減少を来すため，肺の膨らみが悪くなり，肺活量の低下により診断される。一方，閉塞性障害では，気道狭窄と肺の過膨張を来し，1秒率の低下によって診断される。

ⓐ COPD（慢性閉塞性肺疾患） ◀36-35

　慢性の気道閉塞を主病変とする疾患の総称であり，肺気腫，慢性気管支炎が含まれる。有病率は喫煙者が非喫煙者より高く，男性が女性より高い。また，高齢者になるほど高くなる傾向がある。

1 肺気腫

　終末気管支から末梢の気腔が肺胞壁の破壊を伴って異常に拡大する病変であるが，明らかな線維化は認められない。

●**病因**　病因は不明であるが，喫煙が関係している。また，**α_1-アンチトリプシン欠損症**と若年性肺気腫は関連があると考えられている。

●**病態**　肺気腫は不可逆的な病変で，労作時の呼吸困難，**ばち状指**，胸郭が前方に張り出したビール樽胸郭，咳，喀痰などの症状がみられる。気道閉塞により，ゆっくりと呼気を行うようになる。エネルギー消費量は増加するが食欲は低下し，体重が減少する（マラスムス型）。

●**診断**

・胸部X線検査：横隔膜の低下，肺の過膨張がみられる。

・肺CT検査：肺胞壁の破壊を確認する。

・呼吸機能検査：1秒率〔最初の1秒間に呼出される量（1秒量；FEV_1）/努力性肺活量（FVC）× 100（%）〕の低下がみられる。COPDの病期分類は，1秒量によりなされ，%FEV_1（予測1秒量に対する比率）が用いられる

α_1-アンチトリプシン
α_1グロブリンに属するプロテアーゼインヒビター。ペプチド結合を加水分解する酵素をプロテアーゼといい，プロテアーゼインヒビターはプロテアーゼの活性を阻害する物質。

ばち状指
太鼓のばち状に腫大した手足の指をいう。先天性心疾患や低酸素血症を伴う肺疾患などでみられる。

表10-2 COPD の病期分類

病　期		定　義
Ⅰ期	軽度の気流閉塞	%FEV₁ ≧ 80%
Ⅱ期	中等度の気流閉塞	50% ≦ %FEV₁ < 80%
Ⅲ期	高度の気流閉塞	30% ≦ %FEV₁ < 50%
Ⅳ期	極めて高度の気流閉塞	%FEV₁ < 30%

注）気管支拡張薬投与後の1秒率（FEV_1/FVC）70％未満が必須条件。
資料）日本呼吸器学会：COPD（慢性閉塞性肺疾患）診断と治療のためのガイドライン，第4版，p.30（2014）メディカルレビュー社

（表10-2）。

・血液学検査：低酸素血症がみられ，長期間続くと赤血球が増加する。フィッシャー比が低下する。

●治療

・禁煙：禁煙を指導する。

・薬物療法：気管支拡張薬などを使用する。インフルエンザワクチンの接種は死亡率を低下させる。

・酸素療法：低酸素血症の患者に行う。

・腹式呼吸：腹式呼吸を習得させ，換気量の増大を図る。

② 慢性気管支炎

気道の慢性炎症により長期間にわたって咳，痰が続く。2年以上にわたり，特に冬季は3か月以上ほとんど毎日咳，痰が続き，肺や気管支の限局性病変や心疾患によらないものと定義されている。

●**病因**　喫煙が重要な病因と考えられている。その他，大気汚染，ウイルス・細菌の下気道感染が病因となる。中高年の男性に多くみられる。

●**病態**　咳と粘性の痰がみられる。肺炎などの感染症を合併することもある。

●**診断**

・胸部 X 線検査，CT 検査：気管支壁の肥厚，気管支拡張などを確認する。

・呼吸機能検査：1秒率の低下がみられる。

・喀痰検査：急性増悪したときには，肺炎球菌やインフルエンザ桿菌などが検出される。

●**治療**

・禁煙：禁煙を指導する。禁煙で改善することも多い。

・薬物療法：感染があるときは抗菌薬を使用し，去痰薬により痰を排出する。

・酸素療法：慢性呼吸不全に対して行う。

・気道の清浄：気道の清浄により，痰を排出する。

◀36-35 **b** 気管支喘息 ◀

気道の過敏反応により発作性の呼吸困難を来す病変である。可逆性であるため，症状は自然あるいは適切な治療で寛解する。

●**病因**　大気汚染，室内塵（ハウスダスト），ダニ，真菌，花粉，食物などに対するアレルギー反応（p. 240，14-A-c），呼吸器感染，喫煙，ストレスなどにより，気道の狭窄，閉塞が生じる。

●**病態**　喘鳴（ヒューヒュー，ゼーゼー）を伴う呼吸困難が，夜間または早朝に発作的に起こる。息切れ，胸部圧迫感，咳なども伴う。重症の場合は，強力な治療が必要である。

●**診断**

・**呼吸機能検査**：1秒率の低下がみられる。

・**血液学検査，免疫学検査**：アレルギー反応により，血液中に好酸球とIgEの増加がみられる。

○ Column | **肺結核と胸膜炎**◄

①**肺結核**

●**病因**：結核菌の感染が病因となって生じる肺の炎症性疾患である。ほとんどが経気道的な飛沫感染で感染する。抗結核薬の普及により，患者数は減少したが，近年，高齢者の発症や薬剤耐性菌の発生などにより，罹患率の低下はゆるやかになっている。

●**病態**：発病初期は，微熱，食欲不振，全身倦怠感，盗汗（寝汗），体重減少などがみられる。進行すると，咳，痰，血痰，喀血，胸痛などを生じる。

●**診断**

・**胸部X線検査**：浸潤性の陰影をみる。空洞，胸膜炎を伴うこともある。

・**ツベルクリン反応**：陽性となる。

・**喀痰検査**：チール・ニールセン染色または蛍光染色により，結核菌を検出する。菌数を表すのにガフキー号数[*]が用いられる。

　(補足) | [*]ガフキー号数：喀痰中の結核菌数を推定する簡便法。染色した喀痰の塗抹標本を鏡検し，視野中の菌数を10段階の号数で示す。

●**治療**

・**薬物療法**：抗結核薬を使用する。

・**手術**：薬物療法を行っても空洞影が消失せず，浸潤影が大きい場合は，手術（肺葉切除など）を行う。

②**胸膜炎**

●**病因**：胸膜の炎症性疾患で，ほとんどは肺疾患からの二次的病変である。胸水が貯留することが多く，その性状から滲出性胸水と漏出性胸水がある（p. 25，**表2-10**）。

・**滲出性胸水**：胸膜に炎症が起こっている。胸水中には，がん性胸膜炎ではがん細胞が，結核性胸膜炎では結核菌がみられる。

・**漏出性胸水**：胸膜に病変はなく，心不全，肝不全，腎臓疾患などの全身性疾患が原因で，胸腔内に胸水が貯留する。

●**病態**：胸水貯留による息切れや呼吸困難，炎症による胸痛がみられる。このほか，全身倦怠感，乏尿，発熱，咳などがみられる。

●**診断**

・**胸部X線検査**：胸水の存在を認める。

・**胸膜生検**：がん性胸膜炎，結核性胸膜炎など，確定診断に有用である。

●**治療**

・**がん性胸膜炎**：胸水を排出し，胸膜癒着を試みる。原疾患を特定し，抗がん薬を使用する。

・**結核性胸膜炎**：胸水の排出を行い，抗菌薬や抗結核薬を使用する。

●治療

・病因除去：病因となるアレルゲン，誘発因子を避ける。

・減感作療法：病因物質が特定されている場合は，アレルギー反応を軽減させる減感作療法を行う。

・薬物療法，吸入療法：発作時は気管支拡張薬，副腎皮質ステロイドを使用する。

c 肺炎 [1, 2]

◀1 36-35
◀2 33-37

日本人の死因
令和3（2021）年人口
動態統計では,
1位 悪性新生物
2位 心疾患
3位 老衰
4位 脳血管疾患
5位 肺炎

日本人の死因では，第5位（2021年人口動態統計）である。

肺炎は，病院以外の普通の生活の中で発症する市中肺炎と，病院内で発症する院内肺炎に分類される。

●**病因**　呼吸器は外界と接しているため病原体が侵入しやすく，気管支や肺胞に感染し，炎症を引き起こす。病原体は種類が多く，肺炎球菌，肺炎桿菌，ブドウ球菌，インフルエンザ桿菌，肺炎マイコプラズマ，クラミジアなどがある。

食べ物や飲み物・唾液が誤って気道内に入る誤嚥による肺炎（誤嚥性肺炎）は，嚥下機能の低下が背景にあり，後期高齢者の肺炎のほとんどを占める。

院内肺炎（hospital-acquired pneumonia：HAP）は，入院48時間以降に新たに出現した肺炎を指すが，原因菌としてはMSSAやMRSAなどの黄色ブドウ球菌，肺炎桿菌，緑膿菌などがある。また，ウイルスや真菌が原因となることもある。日和見感染であることが多い。

●**病態**　初期症状は，発熱，悪寒，咳，痰，胸痛などであるが，増悪すると，呼吸困難，脱水，チアノーゼがみられることがある。

●**診断**

・血液学検査：白血球数の増加，CRP（C反応性たんぱく質）の陽性などの炎症反応を認める。

・胸部X線検査：気管支炎，肺炎の判断をする。肺野に異常陰影を認める場合は肺炎，認めない場合は気管支炎である。

肺野
肺の中枢から離れた末梢部。感覚神経がない。胸部X線写真で黒くみえる部位をいう。

・喀痰検査，免疫学検査，遺伝子検査：病原体を同定し，確定診断を行う。

●**治療**

・薬物療法：病原体に応じた抗菌薬を使用する。

・補液療法：脱水を防ぐため，水分補給を行う。エネルギー，たんぱく質，ミネラル，ビタミンを補給する。

d 肺がん [1]

日本人の死因では，悪性腫瘍の中で男性の第1位は肺がん，女性の第1位は大腸がん（2021年人口動態統計）であり，男性では女性の2倍以上みられる。原発性肺がんは，肺および気管・気管支を起源として発生する悪性腫瘍である。組織型で多いものから，腺がん，扁平上皮がん，小細胞がん，大細胞がんに大別される。

●**病因**　　喫煙が肺がんの主要要因としてあげられ，特に扁平上皮がんと小細胞がんへの関与がいわれている。このほか，アスベスト，放射線などが病因としてあげられている。

●**病態**　　発熱，咳，痰，血痰，胸痛，呼吸困難，胸水貯留，体重減少，嗄声などの症状が現れる。

●**診断**

　・臨床症状：頑固な咳，血痰などが出る。

　・画像検査：胸部X線検査，CT検査，MRI検査，気管支鏡検査，肺シンチグラフィー（p.89）などで腫瘤を確認する。

　・喀痰細胞診：がん細胞を確認する。

　・腫瘍マーカー検査：扁平上皮がん（SCC抗原，cyfra21-1），腺がん（CEA，SLX），小細胞がん〔NSE（神経特異エノラーゼ），pro GRP（ガストリン放出ペプチド前駆体）〕の高値または陽性を認める。

　・生検：気管支生検，経気管支生検，経皮肺生検を行う。

●**治療**　　小細胞がんでは抗がん薬による化学療法が主で，それ以外では外科手術が主である。

○ Column ｜ **中皮腫**

　アスベスト（石綿）は，肺がんのほかに中皮腫という疾患を引き起こすと考えられている。ここでは，中皮腫についてみていく。

　胸膜，腹膜の表面は中皮細胞で覆われており，この中皮細胞に発生する腫瘍を中皮腫という。中皮腫はアスベストの吸引と関連が深いといわれ，患者のほとんどはアスベストを取り扱う労働者やその家族である。

　中皮腫はアスベストの吸引から20〜40年後に発生し，初期は無症状であるが，進行すると呼吸困難，胸痛，胸水貯留を呈する。局限性の良性の中皮腫は病変を切除する外科療法が行われるが，びまん性の悪性の中皮腫は外科療法のほかに，放射線療法，化学療法，対症療法などを組み合わせて治療に当たる。

問題 次の記述について，○か×かを答えよ。

呼吸器系の構造と機能 ‥‥

1　右肺は上・下の 2 つの肺葉からなり，左肺は上・中・下の 3 つの肺葉からなる。

2　肺活量は，1 回換気量，予備吸気量，予備呼気量，残気量の総計である。

3　呼吸は肺の運動に合わせて迷走神経による調節を受けている。

4　酸素は酸素分圧勾配に沿って，酸素分圧の高い組織→血液→肺胞→大気の順に移動する。

5　呼吸性アシドーシスは，肺の換気量が増大し，体内の二酸化炭素の喪失によって起こる。

呼吸器疾患 ‥‥

6　肺気腫は喫煙，α_1-アンチトリプシン欠損症と関連があるとされている。

7　気管支喘息では 1 秒率が増加する。

8　肺炎では白血球数の増加がみられるが，C 反応性たんぱく質は陰性である。

9　肺結核は，減少傾向に拍車がかかっている。

10　肺がんは女性の方が男性よりかかりやすい。

解説

1　×　右肺は上・中・下の 3 つの肺葉からなり，左肺は上・下の 2 つの肺葉からなる。

2　×　肺活量を求めるには残気量が余分である。設問は総肺気量の求め方である。

3　○

4　×　酸素は，酸素分圧の高い大気→肺胞→血液→組織の順に移動する。

5　×　呼吸性アシドーシスは，肺の換気障害によって二酸化炭素の排泄が不十分となり，血液の二酸化炭素分圧が上昇することにより起こる。

6　○

7　×　1 秒率は低下する。

8　×　C 反応性たんぱく質は陽性である。

9　×　肺結核は減少しているものの，減少傾向は鈍っているといえる。

10　×　肺がんは男性では女性の 2 倍以上みられる。

11 運動器（筋・骨格）系

身体を動かすための器官系を運動器系という。身体は骨格系により支えられており，骨格系は骨を主体に構成されている（図11-1）。骨は，軟骨や靱帯を含む関節により連結されており，それを骨格筋が動かしている。そのため，筋・骨格系は運動器系と呼ばれている。

A 運動器系の構造と機能

a 骨・軟骨・関節・靱帯の構造と機能

◀35-36
34-36
33-38
32-36

1 骨

●**骨の構造**（図11-2）　骨は，骨膜，骨質，骨髄から構成されている。結合組織の丈夫な骨膜で包まれていて，表面付近には極めて緻密な骨質（緻密質）があり，内部はスポンジ状になっている（海綿質）。長骨の骨幹では，海綿質の骨梁が乏しくなり，髄腔という大きな空間になる。髄腔や海綿質のすきまに

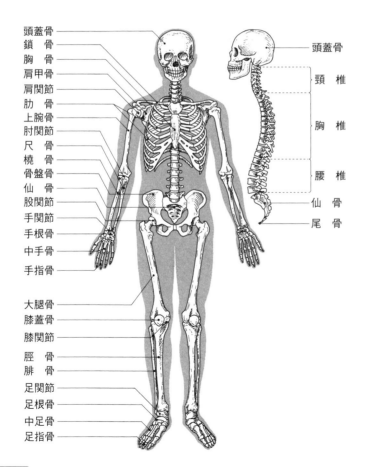

頭蓋骨
鎖骨
胸骨
肩甲骨
肩関節
肋骨
上腕骨
肘関節
尺骨
橈骨
骨盤骨
仙骨
股関節
手関節
手根骨
中手骨
手指骨

大腿骨
膝蓋骨
膝関節
脛骨
腓骨
足関節
足根骨
中足骨
足指骨

頭蓋骨
頸椎
胸椎
腰椎
仙骨
尾骨

図11-1　骨格系の構造
資料）酒井義浩：メディカルワーカーのためのハンディ医学用語辞典, p.74（2004）第一出版

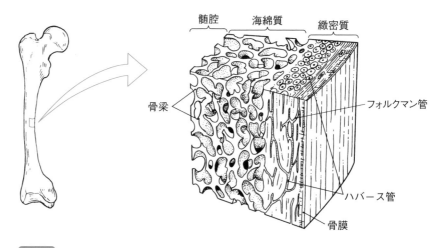

髄腔　海綿質　緻密質

骨梁

フォルクマン管

ハバース管

骨膜

図11-2 骨の構造

は，骨髄が満たされていて，骨髄には造血機能がある。骨組織には縦に走るハバース管，および斜めに走るフォルクマン管があり，そこを通って血管や神経が内部に進入する。

・骨単位：緻密質にみられるハバース管とそれを中心にした骨層板を骨単位（オステオン）と呼び，この骨単位を基本単位として骨組織が形成されている。

● **骨の成分**　骨はカルシウム，リンを中心とするミネラル成分とコラーゲンを中心とした有機成分から構成される。有機成分の90%はⅠ型コラーゲンで残りを非コラーゲン性たんぱく質（オステオカルシン，オステオネクチン，オステオポンチン，骨シアロたんぱく質など）が占める。

● **骨の形状からの分類**　骨は，その形状から長骨，短骨，扁平骨，含気骨の4つに分類される。

・長骨：上腕骨，大腿骨など。身体の支持，移動，運動に関与する。

・短骨：手根骨，足根骨など。数個集まっている。強く，かつ弾性がある。

・扁平骨：頭蓋骨（とうがいこつ），肩甲骨（けんこうこつ）など。内腔の保護，筋の付着面となる。

・含気骨：前頭骨（頭蓋骨の一部）など。内部に空気腔を含み，重量を軽減する。

● **骨の結合からの分類**　人体の骨は，舌骨などの一部の骨が遊離しているが，ほとんどは骨同士で結合している。この結合は軟骨，結合組織，筋などによって行われ，不動性および可動性の二種の結合様式がある。

・不動性の結合：軟骨や結合組織による結合。

・可動性の結合：関節を介する結合。

● **骨格の構成**　骨格は，**表11-1**のような多数の骨から構成されている。

2 **軟骨**

60～80%が水分で，軟骨細胞が軟骨基質の中に浮いている構造をしている。関節軟骨，骨端軟骨がある。

表11-1 骨格の構成

頭蓋	脳頭蓋	前頭骨（1個），頭頂骨（2個），後頭骨（1個），側頭骨（2個），蝶形骨（1個）		
	顔面頭蓋	篩骨（1個），上顎骨（2個），下顎骨（1個），口蓋骨（2個），頬骨（2個），涙骨（2個），鋤骨（1個），鼻骨（2個），下鼻甲介（2個），舌骨（1個）		
体幹	脊柱	頸椎（7個），胸椎（12個），腰椎（5個），仙骨（1個[*1]），尾骨（1個[*1]）		
	胸郭	胸椎（12個），肋骨（12対），胸骨（1個）	骨盤	寛骨，仙骨，尾骨
上肢	上肢帯	肩甲骨，鎖骨	手根	手根骨
	上腕	上腕骨	中手	中手
	前腕	橈骨，尺骨	指	基節骨，中節骨[*2]，末節骨
下肢	下肢帯	寛骨（腸骨，坐骨，恥骨）	足根	足根骨
	大腿	大腿骨，膝蓋骨	中足	中足
	下腿	脛骨，腓骨	指	基節骨，中節骨[*2]，末節骨

注）[*1] 成人では複数の骨が融合している。
[*2] 第一指には中節骨がない。

- 関節軟骨：関節をつくる二つの骨の骨端を薄く覆っている軟骨である。骨と骨とのクッションの役割をしている（図11-3）。
- 骨端軟骨：骨幹と骨端の間にある軟骨である。成長期の骨長の成長に関与する。成人期になると，骨端軟骨は骨になり，成長が停止する（図11-4）。

3 関節

骨と骨とを連結させる可動性の結合部を関節という（図11-3）。関節の特徴は，連結する骨の関節面には軟骨（関節軟骨）をもち，この軟骨間には関節包で包まれた関節腔があり，この中は関節包の内表面から分泌された滑液で満たされている。この滑液は関節の運動を円滑にしている。関節をつくる骨の一端は隆起して関節頭をなし，これに対応する骨の骨端は受け皿状にくぼんで関節窩をなしている。

4 靱帯

靱帯は，骨格の各部分をつないで，関節の運動を滑らかにしたり，制限したりする。強い弾性のある，線維性の組織である（図11-3）。

b 骨の成長

36-36
33-38

1 骨の形成

●**骨の形成の様式**　骨は，個体の成長に伴って軟骨が骨化し，長さを増していく軟骨内骨化と，一定の長さになった骨が膜性骨化によって太さを増すという2種類の様式で形成される。

- 軟骨内骨化：ほとんどの骨で行われる様式である。骨の成長部分に一旦，軟骨組織がつくられる。その後，この部分に毛細血管や結合組織が侵入し，軟骨が破壊・吸収されるとともに，骨芽細胞によって骨が形成される（図11-4）。軟骨組織は鋳型となるため，こうしてつくられる骨を置換骨と呼ぶ。
- 膜性骨化：頭蓋骨，顔面蓋骨の一部で行われる様式である。結合組織性の膜組織から骨が形成される。

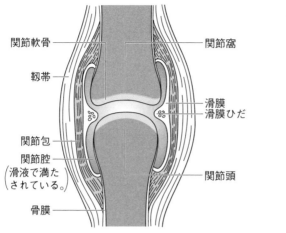

関節軟骨 ── 関節窩

靭帯

滑膜
滑膜ひだ

関節包

関節腔
（滑液で満た
されている。）

骨膜

関節頭

図11-3 関節の構造

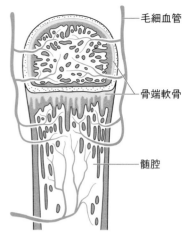

毛細血管

骨端軟骨

髄腔

図11-4 軟骨内骨化による骨形成

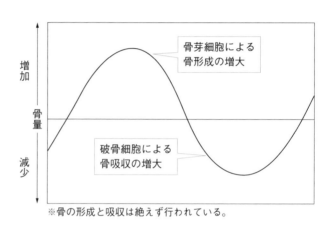

増加

骨量

減少

骨芽細胞による
骨形成の増大

破骨細胞による
骨吸収の増大

※骨の形成と吸収は絶えず行われている。

図11-5 骨の代謝回転

●**骨の破壊・吸収**　髄腔中の破骨細胞によって，骨は破壊・吸収されていく。
その結果，髄腔が拡大する。

2 骨量の決定

　骨は，形成と吸収が繰り返され，常に新しくつくり変えられている。これを骨の
リモデリング（再構築）という。骨量は，骨芽細胞による骨形成と破骨細胞による
骨吸収のバランスによって，決められていく（**図11-5**）。

　・骨芽細胞：骨細胞の未熟な型で，カルシウムが沈着すると骨が形成される。

　・破骨細胞：多核性の巨大な細胞で，骨の吸収を行う。

3 カルシウム調節ホルモン

　カルシウム代謝を調節するホルモンには，副甲状腺ホルモン（PTH）やカルシ
トニンなどがあり，これらは骨の形成・吸収に大きな影響を与える。血清カルシウ
ム濃度を一定に保つため，カルシウムの貯蔵庫である骨が利用されている（**表11-2**，
図11-6）。

表11-2　カルシウム調節ホルモンの働き

血清 カルシウム濃度		カルシウム調節 ホルモンの分泌		
低	→	副甲状腺ホルモン 活性型ビタミンD	→	骨からのカルシウム遊離の促進 腸管からのカルシウム吸収の促進 腎臓からのカルシウム再吸収の促進
高	→	カルシトニン	→	骨からのカルシウム遊離の抑制 腎臓からのカルシウム再吸収の抑制

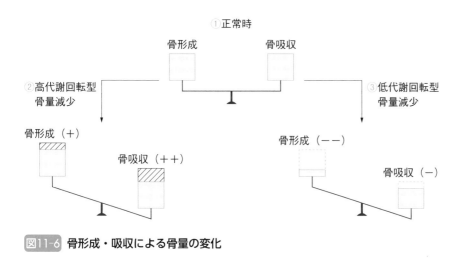

図11-6　骨形成・吸収による骨量の変化

c　骨のリモデリング（p. 212, 図11-9）[1]

◀1 33-38

- **思春期まで**　骨量は，思春期（女性では特に初経時）に急増する。骨への力学的負荷が骨量を増加させる。ただし，骨の成長期における過度の運動は，骨の変形などの原因となる危険性がある。
- **成人期**　成人期は，骨形成・骨吸収速度のバランスがとれていて，骨量は安定している（**図**11-6①）。
- **更年期**　女性では，閉経により骨量が急激に減少する。これはエストロゲンの減少が関与している。更年期には骨芽細胞と破骨細胞がともに増殖していて，骨形成・吸収速度のどちらも高いが，骨吸収がより高いために骨量が減少する。これを高代謝回転型骨量減少という（**図**11-6②）。
- **高齢期**　加齢とともに骨量は徐々に減少する。骨形成・骨吸収速度のどちらも低いが，骨形成がより低いために骨量が減少する。これを低代謝回転型骨量減少という（**図**11-6③）。

d　筋肉の構造と機能[2]

◀2 35-36
34-36

1　筋肉の構造

骨格筋は，横紋筋であり，筋細胞（筋線維）の集合体で，筋膜に覆われている。

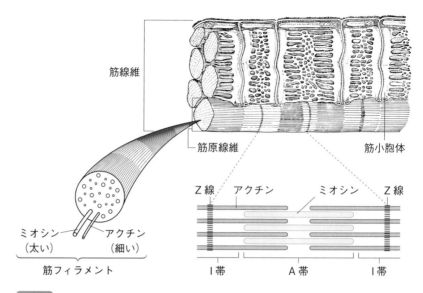

図11-7 筋線維の構造

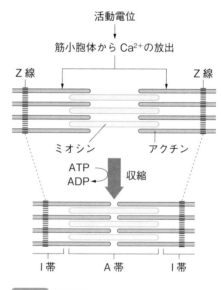

図11-8 滑走説

筋線維の内部には，収縮性のある細い線維（筋原線維）が並んでいる。筋原線維は筋フィラメントと呼ばれるさらに細い線維からできており，筋フィラメントはさらに，ミオシン（太い線維）とアクチン（細い線維）というたんぱく質で構成され，これらは明暗の縞模様に見えるので，横紋筋と呼ばれる（**図11-7**）。横紋筋の明帯はI帯，暗帯はA帯と呼ばれ，I帯の中央にはZ線がある。筋小胞体は，筋細胞の滑面小胞体である。

2 筋肉の収縮

　筋肉は，神経と同様に刺激により興奮して活動電位を生じ，筋収縮が生じる。このような筋収縮により，身体や臓器の運動が行われる。筋収縮には，ミオシン，アクチン，筋小胞体内のカルシウムイオン（Ca^{2+}）が関与している（**図11-8**）。

表11-3　骨格筋における白筋と赤筋の比較

	白筋（白色線維）	赤筋（赤色線維）
別名	速筋線維，タイプⅡ線維	遅筋線維，タイプⅠ線維
筋収縮の特徴	速い収縮，速い疲労	遅い収縮，遅い疲労
ミオグロビン*	少ない（筋線維は白い）	多い（筋線維は赤い）
ミトコンドリア	少ない	多い
グリコーゲン	多い	少ない
適した運動	無酸素運動，短距離	有酸素運動，長距離
例	指の筋肉	脊柱起立筋

注）*筋肉に含まれる色素たんぱく質で，筋肉中に酸素を貯える。

・興奮収縮連関：筋収縮の引き金は筋細胞の活動電位であり，これにより筋小胞体からCa^{2+}が放出される。また，筋収縮のエネルギーは，ATPが利用される。

・滑走説：筋収縮時には，Ⅰ帯，Z線-Z線間〔サルコメア（筋節）〕は狭くなるが，A帯の幅は変わらない。これはアクチンがミオシンの間に滑り込んで筋収縮が生じると考えることができる。このような説を滑走説（滑り込み説）という（図11-8）。

サルコメア（筋節）
筋原線維の最小構成単位で，線維の方向に走る2～3μmの横紋。骨格筋の縞は，このサルコメアの繰り返し配列に由来する。サルコメアは，ATP存在下で収縮する。

③ 白筋と赤筋

　骨格筋はミオグロビンの含有量により，白筋と赤筋に分類され，それぞれ表11-3のような特徴がある。

B　運動器疾患の成因・病態・診断・治療の概要

　筋骨格疾患には骨粗鬆症，骨軟化症，くる病，変形性関節症，筋ジストロフィー，重症筋無力症などがある。多くは内科や神経内科で扱うが，整形外科で扱う疾患も多い。

a　骨粗鬆症◀

◀36-36
34-37
32-37

　骨は，たんぱく質のコラーゲン（骨基質）とミネラル（カルシウムやリンなど）で構成されているが（p.206），骨粗鬆症ではそれらが減少して骨がもろくなり，腰背部痛や骨折などが起こる。高齢の女性の発症頻度が高く，寝たきりの原因になりやすい。

●**病因**　骨吸収が骨形成を上回った状態が続いて，骨量が低下することにより発症する。骨量は，30～40歳頃に到達する最大骨量から加齢とともに低下し，さらに骨量の低下は，骨吸収を抑えるエストロゲンの減少が主因であるため，特に女性は閉経後に発症頻度が高くなる（図11-9）。そのほかの骨量低下の危険因子を図11-10に示す。

●**病態**　骨量は前述のとおり，最大骨量から徐々に減少しているが，すぐに自覚症状が現れるわけではない。60歳以上になって，重いものを持ったり，身体を動かしているときに，腰の痛みを感じたりすることが多い。また，身長の

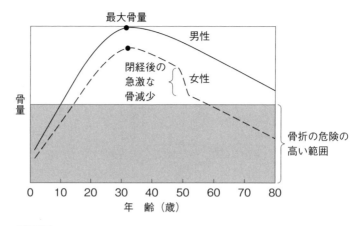

図11-9 年齢と骨量の変化

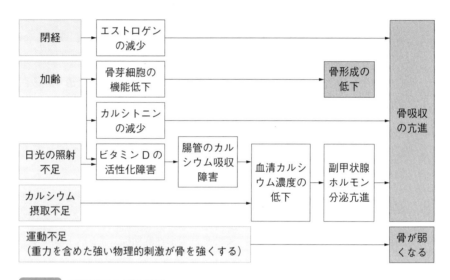

図11-10 骨量低下の危険因子

低下が起こったり，腰が曲がったりする。これらは脊椎骨の骨量が減少して，体重を支えきれなくなり，骨が変形（圧迫骨折）することによる。さらに，転倒などにより，大腿骨や前腕骨の骨折を引き起こす。

●診断

・骨X線検査：二重エネルギーX線吸収測定法（DEXA法）による骨量の測定を行う。原則として腰椎か大腿骨頸部を測定し，若年成人（20〜44歳）の平均値（YAM：young adult mean）と比較して80％を正常，70〜79％を骨量減少，70％未満を骨粗鬆症とする（日本骨代謝学会，2012）。30歳の標準値を0とするTスコアによる方法では，−1.0までは正常，−2.5以下を骨粗鬆症とする（WHO）。骨粗鬆症では骨密度の著しい低下がみられる。

・デオキシピリジノリン・ピリジノリンの測定：コラーゲンの分解により血中・

尿中のデオキシピリジノリンやピリジノリンが排出される。これらの増加によって診断する。

●**治療**
・薬物療法：活性型ビタミン D_3 製剤，ビタミン K_2 製剤，カルシトニン製剤，エストロゲン製剤，ビスホスホネート製剤，カルシウム製剤などを服用する。本症の治療薬剤は進歩が著しい。

●**予防**
・カルシウムの十分な摂取：加齢などによる骨量減少をできるだけ緩やかにするため，カルシウムを若いときから十分にとって，最大骨量を高めておく。
・たんぱく質の適度な摂取：たんぱく質は，骨を構成する物質として非常に重要である。一方，たんぱく質の過剰摂取はカルシウムの尿中排泄を盛んにするため，適度な摂取が必要である。
・適度な運動：骨は，筋肉などと同様に使わないと弱くなるため，重力のかかる物理的刺激を適度に与える。

b 骨軟化症，くる病 ◀ ⋯⋯⋯⋯⋯⋯⋯⋯⋯⋯⋯⋯⋯⋯⋯⋯⋯⋯⋯ ◀36-36

　骨軟化症，くる病とは，ビタミン D 欠乏による骨の石灰化障害で，骨端軟骨の閉鎖以後の成人に発症するものを骨軟化症，骨端軟骨の閉鎖以前の小児に起こるものをくる病という。骨軟化症・くる病と骨粗鬆症の違いを**表**11-4に示す。

●**病因**　ビタミン D の摂取低下，ビタミン D の吸収障害，日光の照射不足・肝疾患や腎疾患によるビタミン D の活性化障害などが原因となる。ビタミン D の欠乏により，ミネラルが正常に沈着できず，骨が軟らかくなったことにより発症する。

●**病態**　症状としては骨痛と筋力低下が生じる。また，骨折しやすく，脊椎変形による丸背などがみられる。

表11-4 骨軟化症・くる病，骨粗鬆症の違い

	骨軟化症・くる病	骨粗鬆症
状態	ビタミン D 欠乏による骨の石灰化障害	骨中のカルシウムやコラーゲンの減少による骨量の低下
骨の有機物（コラーゲンなど）の量	一定	減少
症状	骨の軟化	骨の強度の低下

●**診断**

・骨 X 線検査：骨皮質の非薄化，骨・軟骨接合部の肥大（念珠腫），骨折などの所見が認められる。

・血液生化学検査：血清リン・カルシウムの低下，アルカリホスファターゼ（ALP）高値，ビタミン D_3 の代謝産物の 25（OH）D_3 の低下が認められる。

●**治療**

・食事療法：ビタミン D とカルシウムを十分に摂取する。

・薬物療法：カルシウム製剤，活性型ビタミン D_3 製剤を投与する。

◀32-37 c 変形性関節症◀

変形性関節症とは，関節の退行性変化を基盤とした慢性の疼痛性疾患をいう。

●**病因**　加齢に伴って起きる老化現象の一つでもあるが，力学的ストレスなどの種々の原因から生じるといわれている。肥満や，股関節，膝関節に負担のかかる職業やスポーツが原因になることも多い。

●**病態**　関節軟骨の変性と消失が生じ，関節の形態が変化する疾病である。40 ～ 50 代の女性に多くみられる。膝関節に発症することが多く，股関節，肘関節，足関節などにも起こる。症状としては関節の痛み，腫脹，関節可動域の制限が現れる。また，関節内に水がたまることもあり，これは関節水腫と呼ばれる。膝関節に起こると O 脚になる。

●**診断**

・骨 X 線検査：関節裂隙の狭小化，関節辺縁の骨の突出性隆起，骨の萎縮が認められる。

●**治療**

・薬物療法：疼痛が強い場合には消炎鎮痛薬，湿布薬などを使用する。

・運動療法：膝関節症では，膝を支えている筋肉を強化し，減量を行う。

・手術：関節の変形が高度で症状が強い場合には手術を行う。

d フレイル

フレイル（**表** 11-5）とは，老化に伴う生体機能や**予備能力**の低下によりさまざ

予備能力
ストレスや体外からの侵襲に対する対応能をいう。たとえば，壮年者では特に大きな問題とならないような軽度の発熱や下痢であっても，高齢者では意識障害などの重篤な病状を呈することがある。

表11-5 Fried らが定義したフレイルの 5 項目

①体重減少
②主観的疲労感
③日常生活活動量の減少
④身体能力（歩行速度）の減弱
⑤筋力（握力）の低下

注）5 項目中，3 項目以上該当すればフレイル判定。
資料）Fried LP, Tangen CM, Walston J, *et al.* Cardiovascular Health Study Collaborative Research Group. Frailty in older adults：evidence for a phenotype. *J Gerontol A Biol Sci Med Sci* 2001；**56**：M146-56

まな健康障害に陥りやすくなった状態をいう。一般的には，要介護状態に至る前段階と捉えられている。実際に，フレイルをもつ高齢者では，日常生活機能障害，施設入所，疾病の発症，入院など健康障害をもつ者が多く，生命予後も不良である。

e サルコペニア

◀34-23
32-37

　加齢に伴う筋肉量の減少と筋力の低下はサルコペニア（sarcopenia）と呼ばれ，高齢者の転倒や骨折，寝たきりなどを引き起こす大きな原因になる。サルコペニアの進行を予防することは，高齢者の健康維持やQOL（生活の質）の向上に重要である。加齢以外の原因が特定できる場合（寝たきり，悪性腫瘍，炎症性疾患など）には，二次性サルコペニアと呼ぶ。

　サルコペニアの発症には，筋たんぱく質の合成に必要な栄養素の摂取不足，活動性の低下，加齢に伴う生体内ホルモン環境の変化（成長ホルモン，テストステロン，インスリン様成長因子の低下）や炎症性サイトカイン（インターロイキン-6，腫瘍壊死因子-α）の上昇，運動神経の変化などが複合的に関与する。

　一般に，筋肉の発達は20代が最高で30歳以降はわずかずつ，年々（60歳までは年1％，60歳以降は年1.5％の割合で）減少する。その減少の速度は，低栄養，運動不足（安静，坐業，無動），合併症（消耗性疾患，悪液質，炎症性疾患など）により加速する。しかし，サルコペニアは不可逆性の変化ではなく，十分な栄養素の摂取とリハビリテーションを中心とした運動療法により十分に回復することが可能な変化である。

　一方，病気療養のための床上安静や脳血管障害後遺症などによる長期臥床，骨折によるギプス固定などによって筋肉は著しく萎縮する。これを廃用性筋萎縮という。安静状態が長く続くことにより廃用性筋萎縮は進行する。したがって，病状が許す限り早期から抵抗運動を行い，筋たんぱく質の合成維持に必要な栄養素を十分に摂取することが廃用性筋委縮の予防に重要である。

f ロコモティブシンドローム

　ロコモティブシンドロームは，「運動器の障害」により移動機能の低下を来し，進行すると介護が必要となるリスクが高くなる状態をいう。この「運動器の障害」には筋力の低下，持久力の低下，バランス能力の低下などが含まれる。これらはいずれもフレイルの判定項目と一致，または関連するものである。サルコペニアやロコモティブシンドロームをもつ高齢者の多くは，フレイルに該当する。

○ Column | **ロコチェックとロコトレ**

　　運動器のことを英語でlocomotive organということからロコモティブシンドローム（ロコモ）と名付けられた。ロコチェックでは，①片脚立ちで靴下が履けない，②家の中でつまずいたり，滑ったりする，③階段を上るのに手すりが必要，④横断歩道を青信号で渡りきれない，⑤15分くらい続けて歩けない，の5項目のうち一つでも当てはまるとロコモの可能性があるとしている。ロコトレは，開眼片脚立ちやスクワットなどの軽い運動の組み合わせで，体力に合わせ無理なくできるように構成されている。

問題 次の記述について，○か×かを答えよ。

運動器系の構造と機能 ⋯⋯⋯⋯⋯⋯⋯⋯⋯⋯⋯⋯⋯⋯⋯⋯⋯⋯⋯⋯⋯⋯⋯⋯⋯⋯⋯⋯⋯⋯⋯⋯⋯⋯⋯

1 骨の表面付近は緻密質，内部は海綿質という構造になっている。
2 骨の形成には，軟骨内骨化と膜性骨化の 2 種類の様式がある。
3 骨の吸収を行う，多核性の巨大な細胞を破骨細胞という。
4 筋原線維は細い線維であるミオシンと，太い線維であるアクチンで構成される。
5 白筋は短時間に強力な収縮力を必要とする運動に適している。

運動器疾患 ⋯⋯⋯

6 閉経後の女性はエストロゲンが増大するため，骨量低下を引き起こす。
7 骨量は 10 代半ばで最大となる。
8 ビタミン D 欠乏による骨の石灰化障害で，骨端軟骨閉鎖以前に起こるものを骨軟化症という。
9 変形性関節症は男性で多く発症する。
10 主に加齢によって起こる筋肉量の減少をサルコペニアという。

解説

1 ○
2 ○
3 ○
4 × 太い線維がミオシンであり，細い線維がアクチンである。
5 ○

6 × 閉経後にエストロゲンが減少することで骨吸収が亢進される。
7 × 30 〜 40 歳頃に最大骨量に到達する。
8 × ビタミン D 欠乏を原因とする骨の石灰化障害で，骨端軟骨閉鎖以後の成人に発症するものを骨軟化症，骨端軟骨閉鎖以前の小児で発症するものをくる病という。
9 × 40 〜 50 代の女性に多くみられる。
10 ○

12 生殖器系

生殖器は次の世代の個体を生み出し，種族を維持する役目を担っている臓器である。ほかの臓器にはみられない特徴として，第一に男女でその構造が異なることである。第二の特徴として，生殖細胞という特殊な細胞を含むことである。

生殖器は男女とも，生殖細胞を含む性腺（精巣・卵巣）と生殖細胞を運ぶ輸送管，そこに液を分泌する付属生殖腺（精嚢・前立腺など）からなる。また，その出口は交接器となり，女性では産道となる。

A 生殖器系の構造と機能

ⓐ 男性生殖器の発育過程・形態・機能 ◀ ◀33-40

1 発育過程

人体を構成する体細胞には，精子と卵子からそれぞれ 23 本ずつ受け継いだ 46 本の染色体が存在する。精子は 22 本の常染色体と X 染色体または Y 染色体を，卵子は 22 本の常染色体と X 染色体をもつ。男女の決定は X 染色体と Y 染色体（性染色体）によってなされる。Y 染色体をもつ XY 型の男性では，胎生期に未分化な性腺から精巣（睾丸）が発育分化する。

2 形態（図 12-1）

●**精巣**　陰嚢中に左右 1 対で存在し，約 10 g の卵円形をした実質性器官である。精子形成には体温より低いことが必要なので，胎生期には体腔内にあった精巣は出生後に陰嚢内に下降する。これを精巣下降という。精巣内部は多数の小葉に分かれ，その中に精細管がある。精細管の精上皮細胞で精子がつくられる。

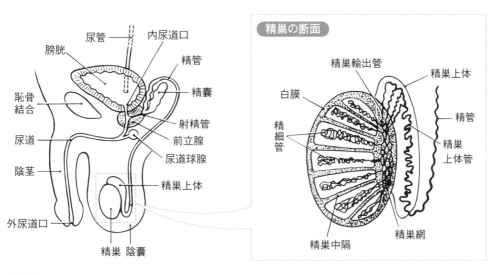

図12-1 男性生殖器の構造

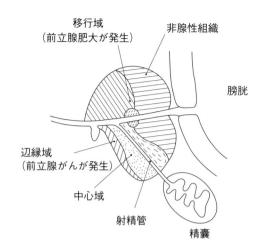

図12-2　前立腺

●**前立腺**　　直腸と恥骨の間にあり，膀胱の出口で尿道を取り囲むように位置している。大きさは 15 ～ 20 ｇで，「クルミぐらいの大きさ」とたとえられる。前立腺は，腺性組織と非腺性組織から構成され，腺性組織は，さらに中心域，尿道を取り囲む移行域，辺縁域に分類される（**図 12- 2**）。精液の一部となる前立腺液を分泌する。

③　**機能**

●**精液の形成と排出**　　精巣の精細管の精上皮細胞でつくられた精子は，精巣上体（副睾丸）の尾部に貯留したのち，精管・尿道へ進み，その途中，精囊および前立腺からの分泌液が加わって精液となる。精液は陰茎から女性体内へ排出（射精）される。

●**精巣を構成する細胞の機能**　　精巣に存在するセルトリ細胞は，精細胞の形成に関与する支持細胞である。結合組織内に存在する間質細胞（ライディッヒ細胞）から男性ホルモン（テストステロン，アンドロステンジオン）が分泌される。

b 男性生殖器疾患；前立腺肥大，前立腺がん

①　**前立腺肥大**

●**発症頻度と原因**　　加齢とともに増加し，50 代で 30％，70 代で 80％の人にみられる。原因は明らかではないが，加齢に伴う男性ホルモンの働きの変化が関与していると考えられている。

●**病態**　　主に移行域に発生するため，尿道が圧迫され排尿困難を来す。「尿の勢いが弱い」，「尿が出始めるのに時間がかかる」，「排尿が終わるまでに時間がかかる」などの症状をみる。夜間頻尿や尿意が切迫してトイレまで間に合わず尿が漏れてしまう切迫性尿失禁，排尿後「どうもすっきりしない」といった残尿感を訴えることも多い。前立腺肥大が進行すると，肉眼的血尿や尿路感染症，尿閉，膀胱結石，腎機能障害などがみられる。

2 前立腺がん

- **●発症頻度と原因**　加齢とともに増加し，60歳以降に急増する。遺伝子異常によって家族性に発症するものもみられるが，多くは男性ホルモンがその発症や進行に関与する。
- **●病態**　前立腺の辺縁域に発生することが多いため，自覚症状が出ることは少ない。しかし，病状が進行し尿道や膀胱に浸潤すると，排尿障害や血尿が出現する。また，骨への転移によって骨痛も出現する。
- **●診断**　前立腺がんの診断において，前立腺特異抗原（PSA：prostate specific antigen）の測定は，重要である。PSAは正常な前立腺上皮細胞で産生されるが，前立腺がんでは産生が高まり，血液中の濃度も上昇する。

C 女性生殖器の発育過程・形態・機能 ◀ ⋯⋯⋯⋯⋯⋯⋯⋯⋯⋯⋯⋯⋯⋯⋯⋯⋯⋯ ◀33-40

1 発育過程

　女性の性染色体はY染色体をもたないXX型であり，未分化な性腺から卵巣へと発育分化する。

2 形態（図12-3）

- **●卵巣**　骨盤内で子宮の両側に左右1対で存在し，約7gの実質性器官で

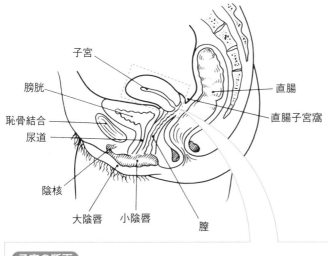

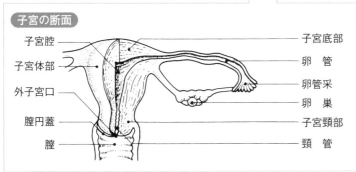

図12-3 女性生殖器の構造

ある。卵巣は卵細胞をたくわえ，これを成熟させる器官であるとともに，エストロゲン（卵胞ホルモン）とプロゲステロン（黄体ホルモン）を分泌する内分泌腺でもある（p. 155, 8 - A - g）。

● **卵管**　子宮底部から花びら状の卵管采に通じる長さ10〜15cmの管である。

● **子宮**　長さ7〜9cm，幅4cmで，骨盤内で膀胱の後方，直腸の前方に位置し，やや扁平な西洋梨の形をしている。子宮上部は平滑筋で構成され，外側は腹膜に覆われ，内腔は粘膜である子宮内膜からなっている。子宮の上方の2/3の部分を子宮体部，下方の膣に開口している部分を子宮頸部と呼ぶ。

● **膣**　外陰と子宮を結ぶ長さ7〜8cmの粘膜に覆われた筋肉の管である。機能として，交接器，月経血の排出路，産道を兼ねている。

3 機能

● **卵巣内の卵子の発達と排卵（図12-4）**

・卵胞期：卵巣は，皮質と髄質からなり，皮質にはさまざまな発達段階の卵胞が散在している。卵祖細胞は，原始卵胞，胞状卵胞（グラーフ卵胞）へと発達する。

・排卵：胞状卵胞は破れて成熟した卵子が卵巣から放出される。この卵子の放出を排卵という。その後，卵子は卵管の卵管采で捉えられ，線毛運動と卵管の蠕動によって子宮へと送られる。

・黄体期：排卵後の成熟卵胞は黄体となるが，卵子が受精されず，妊娠が成立しない場合には退縮して白体となる。

● **受精と受精卵の着床**

・受精：卵巣から排卵された卵子は卵管内で受精し，約6日後に子宮内膜に着床する（図12-5）。

・妊娠黄体：卵巣内の黄体は大きく発達し，妊娠中は持続する。この黄体を妊

線毛運動
気道や卵管を覆う上皮細胞の外表面に存在する運動能のある細胞質突起を線毛という。線毛の運動により異物の排出（気道上皮）や卵子の輸送（卵管上皮）を行う。

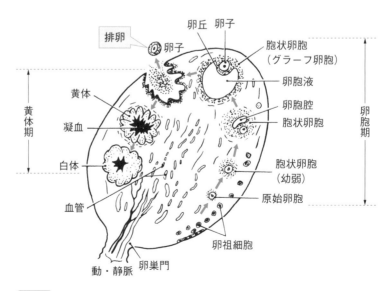

図12-4　卵巣内での卵子の発達と排卵

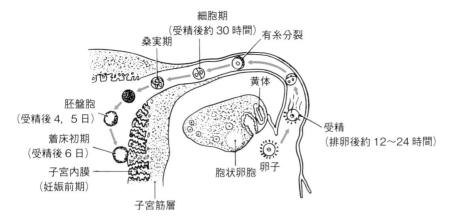

細胞期
（受精後約30時間）
有糸分裂
桑実期
黄体
胚盤胞
（受精後4，5日）
受精
（排卵後約12〜24時間）
着床初期
（受精後6日）
子宮内膜
（妊娠前期）
胞状卵胞　卵子
子宮筋層

図12-5 受精と受精卵の着床

　　娠黄体という。妊娠黄体は分娩後に消失する。

d 女性生殖器疾患；乳がん，子宮体部がん，子宮頸がん ◀ ‥‥‥‥‥‥ ◀34-38

1 乳がん

　乳房は，母乳（乳汁）を作る乳腺と乳汁を運ぶ乳管，それらを支える脂肪組織から構成される（図12-6）。また，乳腺には，乳管と多数の小葉からなる腺葉が集まっている。

　乳がんの多くは，この乳管から発生し乳管がんとも呼ばれる。

●**発症頻度と原因**　　30代から増加し始め，50歳前後に発症のピークを迎え，65歳ぐらいまで発症頻度の高い状態が持続する。男性にも乳がんはあり，全乳がんの1％を占める。

　　乳がんのリスクとしては，早い初潮，遅い閉経，高齢初産，授乳経験なしまたは授乳期間が短いことなどが挙げられる。更年期症状を緩和するためのホル

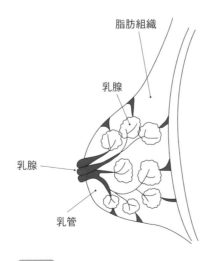

脂肪組織
乳腺
乳腺
乳管

図12-6 乳房

モン補充療法も，乳がんの発症リスクを高める。また，食事脂肪の過剰摂取や肥満も，閉経前・閉経後女性でリスクを高める。

●**病態**　乳房の「しこり」として気づくことが多いが，稀に血性の乳汁分泌や乳頭部のびらんをみることがある。進行すると皮膚のひきつれや陥凹，乳房の変形がみられる。また，腋の下の「しこり」（腋下リンパ節への転移）で発見されることもある。

●**診断**　マンモグラフィや超音波検査が有用である。

2 子宮体部がん

●**発症頻度と原因**　子宮体部の内膜に発生した上皮性悪性腫瘍で，ほとんどが腺がんである。エストロゲンの刺激が長期間続くことが原因で発生するエストロゲン依存性のⅠ型と，エストロゲンと関係なく発生するエストロゲン非依存性のⅡ型に分類される。

閉経前後の 50 ～ 60 代に好発し，未経産婦に多い。肥満，高血圧，糖尿病が発症のリスクとなる。主にリンパ行性に転移する。

●**病態**　不正性器出血をみることが多い。閉経後の不正性器出血では子宮体がんを疑う必要がある。腫瘍が増大すると子宮内の分泌物を排泄するための収縮が起こり，陣痛様疼痛を来すことがある。

3 子宮頸がん

●**発症頻度と原因**　子宮頸部に発生した悪性腫瘍で，ほとんどが扁平上皮がんである。女性生殖器がんの中で最も頻度が高い。多産婦，30 ～ 40 代の女性に多い。発症にはヒトパピローマウイルス（HPV：human papilloma virus）の持続感染が関与しており，特に HPV16 型と HPV18 型が高リスクである。ヒトパピローマウイルスワクチンが予防に用いられる。

●**病態**　ほとんどは無症状で，集団検診で発見されることが多い。腫瘍の浸潤が進行すると，性交時の出血などの不正性器出血や血性帯下を認める。さらに病状が進行すると，腰痛や血尿，膀胱腟瘻などが出現する。

◀32-39　ⓔ **性周期，排卵の機序** ◀ ···

1 性周期の機序（図 12-7）

女性では，子宮内膜が下垂体，甲状腺，副腎，卵巣などから分泌されるホルモンの刺激を受けて約 28 日の周期で変化を繰り返す性周期（月経周期）がある。性周期は次の❶～❹の順に行われる。

❶**月経期**　子宮では，排卵後 10 ～ 12 日で子宮腺の分泌が停止し，次にらせん動脈が攣縮して血流が停止し，子宮内膜の肥厚充血した上層部が剝離脱落して血液とともに腟へ排出される。これを月経という。平均 5 日間，約 50mL が腟より出血する。

❷**増殖期（卵胞期）**　月経終了後に，下垂体前葉から分泌される卵胞刺激ホルモン（FSH）の作用を受けて卵胞からエストロゲンが分泌され，子宮内膜が修

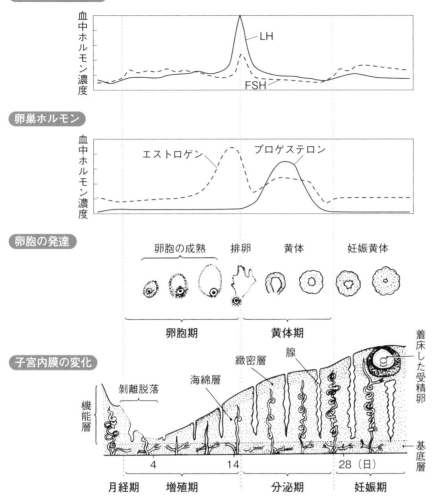

性腺刺激ホルモン

卵巣ホルモン

卵胞の発達

子宮内膜の変化

図12-7 性周期・排卵の機序

復され増殖する。血中エストロゲン濃度が上昇すると下垂体前葉から黄体形成ホルモン（LH）が分泌され始める。LH は排卵後，黄体の形成を促す。エストロゲンには体温を下げる働きがあり，卵胞期には基礎体温が低下する。

❸**分泌期（黄体期）**　黄体からプロゲステロンとエストロゲンが分泌され，子宮内膜に作用して子宮腺の分泌を促し，子宮腺の迂曲・拡大をもたらす。また，らせん動脈が伸長する。これらにより，分泌期の子宮内膜は受精卵の着床に適した状態になる。黄体期には，プロゲステロンの作用により基礎体温は上昇する。

❹**受精卵の着床の有無**

・受精卵が着床する場合：卵子が卵管膨大部で精子と出会って受精が行われ，受精卵が子宮内膜に着床すると，卵巣内の黄体は持続される。受精卵は細胞分裂を繰り返し，やがて胎児となる。

・受精卵が着床しない場合：黄体は退縮し白体となる。プロゲステロンとエス

223

トロゲンの分泌が減少し，やがて月経が発来する。

2 排卵の機序（図12-7, p.223）

月経終了後に，下垂体前葉から分泌される卵胞刺激ホルモン（FSH）の作用を受けて卵胞が成熟する。その結果，卵胞からエストロゲンが分泌され，血中エストロゲン濃度が上昇すると下垂体前葉から黄体形成ホルモン（LH）が分泌され始める。LHは胞状卵胞に作用して排卵を誘発する。

B 妊娠と分娩・妊娠合併症

◀1 32-39

a 生殖，発生[1]

- **排卵** 成熟した女性は，周期的に卵巣から卵子を腹腔の中に排出する。これを排卵という。
- **受精** 排卵された卵子は卵管内に取り込まれ，そこで受精して受精卵となる。
- **着床** 受精卵は，細胞分裂を繰り返しながら子宮腔へと輸送され，表面の透明帯が消失して子宮内膜に接着し，固定される。これを，着床という。受精後，着床まで6日ほど要する。着床をもって妊娠の成立とする。

  着床した受精卵は絨毛を内膜に進入させ，母体から栄養素を取り入れる。子宮内膜に着床した胞胚はその中に入り，細胞分裂を繰り返し，胎児・胎盤を形成していく。

絨毛（胎盤形成時にできる絨毛）
胞胚が子宮内膜に着床すると，その表面の栄養胚葉の細胞が多数の絨毛を形成する。

◀2 34-38

b 妊娠高血圧症候群[2]

- **定義** 日本産科婦人科学会により，妊娠20週以降，分娩後12週まで高血圧がみられる場合，または高血圧にたんぱく尿を伴う場合のいずれかで，かつ，これらの症状が単なる妊娠の偶発合併症によるものではないものが，妊娠高血圧症候群と定義されている（**表12-1**）。
- **原因** 妊娠，素因，環境などの因子により発症する，妊娠による体内環境の変化に対する母体の適応不全症候群と考えられる。正常妊婦にみられる各臨床症状は悪化することが多く，周産期死亡，胎児発育障害，胎児仮死の発生率も高くなる。
- **治療** 食事療法と安静が基本である。食事療法で改善しない場合，対症療法として薬物療法，最終的には外科的療法の帝王切開が行われることになる。

子癇
妊娠高血圧症候群の患者でみられる。てんかんや脳出血のような他の脳疾患に起因しない一度または数度のけいれん発作。

- **病型** 4つに分類され，①妊娠高血圧にたんぱく尿を伴う妊娠高血圧腎症，②妊娠中に起こり分娩後に正常化する妊娠高血圧，③妊娠前から症状を有する加重型妊娠高血圧腎症，④病型を問わずけいれん発作を伴う**子癇**，としている。

◀3 36-37

c 妊娠糖尿病[2, 3]

妊娠糖尿病は，妊娠中に初めて発見，または発症した糖尿病に至っていない糖代謝異常と定義される。妊娠糖尿病の診断基準を**表12-2**に示す。

表12-1　妊娠高血圧症候群の軽症・重症の分類

軽症	1. 血圧：次のいずれかに該当 　収縮期　140mmHg 以上，160mmHg 未満 　拡張期　90mmHg 以上，110mmHg 未満 2. たんぱく尿：原則として 24 時間尿を用いた定量法で判定し，300mg/ 日以上 　で 2g/ 日未満
重症	1. 血圧：次のいずれかに該当 　収縮期　160mmHg 以上 　拡張期　110mmHg 以上 2. たんぱく尿：2 g/ 日以上 　　なお，随時尿を用いた試験紙法による尿中たんぱくの判定量は 24 時間蓄尿検 　体を用いた定量法との相関が悪いため，尿中たんぱくの重症度の判定は 24 時間 　尿を用いた定量によることを原則とする。随時尿を用いた試験紙法による成績 　しか得られない場合は，複数回の新鮮尿検体で，連続して 3＋以上（300mg/ 　dL）の陽性と判定されるときにたんぱく尿重症とみなす。

注）妊娠 32 週未満に発症するものを早発型，妊娠 32 週以降に発症するものを遅発型とする。
資料）日本産科婦人科学会（2005）

表12-2　妊娠中の糖代謝異常と診断基準　　　　　　　　（2015 年 8 月 1 日改訂）

妊娠糖尿病（GDM）：75gOGTT において次の基準の 1 点以上を満たした場合	
①空腹時血糖値	≧ 92mg/dL （5.1mmol/L）
①1 時間値	≧ 180mg/dL （10.0mmol/L）
③2 時間値	≧ 153mg/dL （8.5mmol/L）

妊娠中の明らかな糖尿病[*1]：以下のいずれかを満たした場合	
①空腹時血糖値	≧ 126mg/dL
② HbA1c 値	≧ 6.5%

＊随時血糖値≧ 200mg/dL あるいは 75gOGTT で 2 時間値≧ 200mg/dL の場合は，妊娠
　中の明らかな糖尿病の存在を念頭に置き，①または②の基準を満たすかどうか確認する。[*2]

糖尿病合併妊娠
①妊娠前にすでに診断されている糖尿病
②確実な糖尿病網膜症があるもの

注）　[*1] 妊娠中の明らかな糖尿病には，妊娠前に見逃されていた糖尿病と，妊娠中の糖代謝の変化の影響を
　　　受けた糖代謝異常，および妊娠中に発症した 1 型糖尿病が含まれる。いずれも分娩後は診断の再確
　　　認が必要である。
　　[*2] 妊娠中，特に妊娠後期は妊娠による生理的なインスリン抵抗性の増大を反映して糖負荷後血糖値は
　　　非妊時よりも高値を示す。そのため，随時血糖値や 75gOGTT 負荷後血糖値は非妊時の糖尿病診
　　　断基準をそのまま当てはめることはできない。
　　これらは妊娠中の基準であり，出産後は改めて非妊娠時の「糖尿病の診断基準」に基づき再評価する
　　ことが必要である。
資料）日本糖尿病・妊娠学会：糖尿病と妊娠，**15**（1）（2015）

　母体では妊娠高血圧症候群，羊水過多症，尿路感染などの発症がみられる。胎児
では巨大児，胎児仮死の頻度の増加，新生児で低血糖，黄疸，多血症，呼吸障害な
どがみられる。

　体重増加を管理し，妊娠後期は 300g/ 週以上の増加にならないようにする。2 ～
3 週間の食事療法のみで血糖値の変化を観察するが，経過が良好でない場合はイン
スリン療法を開始する。経口血糖降下剤は胎児に影響するため，使用不可である。

　5 ～ 10 年後の糖尿病の発症確率が高い。

[問題] 次の記述について，○か×かを答えよ。

生殖器系の構造と機能

1 男性の性染色体は，2本のX染色体からなる。
2 男性ホルモンはライディッヒ細胞から分泌される。
3 卵胞は白体が成熟すると黄体になる。
4 プロゲステロンは卵胞から分泌される。
5 黄体形成ホルモンの作用を受けてエストロゲンが増大する。

妊娠合併症

6 妊娠前から高血圧がある場合を妊娠高血圧症候群という。
7 肥満のある妊婦では妊娠高血圧症候群を発症する頻度が高い。
8 妊娠高血圧症候群の胎児は巨大児であることが多い。
9 妊娠糖尿病とは明らかな糖尿病をもつ妊婦のことである。
10 食事療法のみで血糖コントロールが困難な糖尿病をもつ妊婦に対しては，直ちに経口糖尿病薬を投与する。

[解説]

1 × 男性がXY型，女性がXX型の性染色体である。
2 ○
3 × 排卵後の成熟卵胞は黄体となるが，受精・妊娠が成立しないと退縮して白体となる。
4 × プロゲステロンは黄体から分泌される。
5 × 月経が終了すると卵胞刺激ホルモンが分泌される。この作用を受けて卵胞からエストロゲンが分泌される。血中エストロゲン濃度が上昇すると黄体形成ホルモンが分泌され始める。黄体形成ホルモンは排卵後黄体の形成を促す。

6 × 妊娠前から高血圧をもつ場合は高血圧合併妊婦という。
7 ○ 妊婦の年齢が高い場合や肥満，高血圧，糖尿病をもつ妊婦では妊娠高血圧症候群の発症頻度が高い。
8 × 胎児発育障害や胎児仮死の頻度が高い。
9 × 妊娠糖尿病は糖尿病に至っていない糖代謝異常である。
10 × インスリン療法を行う。

13 血液・リンパ・凝固系

一般に，体内で血管という閉鎖された系を循環する体液を血液という。血液は，血球と呼ばれる浮遊有形成分（赤血球，白血球，血小板）および体液成分（血漿）からなっている（**図13-1**）。

造血は骨髄（赤色骨髄）で行われる。骨髄には未分化の造血幹細胞があり，血液中に含まれるさまざまな血球に分化していく。

人体にはリンパ系があり，毛細血管から浸み出した組織液の一部がリンパ管を流れ，やがて左右の鎖骨下静脈へ注ぎ込む管系である。リンパ管にはリンパ液が流れ，リンパ管の途中に多くのリンパ節がみられる。リンパ節は病原体，腫瘍細胞の静脈への流入を防ぐ濾過装置となっている。

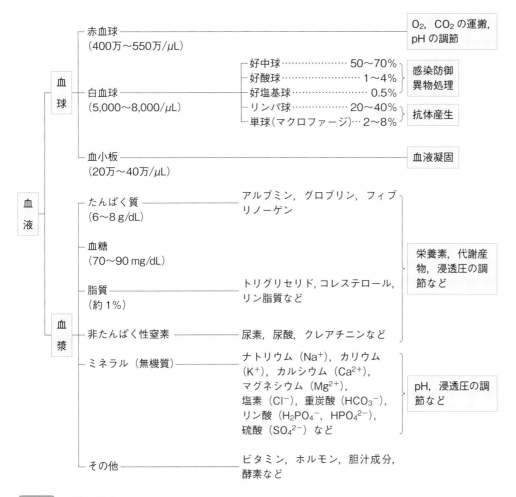

図13-1 血液の組成

Ⓐ　血液・リンパ・凝固系の構造と機能

◀1 32-40　ⓐ 血球の分化・成熟◀1 ....

1　骨髄

　血球を産生する骨の内部にある造血器である。骨髄には赤色骨髄と黄色骨髄がある。赤色骨髄は活発に造血作用を営んでいるが，黄色骨髄では脂肪組織に置き換わっているため，造血作用が低下している。

2　造血幹細胞と各血球の分化，成熟

　血球（赤血球，白血球，血小板）は，骨髄で造血幹細胞から分化する。
・赤血球：エリスロポエチンの作用により，赤芽球から赤血球に分化する。
・白血球：顆粒球（好中球，好酸球，好塩基球），リンパ球，単球に分化する。
・血小板：巨核球から血小板に分化する。

◀2 36-38　ⓑ 赤血球，白血球，血小板◀1, 2 ....
35-38

1　赤血球・ヘモグロビン

●赤血球の特徴（図13-2）

　赤血球は両面の中央がへこんだ円板形で，核をもたない。平均直径は約 $8\mu m$，厚さは周辺部で約 $2\mu m$，へこんだ中央部で約 $1\mu m$ である。赤血球は骨髄でつくられ，平均寿命は約 120 日で，脾臓で破壊される。循環血液中の赤血球数は，成人男性では 450 万〜 550 万 $/\mu L$，成人女性では 400 万〜 500 万 $/\mu L$ である。赤血球は細胞内液にヘモグロビンをもつ。

●ヘモグロビンの特徴（図13-3）

　ヘモグロビンは哺乳類のもつ代表的な色素たんぱくの一つで，血液中に成人男性で約 16g/dL，女性で約 14g/dL 存在する。ヘモグロビンは鉄を含む色素ヘムとたんぱく質のグロビンが結合したものである。酸素分圧が高いと容易に酸素と結合して，鮮紅色の酸化ヘモグロビンになり，逆に酸素分圧が低いと酸素を放出して，暗赤色の還元ヘモグロビンとなる（p. 198，図10-5）。このように，赤血球中のヘモグロビンは，肺胞で酸素と結合し，末梢組織で酸素を離して全身に酸素の運搬を行っている。

2　白血球

　白血球は，赤血球よりも大きいが数は少なく，血液 $1\mu L$ 中に 5,000 〜 8,000 個存在する（図13-2）。白血球は，顆粒の有無，染色性，核の形，つくられる場所により，好中球，好酸球，好塩基球，リンパ球，単球（マクロファージ）に分類される（表13-1）。これらの白血球は協同して働き，ウイルス，細菌，寄生虫感染，また腫瘍から身体を防御している。白血球は，炎症や感染症などの場合に増加し，長期の栄養障害や諸種の食中毒などで減少する。

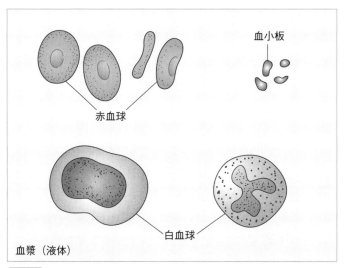

図13-2 血球の模式図

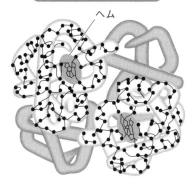

図13-3 ヘモグロビンの構造

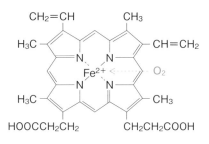

表13-1 白血球の特徴

		%	直径（μm）	核	顆　粒
顆粒白血球	好中球	50 ~ 70	10 ~ 16	多形	好中性小粒
	好酸球	1 ~ 4	12 ~ 18	二分葉	好酸性大粒
	好塩基球	0.5	10 ~ 16	見にくい	好塩基性不同
無顆粒白血球	リンパ球	20 ~ 40	6 ~ 10	円形	少量のアズール顆粒
	単球	2 ~ 8	30 ~ 40	不整形	

●好中球の特徴

　直径 10 ~ 16μm で，白血球全体の 50 ~ 70%である。細菌に対する食作用が盛んで，遊走して血管外の細菌感染部に集まり，生体の防御に大きく役立つ。特に感染症時にはその数が著明に増加する。

●好酸球の特徴

　直径 12 ~ 18μm で，白血球全体の 1 ~ 4%である。生体の感染防御や異物

処理に役立っている。アレルギー疾患で増加する。

●好塩基球の特徴

直径 10 ～ 16μm で，白血球全体の 0.5％である。好塩基球は，組織でヒスタミンなどの化学伝達物質を含む肥満細胞となり，Ⅰ型アレルギー反応に関与する。

●リンパ球の特徴

直径 6 ～ 10μm で，白血球全体の 20 ～ 40％である。リンパ球は免疫系の主役をつとめる。生体に進入した無数の異物に対して抗体をつくり，それを記憶して速やかに強力に反応する（p. 241，**図 14-1**）。リンパ球には B 細胞とT 細胞があり，B 細胞は骨髄から分泌され，T 細胞は胸腺で分化・成熟する。末梢血中のリンパ球は，約 70％が T 細胞で約 30％が B 細胞である。

B 細胞から分化した形質細胞ががん化し，主に骨髄で増えると多発性性骨髄腫になり，腰痛や高カルシウム血症を来す。

●単球の特徴

直径 30 ～ 40μm で，白血球全体の 2 ～ 8％である。単球は組織でマクロファージとなる。マクロファージは食作用により異物を処理する。また，マクロファージは抗原提示細胞として免疫系に関与する（p. 241，**図 14-1**）。

③ 血小板

●血小板の構造と機能

血小板は直径約 2 ～ 4μm の核のない細胞で，その数は 20 万～ 40 万 /μLに達する。骨髄の巨核球が分化してつくられ，出血で増加し，止血に重要な働きをする。標的部位では速やかに破壊され，血液凝固因子を放出する。

c 血漿たんぱく質

血液を凝固しないように冷却したまま遠心分離すると，薄黄色の透明な上清と，赤色の沈殿とに分かれる。この上清を血漿と呼ぶ。

健常成人の血漿に含まれているたんぱく質は，およそ 6 ～ 8g/dL で，その物理化学的性質による溶解性によって，アルブミン，グロブリン，フィブリノーゲンの 3 種に大別される。量的に最も多いのはアルブミン（約 55％）で，次がグロブリン（約 38％），フィブリノーゲンは約 3 ～ 5％である。

① 分類

血漿を電気泳動装置によって処理すると，たんぱく質分子の荷電の状態によって泳動に差異が生じる。その結果，アルブミンが最も動きやすく，次いでグロブリンとフィブリノーゲンが分かれてくる。グロブリンはさらにα，β，γの 3 種類に分かれる。αはさらにα₁ 分画とα₂ 分画に分かれる（**表 13-2**）。

② 機能（表 13-2）

・アルブミン：アルブミンは肝臓で合成され，血漿の浸透圧を維持するのに重要な役割を果たしている。また，脂肪酸，ステロイドホルモン，胆汁色素（ビ

表13-2 血漿の電気泳動分画によるたんぱく質の分類と機能

分　画	たんぱく質	量（mg/dL）	機　能
アルブミン	アルブミン	3,500 ～ 5,500	浸透圧の維持，物質の輸送
α₁-グロブリン	α-リポたんぱく	—	脂質の輸送（HDL）
	α₁-アンチトリプシン	300	トリプシン阻害
α₂-グロブリン	プロトロンビン	10	血液凝固に関与
	セルロプラスミン	30 ～ 60	銅の輸送
	ハプトグロビン	30 ～ 90	ヘモグロビンの輸送
	α₂-マクログロブリン	250	トロンビン阻害
	preβ-リポたんぱく	—	脂質の輸送（VLDL）
β-グロブリン	β-リポたんぱく	—	脂質の輸送（LDL）
	トランスフェリン	200 ～ 300	鉄の輸送
γ-グロブリン	IgG	1,300	免疫に関与
	IgA	200	
	IgM	150	
	IgD	微量（0.03）	
	IgE	極微量（0.0003）	
フィブリノーゲン（φ-グロブリン）	フィブリノーゲン	200 ～ 400	血液凝固に関与

リルビン），胆汁酸，無機イオンなどを結合して輸送する。

- **α-グロブリン**：α-グロブリンのうち，α₁分画はα-リポたんぱく，すなわち HDL が主要成分である。α₂-グロブリンにはハプトグロビンと呼ばれる糖たんぱく質があり，ヘモグロビンと特異的に結合し，ヘモグロビン鉄の流失を防いでいる。セルロプラスミンは銅を輸送し，その代謝に関与する。
- **β-グロブリン**：β-グロブリン分画には，β-リポたんぱく，すなわち LDL が含まれる。血漿中の鉄結合のたんぱく質であるトランスフェリンもこの分画に含まれる。
- **γ-グロブリン**：γ-グロブリン分画には，免疫グロブリンが含まれている。
- **フィブリノーゲン**：血液凝固に関与する（**図** 13-4，**表** 13-3）。

d 凝固・線溶系

1 止血機構（p.100, Column）

●一次止血（止血機能）

　血管が傷付き出血すると，生体防御反応として止血機構が働く。まず血管収縮による血流減少が起こり，傷付いた血管に血小板粘着，さらに血小板同士が凝集して血栓をつくり，血管の破綻部からの出血を防ぐ（**図**13-5）。この過程は一次止血と呼ばれる。このときにできる一次血栓は，出血を阻止するもので，もろくてはがれやすい。

●二次止血（血液凝固）

　血液凝固は，血漿たんぱく質のフィブリノーゲンが重合して水に不溶性のフィブリンとなり，これが血球を取り囲んで二次血栓をつくることによって起

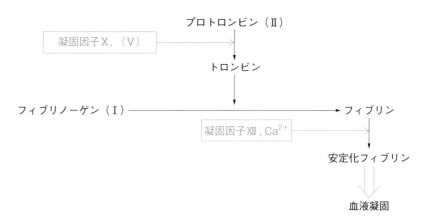

図13-4 血液凝固のメカニズム

表13-3 主な凝固因子

凝固因子	名　称	凝固因子	名　称
I	フィブリノーゲン	VIII	抗血友病因子 A
II	プロトロンビン (ビタミン K 依存性)*	IX	クリスマス因子，抗血友病因子 B, 血漿トロンボプラスチン成分（PTC） (ビタミン K 依存性)*
III	組織因子	X	スチュアート-パウェル因子 (ビタミン K 依存性)*
IV	カルシウムイオン	XI	抗血友病因子 C，血漿トロンボプラス チン前駆因子（PTA）
V	不安定因子，Ac-グロブリン	XII	ハーゲマン因子
VII	安定因子，プロコンバーチン (ビタミン K 依存性)*	XIII	フィブリン安定化因子

注）凝固因子VIは欠番。
*ビタミン K が欠乏した状態で産生されると，凝固活性をほとんどもたない凝固因子ができる（II, VII, IX,
　Xの４つ）。

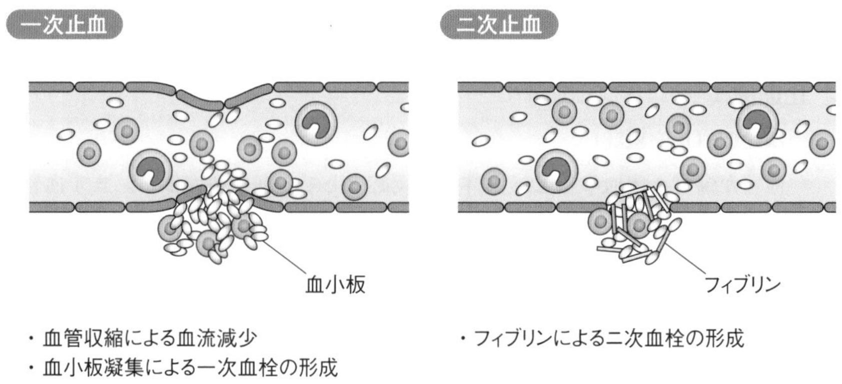

一次止血

二次止血

血小板

フィブリン

・血管収縮による血流減少
・血小板凝集による一次血栓の形成

・フィブリンによる二次血栓の形成

図13-5 一次止血と二次止血のようす

こる。この過程を二次止血と呼ぶ（**図 13- 5**）。

・凝固因子：血液凝固にかかわる因子が複数存在する（**表 13- 3**）。

・血液凝固のメカニズム：血漿中の凝固因子が次々に活性化され，フィブリノーゲンがフィブリンとなる（**図 13- 4**）。フィブリンは，はじめは緩く絡まりあった線維網であるが，フィブリン安定化因子（凝固因子XIII）によって密な凝集体（安定化フィブリン）に変わる。これらの一連の反応には Ca^{2+}，ビタミン K が必要となる。

2　線溶

　血管が修復されると血栓は血漿中のプラスミンによって溶かされ，消失する。この過程をフィブリン溶解現象（線維素溶解現象，線溶）という。プラスミンは体液に存在する線維素溶解物質である。

B　血液系疾患の成因・病態・診断・治療の概要

　血液系の疾患は，血液成分の異常や増減，血液成分の腫瘍化，ならびに止血・凝固異常により起こる。貧血，白血病，紫斑病，血友病，播種性血管内凝固症候群（DIC）などの疾患がある。

ⓐ 貧血

36-39
35-38
35-39
34-39
33-41
32-41

　貧血とは，血液中の血色素濃度，ヘマトクリット値（p. 27）および赤血球数のいずれか，あるいはいずれもが減少した状態をいう。赤血球の産生低下，喪失，破壊などが貧血の原因としてあげられる。赤血球の大きさにより，小球性，正球性，大球性の貧血に分類できる。鉄欠乏性貧血は小球性低色素性貧血，**溶血性貧血・再生不良性貧血**は正球性正色素性貧血，巨赤芽球性貧血・悪性貧血は大球性正色素性貧血である（**表 13- 4**）。

溶血性貧血
赤血球の早期破壊亢進によって赤血球数が減少することで貧血を来す。血清ハプトグロビンの減少がみられる。

再生不良性貧血
骨髄の低形成により血液中の赤血球，白血球，血小板の減少が起こり，貧血を来す。白血病への移行がみられることがある。

●病因　　貧血の病因には，①造血素材としての鉄，ビタミン B12，葉酸などの欠乏，②骨髄での造血幹細胞の産生障害，③白血病細胞やがん細胞などの骨髄内転移による造血骨髄空間の狭小化，④赤血球の破壊亢進，⑤胃・十二指腸潰瘍，消化管の悪性腫瘍，子宮筋腫，痔，および出血性素因などによる急性・慢性出血などがある。

・鉄欠乏性貧血：極端な偏食などで鉄の摂取量の不足が生じたり，鉄の吸収障害，慢性の出血による鉄の喪失増加，体内の鉄需要の亢進などによりヘモグロビン合成能が低下するために起こる。

・巨赤芽球性貧血：ビタミン B12 や葉酸の欠乏により，赤芽球の成熟障害が生じて発症する。ビタミン B12 欠乏性貧血は，胃切除後，5 ～ 10 年を経て生じることが多い。

・悪性貧血：巨赤芽球性貧血のうち，胃内因子（キャッスル因子）の分泌障害に基づくビタミン B12 吸収障害のために，ビタミン B12 の欠乏を来し，幼若造血細胞の DNA 合成が阻害されることによって発症するものをいう。

表13-4 貧血の形態学的分類

小球性低色素性貧血	鉄欠乏性貧血 鉄芽球性貧血 無トランスフェリン血症 サラセミアなどのグロビン合成異常 慢性感染症および腫瘍に伴う貧血
正球性正色素性貧血	急性出血 溶血性貧血 急性白血病 骨髄の低形成：再生不良性貧血，赤芽球癆，腎性貧血，内分泌疾患による貧血 骨髄への腫瘍細胞の浸潤
大球性正色素性貧血	巨赤芽球性貧血：ビタミン B_{12} 欠乏（悪性貧血，無胃性貧血），葉酸欠乏および代謝異常 先天的あるいは薬物による DNA 合成障害 肝障害に伴う貧血 網赤血球増加時：急性出血，溶血性貧血，貧血からの回復期など

・**腎性貧血**：エリスロポエチン産生低下により，赤血球の産生が低下する（p. 134）。

●**病態**

・臨床症状：息切れ，動悸，めまい，易疲労感など。

・鉄欠乏性貧血：爪の変形（スプーン状），舌炎など。

・巨赤芽球性貧血（ビタミン B_{12} 欠乏）：食欲不振，舌炎（ハンター舌炎）など。

・溶血性貧血：血清中に間接ビリルビンの増加がみられ，黄疸となる。末梢血中で**網赤血球数**の増加がみられる。

・再生不良性貧血：白血球減少による感染症，血小板減少による出血傾向。

●**診断**　貧血の診断は，臨床症状，末梢血液検査や血液生化学検査，骨髄検査などにより行う。

・鉄欠乏性貧血：血清鉄とフェリチン（鉄の貯蔵たんぱく）が減少し，総鉄結合能（TIBC）と不飽和鉄結合能（UIBC）が増加している。

・巨赤芽球性貧血：末梢血液像で好中球の核の**過分葉**がみられ，血清ビタミン B_{12} もしくは葉酸が低下している。汎血球減少を認める。

●**治療**　鉄欠乏性貧血では，経口鉄剤の投与が行われることが多い。経口投与ができない場合や急速な改善を要する場合には鉄剤を静注（静脈内注射）することもある。消化管出血などの場合には，病因となる疾患の治療も進める。

・鉄欠乏性貧血：鉄剤投与と同時に，補助的手段として食事内容を変えていくことも重要である。食事は高エネルギー・高たんぱく質・高ビタミン食とし，鉄の含有量の多い食品（レバー，牛肉，鳥の砂のう，大豆，ほうれんそうなど）や，造血ビタミン（ビタミン B_{12}，葉酸など）を多く含む食品を選ぶ必要がある。鉄の吸収を促進する目的として，たんぱく質とともにビタミン C を多く含む野菜や果物の摂取も重要である。

網赤血球（網状赤血球）
溶血性貧血，急性出血後など赤血球の産生が亢進している状態で増加する。

過分葉
好中球の核は，通常 3〜5 に分葉しているが，これが 6〜10 にまで過剰に分葉したもの。巨赤芽球性貧血における好中球の核の過分葉は，診断感度，特異度ともに高く，早期発見に有用である。

・巨赤芽球性貧血：ビタミン B_{12} 欠乏ではビタミン B_{12} 製剤服用または筋注（筋肉内注射），葉酸欠乏では葉酸を投与する。

・悪性貧血：ビタミン B_{12} が吸収できない悪性貧血では，経口投与は効果がないため，筋注を行う。

b 出血性疾患 ◀ ⸱⸱⸱⸱⸱⸱⸱⸱⸱⸱⸱⸱⸱⸱⸱⸱⸱⸱⸱⸱⸱⸱⸱⸱⸱⸱⸱⸱⸱⸱⸱⸱⸱⸱⸱⸱⸱⸱

◀35-39
　34-39
　32-41

　出血傾向を示す疾患には，血友病，フォン・ヴィレブランド病，特発性血小板減少性紫斑病（ITP），播種性血管内凝固症候群（DIC）などがある。

1 紫斑病

　紫斑病とは，血小板減少，毛細血管壁の脆弱により，軽微な外力で血管壁から血液が滲出し，皮下や粘膜に出血斑を生じる病態である。先天性と後天性のものがあり，頻度的には後天性の特発性血小板減少性紫斑病が多い。

2 特発性血小板減少性紫斑病（免疫性血小板減少症；ITP）

●**病因**　特発性血小板減少性紫斑病では，血小板膜に対する自己抗体が血小板と結合し，脾臓などでマクロファージに破壊されて血小板が減少する。骨髄での血小板産生は正常もしくは亢進している。

●**病態**　皮膚の点状出血，斑状出血，歯肉出血，鼻出血，性器出血などの出血が起こる。血小板数が特に 3 万 /μL 以下になると刺激を受けなくとも自然に出血しやすくなる。

●**診断**　皮膚や粘膜の出血傾向，血小板の減少がみられるが，赤血球と白血球に異常が認められない。ただし，血小板減少をもたらす基礎疾患や薬剤の関与を除外する。

●**治療**

・薬物療法：副腎皮質ステロイド薬の投与を行う。

・手術：脾臓の摘出を行う。

3 血友病・播種性血管内凝固症候群（DIC）

●**病因**　血液凝固系，フィブリン溶解系（線溶系），凝固系制御機構などに異常があり，正常な止血機構が破綻して起こる。

・血友病：性染色体の「X染色体上」の凝固因子ⅧあるいはⅨの遺伝子異常により，出血傾向を示す。

・播種性血管内凝固症候群：さまざまな基礎疾患により血液凝固が亢進することで，血小板や凝固因子が消費されて減少し，また，線溶系が亢進して出血傾向を示す。

●**病態**　血友病では，重症な場合には皮下出血や頭蓋内出血が起こり，軽症の場合にも抜歯後の止血が困難になる。

●**診断**　血液凝固検査により診断する。DIC では，線溶系の亢進により，フィブリン分解産物（FDP）が増加する。

●**治療**　血友病では，凝固因子補充療法を行う。播種性血管内凝固症候群では，

血液凝固抑制薬であるヘパリンを用いる。

◀ 36-39 　C 白血病 ◀ ··

　白血病とは，造血幹細胞，前駆細胞の自律性増殖を特徴とする造血臓器の腫瘍性疾患で，正常成熟細胞が減少する。このため，感染症や出血を併発し，適切な治療を行わないと死に至る重篤な疾患である。

●**病因**　　詳細には不明であるが，遺伝子変異，薬剤，放射線およびウイルスなどがあげられている。九州,四国地方に多発する成人T細胞白血病（ATL）は，ヒトレトロウイルスが原因であることが明らかにされている。

●**病態**
  ・急性白血病：自覚症状としては，発熱，出血傾向，貧血症状が主体となる。出血が特徴的であり，皮下出血のほか，歯肉，眼底，鼻，消化管からの出血，女性では性器出血がみられる。また，抜歯後に大出血して白血病診断の端緒になることがある。
  ・慢性白血病：発症は潜行性である。

●**診断**
  ・急性白血病：正球性正色素性貧血を示し，白血球数は1/3の症例ではむしろ減少傾向を認める。血小板はほとんどの症例で減少し，しばしば出血傾向が認められる。
  ・慢性白血病：白血球数，血小板数はともに増加する。
  ・注意点：白血病の診断で最も大切なことは，末梢血液塗末標本の鏡検（顕微鏡検査）で，病的細胞の出現を確認することである。確定診断にはさらに骨髄検査が必要となる。

●**治療**
  ・治療方法：急性白血病では，主に化学療法と造血幹細胞移植療法が行われている。
  ・栄養管理：急性白血病では，寛解導入時の強力な抗白血病剤の投与により全身の栄養低下が起こるため，細心な栄養管理が必要となる。一般に白血病では，造血器腫瘍細胞の増殖による代謝亢進が起こり，ビタミンB_{12}や葉酸をはじめ各種栄養素が消費されるため，その補給が必要となってくる。また，発熱，感染症および白血病細胞増殖が続く場合は，全身の栄養状態が悪化してくるので，高たんぱく，高エネルギー，および高ビタミン食を摂取させる。

　補足　急性前骨髄球性白血病の治療：ビタミンAが著効を奏した唯一の白血病で，1988年，レチノイン酸の分化誘導療法の驚くべき有効性が報告され，レチノイン酸療法は急性前骨髄球性白血病の第一選択となった。しかし，ビタミンA過剰症，呼吸不全，腎不全などの副作用に注意が必要である。

問題　次の記述について，○か×かを答えよ。

血液・造血器・リンパ系の構造と機能 ⋯⋯⋯⋯⋯⋯⋯⋯⋯⋯⋯⋯⋯⋯⋯⋯⋯⋯⋯⋯⋯⋯⋯⋯⋯⋯⋯⋯⋯⋯⋯⋯⋯⋯

1　血漿に含まれるたんぱく質はアルブミン，グロブリン，フィブリノーゲンの 3 種に大別され，フィブリノーゲンが最も多い。

2　赤血球は有核細胞である。

3　白血球は，好中球，好塩基球，単球（マクロファージ）に分類され，リンパ球を含まない。

4　血小板は二次止血にかかわる。

5　血管が修復されると，血栓は血漿中のプラスミンによって溶かされ，消失する。

血液系の疾患 ⋯⋯⋯

6　主な貧血は，小球性低色素性貧血，正球性正色素性貧血，大球性正色素性貧血に分類される。

7　巨赤芽球性貧血は，ビタミン B12 や葉酸の欠乏によって赤芽球の成熟障害が生じて発症する。

8　白血病の治療では特別な栄養管理は必要ない。

9　特発性血小板減少性紫斑病では骨髄での血小板産生は亢進している。

10　血友病は血液凝固系に異常があり，正常な止血機構が破綻して起こる。

解説

1　×　アルブミン約 55%，グロブリン約 38%，フィブリノーゲン約 3 〜 5% で，アルブミンが最も多い。

2　×　赤血球に核はない。

3　×　リンパ球も白血球に含まれる。

4　×　血管が傷付き出血が起こると，血管収縮によって血流が減少し，損傷部に血小板が粘着，さらに血小板同士が凝集して血栓をつくる。この過程が一次止血である。また，血漿中のフィブリノーゲンが重合して不溶性のフィブリンとなり血球を取り囲み二次血栓をつくることを二次止血（血液凝固）と呼ぶ。

5　○

6　○

7　○

8　×　急性白血病では抗白血病剤の投与によって栄養低下が起こるため，細心な栄養管理を要する。一般に白血病では，造血器腫瘍細胞の増殖による代謝亢進が起こり，ビタミン B12 や葉酸をはじめとした各種栄養素が消費されるため，補給を必要とする。また，症状により全身の栄養状態が悪化した場合，必要に応じた治療食を摂取させる。

9　○　特発性血小板減少性紫斑病では，自己抗体が血小板と結合した状態でマクロファージに破壊されるため，血小板が減少する。多くの場合，骨髄での産生は亢進することが多い。

10　○

14 免疫，アレルギー

A 免疫と生体防御

免疫とは，生体が侵入してくる異物（病原体）を非自己のものであると認識し，体外に排除または無毒化しようとする働きのことである。

a 特異的・非特異的防御機構 ◀ ....

◀36-22
36-39

病原体に対する生態防御を考えると，まず皮膚や粘膜が物理的に内部への侵入を防いでいる。この防御は，病原体すべてに対して作用し，ある特定の病原体にのみ有効でほかの病原体には無効という訳ではない。このような防御機構を非特異的防御機構という。涙液や唾液に含まれるリゾチームは細菌の細胞壁を加水分解する酵素であり，非特異的防御機構に含まれる。また，胃液中の胃酸は強度の酸であり，非特異的防御作用を示す（**表14-1**）。

外傷を負った際などのように，皮膚や粘膜の防御を突破して体内に病原体が侵入した場合には，まず顆粒球（好中球）やマクロファージなどの食細胞と呼ばれる細胞が対処し，病原体を細胞内に取り込んで消化する。これを貪食という。この場合も，特定の病原体にのみ作用することはないため，非特異的防御機構に含まれる。リンパ球の一種であるナチュラルキラー細胞（NK細胞）も，ウイルス感染細胞や腫瘍細胞に対して非特異的防御作用を示す。非特異的防御機構は自然免疫とも呼ばれる。

一方，ワクチンの接種による感染症の予防効果は，その病原体のみに有効で，ほかの病原体には無効である。例えば，麻疹（はしか）に対するワクチンを接種しても，麻疹は予防できるが，インフルエンザは予防できない。このように特定の対象に対してのみ有効な防御機構を特異的防御機構という。特異的防御機構は，リンパ球であるT細胞やB細胞によって担われる。T細胞は胸腺で成熟し，B細胞は骨髄で成熟する。T細胞のうち，ヘルパーT細胞はB細胞による抗体産生を補助する。一方，細胞障害性T細胞（キラーT細胞）は，ウイルス感染細胞や腫瘍細胞を直接排除する。特異的防御機構は，獲得免疫とも呼ばれる。

獲得免疫
生後，感染や予防接種によって得た免疫。ウイルスなどの病原体やワクチンなどを抗原として認識し，細胞性免疫を作動させる，抗体を産生する能動免疫と，すでに産生された抗体などを他人から移入する受動免疫がある。

表14-1 非特異的生体防御（自然免疫系）と特異的生体防御（獲得免疫系）の特徴

	非特異的生体防御（自然免疫系）	特異的生体防御（獲得免疫系）
担当組織	皮膚，粘膜	リンパ組織
免疫担当細胞	マクロファージ，好中球，NK細胞	リンパ球（T細胞，B細胞）
体液中の物質	補体，リゾチーム，胃酸	抗体

◀136-22
33-42
32-42

b 体液性免疫，細胞性免疫[1]

1 体液性免疫

　細菌やウイルスなどの病原体が侵入すると，これらを抗原とする抗体がつくられる。このように抗体を介して行う免疫を体液性免疫という（**図14-1**）。

● **抗体**　　抗体は，B細胞（Bリンパ球）が分化した形質細胞（抗体産生細胞）により免疫グロブリン（Ig）として産生される。免疫グロブリンは**図14-2**のような基本構造をしており，抗原非結合部分（Fc部分）の構造の相違により5種類に分けられる（**表14-2**）。また，免疫グロブリンは，血漿たんぱく質のグロブリン分画（γ-グロブリン分画）に含まれる。

● **抗原抗体反応**　　形質細胞によって産生された抗体は，抗原と結合する。この反応を抗原抗体反応という。抗原抗体反応によって生じた免疫複合体（抗原抗体複合体）は，好中球やマクロファージなどの食作用を受けやすく（オプソニン効果）なり，内部の酵素で処理される。

2 細胞性免疫

　T細胞（Tリンパ球）によって担われる免疫であり，ウイルス感染細胞や腫瘍細胞を排除する（**図14-1**）。

● **ヘルパーT細胞**　　ヘルパーT細胞は，樹状細胞やマクロファージによって提示された特異的抗原に反応してB細胞の増殖・分化を補助するとともに，インターフェロンγなどのサイトカインを産生・放出し，抗原を攻撃する細胞傷害性T細胞を活性化する。

● **細胞傷害性T細胞（キラーT細胞）**　　細胞傷害性T細胞は，ウイルス感染細胞や腫瘍細胞，移植片などに抗原特異的に結合し，細胞死を誘導する。

● **NK細胞**　　ナチュラルキラー細胞（NK細胞）は，抗原非特異的にウイルス感染細胞や腫瘍細胞を排除する。また，抗体が結合した細胞を攻撃する抗体依存性細胞傷害反応（ADCC反応）を担う。

◀2 36-40
35-40
34-40
33-43

c アレルギー[2]

　免疫応答が，結果として生体に悪影響や障害を起こす状態をアレルギーという。アレルギー反応は，メカニズムによりI～Ⅳ型に分けられる（**表14-3**）。

　I型，Ⅱ型，Ⅲ型は，抗原抗体反応が関与する反応であり，I型では数分以内で症状として現れることが多いことから，即時型過敏症と呼ばれる。一方，Ⅳ型はTリンパ球による細胞性免疫で，反応に12～48時間を要するため，遅延型過敏症と呼ばれる。

● **I型アレルギー**　　I型アレルギーは，IgE依存型アレルギーで，肥満細胞（マスト細胞）や好塩基球細胞表面に存在するIgE受容体に結合したIgEと花粉やダニなどのアレルゲン（抗原）が反応して，ヒスタミンなどの化学伝達物質が遊離されることによって引き起こされる。気管支喘息，食物アレルギー，じ

アレルゲン
通常，I型アレルギーの抗原となる物質をアレルゲンという。

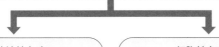

図14-1 体液性免疫と細胞性免疫

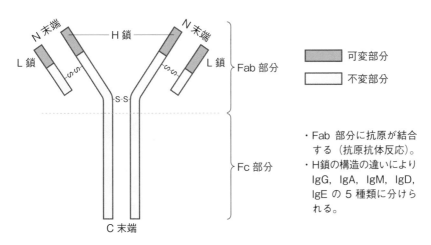

図14-2 免疫グロブリンの基本構造

○ Column | 免疫寛容

　免疫系は，病原体や他人の組織といった非自己に対して反応を生じるが，自己の細胞やたんぱくには反応しない。このように，抗原特異的に免疫系が反応しないことを免疫寛容という。このような免疫寛容は，生存に重要な役割を果たしており，非自己である食物を摂取しても反応が生じないのは，食物抗原に対して免疫寛容が成立しているためである。一方，食物抗原に対して免疫寛容がうまく作用しないと，食物アレルギーなどの症状が出現する。臓器移植では，抗原特異的免疫応答である拒絶反応を抑制するために，免疫寛容を誘導するための治療が行われる。

表14-2 免疫グロブリンの種類と特徴

	血清中の割合（%）	特　徴
IgG	80	●免疫グロブリンの中で最も多い。 ●胎盤を通過できる唯一の免疫グロブリンで，新生児期から乳児期にかけての感染防御に役立っている。
IgA	13	●唾液，涙，鼻汁，消化液に含まれ，侵入した異物を排除する局所免疫（粘膜免疫）として働く。母乳中，特に初乳に多く含まれ，乳児の感染防御に作用。粘膜には免疫グロブリンの基本構造が 2 個結合した 2 量体として分泌される（分泌型）。
IgM	6	●異物が侵入したときに，最初に産生される免疫グロブリン。 ●抗原結合部位が多く存在するので，異物にひとまず結合する。免疫グロブリンの基本構造 5 つよりなり（5 量体），分子量が最も大きい。
IgD	1	●機能はよくわかっていないが，形質細胞の抗体産生を調節していると考えられている。
IgE	0.002	●肥満細胞や好塩基球と結合し，アレルギー反応に関与する。寄生虫に対する生体防御を担っている。

表14-3 アレルギー疾患の分類と反応のメカニズム

型			メカニズム	主な関与因子	主な疾患・症状
I	IgE依存型	体液性免疫	●肥満細胞（マスト細胞）・好塩基球の細胞表面の IgE にアレルゲンが結合することで，ヒスタミンが放出され，血管透過性亢進，平滑筋収縮などが起こる。	抗体（IgE） 肥満細胞 好塩基球 アレルゲン	気管支喘息 食物アレルギー じんましん アナフィラキシー アレルギー性鼻炎 花粉症 アトピー性皮膚炎
II	細胞障害型		● IgG や IgM などが自己の細胞膜に結合することで，活性化された補体あるいは貪食細胞により細胞融解を来す。	抗体（IgG, IgM） 補体 貪食細胞	自己免疫性溶血性貧血（AIHA） 血液型不適合輸血による溶血
III	免疫複合体型		●抗原と抗体が結合した免疫複合体が組織に沈着し，補体を活性化して，組織障害を引き起こす。	免疫複合体 補体	糸球体腎炎 全身性エリテマトーデス 血清病
IV	T細胞依存型	細胞性免疫（遅延型過敏症）	●活性化 T 細胞から分泌されるサイトカインによって炎症反応，組織障害を起こす。	T 細胞	ツベルクリン反応 移植免疫 接触性皮膚炎

んましん，アナフィラキシー，アレルギー性鼻炎，花粉症，アトピー性皮膚炎などがこのタイプのアレルギーである。

補体
抗体が抗原に結合すると活性化される一連のたんぱく質で，細胞膜に穴をあけ，殺菌や細胞障害を引き起こす。

●**II型アレルギー**　　II型アレルギーは，自己の細胞膜に抗体が結合し，**補体**が活性化することにより細胞を融解する反応である。輸血のときに異なった血液型の血液が輸血されると赤血球が融解するのがこのタイプのアレルギーである。

●**III型アレルギー**　　III型アレルギーは，抗原と抗体が結合した免疫複合体が特定の組織に沈着し，補体を活性化して，組織障害を引き起こす。糸球体腎炎，

全身性エリテマトーデスなどがこのタイプのアレルギーである。

●**Ⅳ型アレルギー**　　Ⅳ型アレルギーは，抗原と反応し，活性化したＴ細胞から分泌されるサイトカインによって炎症反応，組織障害を起こす。ツベルクリン反応はこのタイプのアレルギーを利用した検査である。

●**主な免疫・アレルギー疾患**

・アレルギー疾患：気管支喘息，アトピー性皮膚炎，食物アレルギー，じんましんなどがあげられる。

・自己免疫疾患：全身性エリテマトーデス（SLE）などの膠原病や橋本病があげられる。

・免疫不全症：後天性免疫不全症候群（AIDS，エイズ）があげられる。

B　免疫・アレルギー疾患の成因・病態・診断・治療の概要

　免疫系が異常亢進することが原因で起こる免疫疾患と，それとは逆に免疫系が異常低下することが原因で起こる免疫疾患がある。アレルギー疾患や自己免疫疾患では免疫系は亢進し，免疫不全症では逆に低下する。

ⓐ 食物アレルギー◀ ··· ◀34-41

　食物アレルギーとは，摂取した食物に対してIgEを産生して起こるⅠ型アレルギーである。

●**原因**　　小児に特に多くみられ，卵，牛乳，小麦で多い。加齢につれて，甲殻類，果物類，そば，魚類などの発症率が高くなる（図14-3）。

　2歳以下の乳幼児のアトピー性皮膚炎の20〜30%，気管支喘息の約10%が食物に関連するといわれている。主にⅠ型アレルギー，場合によってⅢ型やⅣ型アレルギーが誘発される。

●**病態**　　次のような多彩な症状を示す。

・皮膚症状：じんましん，発しん，そう痒など。

・呼吸器症状：咳，喘鳴，呼吸困難など。

○ Column ｜ **免疫と栄養**

　栄養不良は，細胞性免疫や体液性免疫，およびマクロファージや白血球などの食細胞機能を低下させ，免疫機能の低下をもたらす。その結果，感染症に罹患しやすくなる。したがって，疾患を有する場合に限らず，特に高齢者などにおいては，感染症予防のために栄養不良状態に陥らせないことが重要である。栄養不良の指標としては，体重減少が最も重要である。健常者においても，エビデンスとしては不足しているものの，十分なエネルギー摂取とバランスの取れた栄養が，免疫機能を維持し，感染防御に有用であると考えられる。

　また，栄養摂取の際に，腸管を利用すること自体が，腸粘膜の萎縮を防止し，非特異的な免疫バリア機能が維持されることにつながる。バリア機能が障害されると，腸内細菌の粘膜内侵入（バクテリアルトランスロケーション）を招き，敗血症や多臓器不全の原因となる。

　特定の栄養素が免疫機能を高めることが多くの研究で示唆されている。これらの栄養素には，アミノ酸であるアルギニンやグルタミン，微量元素の亜鉛やセレン，ビタミンD，n-3系多価不飽和脂肪酸などが含まれる。

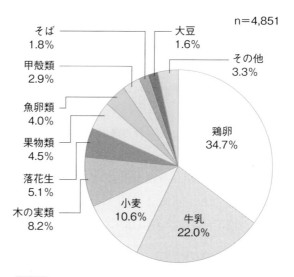

n＝4,851

図14-3 食物アレルギーの原因食物

資料）消費者庁：食物アレルギーに関する食品表示に関する調査研究事業報告
書，2020

・消化器症状：悪心・嘔吐，腹痛，下痢など。

・重症時：アナフィラキシーショックが生じる。

●**診断**

・問診：食事内容とアレルギー発現の相関を確認する。

・免疫学検査：アレルゲンを特定するために，特異的 IgE 抗体測定，皮膚テスト，ヒスタミン遊離試験を行う。

・除去・負荷試験：アレルゲンと推定される食物を除去したり，負荷したりすることによってアレルギー発現状況を確認する。食物負荷試験は，特異度が高いが専門医が入院設備のある施設で行うことが望ましい。

●**治療**　アレルゲンを含む食物をすべて回避，除去する。

◀36-41
35-41
34-41
32-43

b 膠原病，自己免疫疾患◀ ⋯⋯⋯⋯⋯⋯⋯⋯⋯⋯⋯⋯⋯⋯⋯⋯⋯⋯

<ruby>膠原病<rt>こうげんびょう</rt></ruby>とは，全身の種々の臓器に慢性の炎症を生じる疾患群の総称であり，自己免疫疾患と考えられている。

主な膠原病には，全身性エリテマトーデス（SLE），関節リウマチ（RA），強皮症（全身性強皮症），多発性筋炎・皮膚筋炎，シェーグレン症候群などがある。また，このほかに結節性多発動脈炎，過敏性血管炎，ベーチェット病などが膠原病に近い疾患とされている（**表14-4**）。

1 全身性エリテマトーデス（SLE）

全身性エリテマトーデスの推定患者数は約３万人で，男女比は１：10と圧倒的に女性が多く，20 ～ 40 代で発病することが多い。

●**病因**　遺伝的要因に加え，環境要因，内分泌環境が関連して，細胞核成分の

表14-4 自己免疫疾患

	症　状
全身性エリテマトーデス	発熱，全身倦怠感，蝶形紅斑，日光過敏症，口腔粘膜の潰瘍，糸球体腎炎（ループス腎炎），溶血性貧血
関節リウマチ	慢性多発性関節炎，関節の変形，朝のこわばり，小球性低色素性貧血，間質性肺炎
強皮症（全身性強皮症）	皮膚硬化，ソーセージ様手指，色素沈着，えん下障害，逆流性食道炎，肺線維症
多発性筋炎・皮膚筋炎	筋力低下，えん下障害，紅斑（皮膚筋炎），悪性腫瘍の合併
シェーグレン症候群	涙液・唾液の分泌低下，目・口腔の乾燥，う歯（虫歯）
バセドウ病（グレーブス病）	甲状腺ホルモン過剰分泌，頻脈，発汗，眼球突出，体重減少
橋本病（慢性甲状腺炎）	甲状腺ホルモン分泌低下，びまん性甲状腺腫，むくみ（浮腫），皮膚の乾燥，寒がり，体重増加，脈拍数の減少，無気力，月経や妊娠等の異常

資料）鈴木裕一：2016 管理栄養士国家試験問題と解答，p.179（2015）第一出版を改変

DNA に対する自己抗体が産生され，免疫複合体を形成することにより，組織障害を起こしていると考えられている。

●**病態**　全身性の疾患で，あらゆる臓器に障害が生じる。

・**全身症状**：38℃以上の発熱(80%以上)，全身倦怠感，食欲不振などが生じる。

・**皮膚粘膜症状**：皮膚発疹が特徴的で，鼻根部を中心に両頬部に蝶形に広がる紅斑（蝶形紅斑）が出現する。そのほか，日光過敏症，脱毛，口腔粘膜の潰瘍が認められる。

・**腎臓障害**：糸球体腎炎（ループス腎炎）を生じ，ネフローゼ症候群や腎不全を来す場合がある。

・**血液障害**：白血球や血小板の減少を生じる。溶血性貧血を認めることもある。

・**その他**：関節炎，中枢神経症状，血管炎，心膜炎，胸膜炎を生じる場合がある。

●**診断**

・**血液学検査**：末梢血液では，白血球，血小板の減少がみられる。

・**免疫学検査**：抗核抗体（抗 DNA 抗体），リウマトイド因子などの自己抗体，補体価が異常値（低値）を示す。

●**治療**

・**安静**：増悪因子（日光，感染，寒冷，過労，妊娠）を避け，安静を保つ。

・**薬物療法**：ステロイド薬を用いる。場合により免疫抑制薬を併用する。

●**予後**　寛解と増悪を繰り返す。

2 関節リウマチ（RA）

関節リウマチの推定患者数は 70 万〜100 万人で，男女比は 1：4 と女性が多く，40〜60 代で発病することが多い。

●**病因**　病因は不明であるが，自己免疫が関与しているといわれている。

●**病態**

・関節症状：あらゆる関節に炎症が生じ得るが，手指 DIP 関節には生じにくいなどの特徴がある。炎症が続くことにより，次第に骨・軟骨の破壊が起こり，さらに進行すると関節が変形する。朝，起床時に関節が動きにくい（朝のこわばり），多発性・対称性に関節炎が生じる傾向がみられる。

・関節外症状：皮下結節，間質性肺炎，血管炎，心外膜炎など，全身性で多彩な炎症が出現する。

・合併症：シェーグレン症候群や続発性アミロイドーシスなどを合併することがある。

●**診断**　臨床症状，骨や関節の X 線写真，血液学検査により判断する。

・臨床症状：多発性・対称性の関節腫脹がみられる。

・X 線検査：骨・軟骨の破壊，関節の強直などが認められる。

・血液学検査：リウマトイド因子や，抗 CCP 抗体（抗環状シトルリン化ペプチド抗体），CRP が陽性となる。

●**治療**

・薬物療法：抗リウマチ薬を用いる。場合により TNF-α 阻害薬などの生物製剤を用いる。

・運動療法：筋力を保持する。可動範囲を保つ。

・手術：関節破壊が進行した場合は，人工関節に置換する外科手術を行う。

●**予後**　早期治療により，疾患活動性（炎症）を抑制できれば，関節破壊を防止することが可能である。

3 シェーグレン症候群

唾液腺，涙腺へリンパ球が浸潤し炎症，組織破壊を生じる。唾液分泌低下による口腔乾燥症状や口腔内洗浄作用低下によるう歯（虫歯），涙液分泌低下による目の乾燥症状を生じる。

4 強皮症（全身性強皮症）

皮下および消化管壁のコラーゲン線維増加による皮膚硬化や，消化管蠕動運動低下による症状（えん下障害，逆流性食道炎，吸収不良）を生じる。肺にも同様の病態を生じ，肺線維症を来す。**レイノー現象**が高率でみられる。

レイノー現象
寒冷や緊張時に手足の血流が一時的に悪化し，色調が蒼白，紫，赤に変化する現象。

c 免疫不全

免疫機構のどこかに欠陥があると，感染症にかかりやすくなり，また重症化しやすくなる。悪性腫瘍の発症も増加する。このように免疫機構に欠陥がある状態を免疫不全という。免疫不全には，生まれたときから異常のある先天性免疫不全と，生後にかかった疾患や治療などで，免疫能が抑制された結果として生じる後天性免疫不全とがある。

1 先天性免疫不全

さまざまな遺伝子の異常によって，B 細胞や T 細胞の発生や分化，あるいは，好

中球やマクロファージの食細胞機能が障害されることによる。Ｂ細胞の障害では抗体産生が低下し，体液性免疫能が低下する。Ｔ細胞障害では，細胞性免疫が障害される。Ｂ細胞もＴ細胞もともに障害される遺伝子異常もある。食細胞機能の障害では，貪食した病原体を殺菌できないため，体のあちこちで肉芽腫を生じる。先天性免疫不全症の中には，遺伝子治療が試みられている疾患もある。

２ 後天性免疫不全

①治療行為などによる免疫不全：ステロイド剤（グルココルチコイド）には免疫抑制作用があり，特に膠原病などの治療で大量に使用した際に免疫不全状態になる場合がある。免疫抑制を目的とした薬剤（免疫抑制剤）も膠原病治療や臓器移植の場合に用いられるが，やはり免疫不全状態を生じる。悪性腫瘍などの治療で用いられる抗がん剤や放射線照射も免疫能の低下を生じる。

②エイズ（AIDS，後天性免疫不全症候群）：ヒト免疫不全ウイルス（HIV；human immunodeficiency virus）の感染によって，ヘルパーＴ細胞が特異的に傷害されて生じるＴ細胞系免疫不全症である。患者数は少ないものの，わが国では増加傾向であり，他の先進国での減少傾向と比べ，対照的である。

●**病因**　血液や体液を介してHIVが感染することによる。性的接触（同性間や異性間の性行為），麻薬などの注射針の共用，HIVに汚染された血液の輸血，母子感染などがある。

●**病態**

・進行と症状：HIVに感染した後，ＣＤ４陽性Ｔリンパ球数が減少し，約5～10年の無症候性の時期を経て，生体が高度の免疫不全症に陥り，ニューモシスチス肺炎などの日和見感染症やカポジ肉腫といった悪性腫瘍が生じてくる（**表14-5**）。

●**診断**

・HIV感染症の診断：抗HIV抗体検査，HIV抗原検査，HIV遺伝子検出，およびウイルス分離による。

・HIV検査時の注意点：感染後6～8週間は抗体ができない。末梢血液中のヘルパーＴ細胞の割合をモニターすることにより，HIVの増殖状況を定期的にチェックする。

・エイズの診断：HIV感染症と診断され，**表14-5**の①～㉓の疾患（指標疾患）の一つ以上が明らかに認められる場合，エイズと診断する。

●**治療**　抗HIV薬の投与，日和見感染症の治療を行う。抗HIV薬の進歩により，生存率は以前より格段に高くなったが，いまだ完治は難しく，早期に検査し，治療すること，さらに長期治療を視野に入れることが重要である。また，何よりもHIVに感染しないこと（予防）が重要である。

表14-5 エイズの診断にかかわる疾患（指標疾患）

A. 真菌症	①カンジダ症（食道，気管，気管支，肺） ②クリプトコッカス症（肺以外） ③コクシジオイデス症（全身に播種したもの。肺，頸部，肺門リンパ節以外の部位に起こったもの） ④ヒストプラズマ症（全身に播種したもの。肺，頸部，肺門リンパ節以外の部位に起こったもの） ⑤ニューモシスティス肺炎
B. 原虫症	⑥トキソプラズマ脳症（生後1か月以後） ⑦クリプトスポリジウム症（1か月以上続く下痢を伴ったもの） ⑧イソスポラ症（1か月以上続く下痢を伴ったもの）
C. 細菌感染症	⑨化膿性細菌感染症（13歳未満で，ヘモフィルス，連鎖球菌などの化膿性細菌による敗血症，肺炎，髄膜炎，骨関節炎，中耳・皮膚粘膜以外の部位や深在臓器の膿瘍が2年以内に，2つ以上，多発あるいは繰り返して起こったもの） ⑩サルモネラ菌血症（再発を繰り返すもので，チフス菌によるものを除く） ⑪活動性結核（肺結核または肺外結核） ⑫非結核性抗酸菌症（全身に播種したもの。肺，皮膚，頸部，肺門リンパ節以外の部位に起こったもの）
D. ウイルス感染症	⑬サイトメガロウイルス感染症（生後1か月以後で，肝，脾，リンパ節以外） ⑭単純ヘルペスウイルス感染症（1か月以上持続する粘膜，皮膚の潰瘍を呈するもの，または生後1か月以後で気管支炎，肺炎，食道炎を併発するもの） ⑮進行性多巣性白質脳症
E. 腫瘍	⑯カポジ肉腫 ⑰原発性脳リンパ腫 ⑱非ホジキンリンパ腫〔LSG分類により，大細胞型（免疫芽球型），Burkitt型に分類される〕 ⑲浸潤性子宮頸がん
F. その他	⑳反復性肺炎 ㉑リンパ性間質性肺炎／肺リンパ過形成：LIP/PLH complex（13歳未満） ㉒HIV脳症（認知症または亜急性脳炎） ㉓HIV消耗性症候群（全身衰弱またはスリム病）

注）⑪活動性結核のうち肺結核および⑲浸潤性子宮頸がんについては，HIVによる免疫不全を示唆する所見がみられる場合に限る。

各指標疾患の診断法は「厚生労働省エイズ動向委員会によるAIDS診断のための指標疾患の診断法」の記載による。この文書冒頭には「ここには基本的な診断方法を示すが，医師の判断により，より最新の診断法によって診断する場合もあり得る」と記載されている。

資料）厚生労働省エイズ動向委員会（2018）

問題 次の記述について，○か×かを答えよ。

免疫グロブリン ....

1 IgG は，胎盤を通過しない。
2 IgA は，血清中の免疫グロブリンの中で最も量が多い。
3 IgM は，感染の治癒期に上昇する。
4 IgE は，肥満（マスト）細胞に結合する。
5 IgD は，アレルギー反応に関与する。

免疫・アレルギー ....

6 アナフィラキシーショックは，即時型アレルギーである。
7 ツベルクリン反応は，抗体が関与する体液性免疫によるアレルギーである。
8 花粉症は，Ⅳ型アレルギーである。
9 仮性アレルゲンは，IgA を介して反応を起こす。
10 肥満細胞は，IgA 受容体をもっている。

免疫・アレルギー疾患 ....

11 血液型不適合輸血による溶血は，Ⅲ型アレルギーである。
12 食物アレルギーは，Ⅰ型アレルギーである。
13 小児の食物アレルギーでは，卵，牛乳，小麦が原因食物として多い。
14 全身性エリテマトーデスの特徴的な皮膚症状として蝶形紅斑の出現がある。
15 HIV 感染後，約 5 ～ 10 年の無症候性の時期を経てエイズ（AIDS）を発症する。

解説

1 × IgG は，胎盤を通過できる唯一の免疫グロブリンである。
2 × 最も多いのは，IgG であり，血清中の割合は 80％を占める。IgA は 13％を占める。
3 × IgM は，異物侵入時に最初に産生される。
4 ○
5 × IgE は，肥満細胞や好塩基球と結合しやすい性質をもち，アレルギー反応に関与する。IgD は機能はよく
わかっていないが，形質細胞の抗体産生を調節していると考えられている。

6 ○
7 × ツベルクリン反応は，T 細胞がかかわる細胞性免疫によるアレルギーである。
8 × 花粉症は，IgE 依存型のⅠ型アレルギーである。
9 × 仮性アレルゲンは，最初から食品などに含まれる，あるいは生成される化学物質のうち，アレルギー類似
の症状を起こすヒスタミン，チラミン，セロトニンなどの物質である。
10 × 肥満細胞は，IgE 受容体をもっている。

11 × IgE 依存型のアレルギー反応がⅠ型アレルギーである。食物アレルギーがこれに当たる。自己の細胞膜に
抗体が結合し，食細胞あるいは活性化した補体によって，細胞融解を来す反応がⅡ型アレルギーである。
血液型不適合輸血による溶血はこれに当たる。
12 ○
13 ○
14 ○
15 ○

15 感染症

感染とは，諸々の病原体が個体（宿主）の体内に侵入することによって発生する病態を指し，そのために発症する疾患を感染症という。

Ⓐ 感染症の成因・病態・診断・治療の概要

1 感染症の発症の有無 ◀

◀36-42
35-42

●**感染症の発症要因** 病原体が体内に侵入したとしても，すべての個体で感染症が発症するわけではない。感染症の発症には，侵入する病原体の病原性（強弱など）や数・量と宿主側の抵抗力，すなわち栄養状態，免疫力などが関係し，さらにそれらを取り巻く環境要因もかかわる。このことを宿主・寄生体相互関係と呼ぶ（**図15-1**）。

●**日和見感染** インフルエンザやはしか（麻疹）のように，健康な人に病原体が侵入して発病する感染症も多いが，最近では，宿主の感染防御機能の低下が原因となって発症する感染症が問題となっている。すなわち，健康な人では問題にならないような，真菌や原虫などの本来は病原性の弱い微生物でも，がんや糖尿病などの患者では免疫力が低下したことによって発症してしまう。これを日和見感染と呼び，感染防御力が低下して，感染症にかかりやすくなった状態の人を易感染性宿主という。

日和見感染には，真菌によるニューモシスチス肺炎やカンジダ症，原虫によるトキソプラズマ感染症などがある。

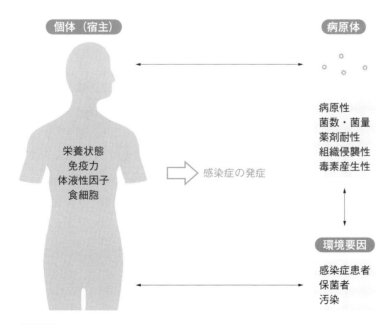

図15-1 感染症の発症要因

251

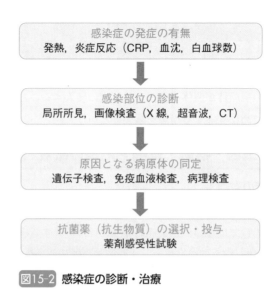

図15-2 感染症の診断・治療

2 常在菌と菌交代現象

●**常在菌**　人間は決して無菌ではない。常在菌といわれる，通常は無害な微生物が咽頭，皮膚，消化管に存在している。乳酸菌のように，人の健康に役立っている細菌も体内には多数存在する。人間は微生物と共生しているということができる。

●**菌交代現象**　感染症に対して大量に抗菌薬（抗生物質）を投与した場合では，原因となる病原体だけでなく，無害な常在菌も死滅する。これにより細菌叢のバランスが崩れ，その結果，投与した抗菌薬には感受性のない微生物が増殖し，それらが新たな感染症を引き起こすことがある。このような現象を菌交代現象と呼ぶ。抗菌薬を不適切に使用した場合などに起こり，重大な問題となっている。

3 感染症の診断・治療（図15-2）

　感染症の発症が確認されたら，感染部位の診断を行う。この際，その感染症に特有の臨床症状がみられれば，比較的容易に診断できる場合も多い。例えば，麻疹では，その特徴的な発疹，熱型から診断可能である（p.256，図15-3）。しかし，正確に感染症を診断するには，原因となる病原体を同定しなければならない。それには，病変部位から病原体を分離し，**塗抹検査**，培養検査，PCR法などの遺伝子検査を実施する必要がある。また，血清中の抗原，抗体を検出する免疫血液検査によっても可能である。原因となる病原体が同定できたら，どの薬剤が効くか，という薬剤感受性試験を実施し，最も適切な薬剤を投与する。

4 病原体の種類と感染症法による感染症の分類◀

　病原体の種類による感染症の分類を**表15-1**に示した。**表15-2**は「感染症の予防及び感染症の患者に対する医療に関する法律（感染症法）」によって規定された感染症の分類を示したものである。

細菌叢
皮膚，鼻腔，咽頭，腸管，膣などの皮膚面および粘膜面に恒常的に生息している微生物の集合体を正常細菌叢（正常フローラ）と呼ぶ。外界より侵入する病原微生物の定着を防ぐ働きなどがある。

塗抹検査
喀痰，その他の臨床材料を直接，スライドガラスに塗りつけ，乾燥，固定して，種々の染色を行い，顕微鏡下で結核菌やがん細胞の存在を調べる臨床検査法である。

◀32-44

表15-1 病原体の種類による感染症の分類

病原体の種類	特　徴	主な疾患
細菌	原核細胞をもつ単細胞の細菌により感染する。	ブドウ球菌感染症，連鎖球菌感染症，ヘリコバクター・ピロリ感染症，腸管感染症，細菌性食中毒，コレラ，敗血症
ウイルス	DNA あるいは RNA である核酸とたんぱく質からなるウイルスにより感染する。	A 型急性肝炎，麻疹，風疹，手足口病，日本脳炎，伝染性単核球症，インフルエンザ，流行性耳下腺炎，流行性角結膜炎，単純ヘルペス感染症，水痘・帯状疱疹ウイルス感染症，後天性免疫不全症候群（エイズ）
クラミジア・リケッチア	細菌とウイルスの中間の構造をもつクラミジア・リケッチアにより感染する。	クラミジア感染症：オウム病，クラミジア肺炎，トラコーマ リケッチア感染症：発疹チフス，ツツガ虫病
真菌	細胞壁をもち，光合成機能を欠く真菌により感染する。	カンジダ症，クリプトコッカス症，アスペルギルス症
寄生虫，原虫	寄生虫（線形動物・扁形動物）や原虫（原生動物）により感染する。	寄生虫症：アニサキス，回虫症，ぎょう虫症 原虫疾患：赤痢アメーバ症，マラリア，クリプトスポリジウム症

ⓐ 病原微生物◂

35-42
34-42
33-44
32-44

1 細菌感染症

　細菌とは，**原核細胞**をもつ単細胞の微生物で，原形質に明瞭な核をもたない生物の一群である。主に分裂によって繁殖する。細菌の体内への侵入によって発症する疾患が細菌感染症である。

　●**主な細菌感染症**　主な細菌感染症として，**表 15-1** のようなものがある。

　・ブドウ球菌感染症：最も代表的なものが**ブドウ球菌**による感染症である。ブドウ球菌は**グラム陽性球菌**で，黄色ブドウ球菌と表皮ブドウ球菌の二つが臨床上問題となる。黄色ブドウ球菌は健常者の皮膚，粘膜，鼻腔，腸管などにも常在するが，ブドウ球菌が皮膚創傷部位などから血液や組織中に侵入し，局所に膿瘍などを形成し，さらに**蜂窩織炎**，敗血症などの重篤な状態に至ることも少なくない。また，増殖して，皮膚剝脱素やエンテロトキシンなどの毒素を大量に産生し，その毒素による症状が前面に現れることも多い。表皮ブドウ球菌も広く常在菌として存在しているが，免疫力が低下した患者や高齢者などでは，病原性を示すことが多い。

　　ブドウ球菌感染症の治療は，基本的には病巣から採取したブドウ球菌の薬剤感受性を検査し，感受性のある抗菌薬を投与すればよいが，多くの抗菌薬が無効な耐性菌，特に **MRSA** の存在が問題となっており，治療に苦慮することも多い。

　・連鎖球菌感染症：**連鎖球菌**はグラム陽性球菌で，口腔や腸管の常在菌である

原核細胞
細菌のように細胞内に核をもたない細胞の総称。核をもつ細胞を真核細胞という。

グラム陽性球菌
グラム染色で陽性を示す（染色に染まる）球形の細菌をいう。ブドウ球菌，連鎖（レンサ）球菌などヒトに病原性を示す細菌も多く含まれる。

蜂窩織炎
疎性結合組織の急性化膿性炎症である。

MRSA
メチシリン耐性黄色ブドウ球菌。多剤に対して耐性をもつ。

表15-2 **感染症法に基づく感染症の種類**

	感染症名等	性　格
感染症類型	［1類感染症］　　エボラ出血熱，クリミア・コンゴ出血熱，痘そう，南米出血熱，ペスト，マールブルグ病，ラッサ熱	感染力・危険性が極めて高い。
	［2類感染症］　　急性灰白髄炎，結核，ジフテリア，重症急性呼吸器症候群（病原体がコロナウイルス属 SARS コロナウイルスであるものに限る），中東呼吸器症候群（MERS），鳥インフルエンザ（H5N1），鳥インフルエンザ（H7N9）	感染力・危険性が高い。
	［3類感染症］　　コレラ，細菌性赤痢，腸管出血性大腸菌感染症，腸チフス，パラチフス	感染力・危険性は高くないが，集団発生を起こし得る。
	［4類感染症］　　E 型肝炎，ウエストナイル熱（ウエストナイル脳炎を含む），A 型肝炎，エキノコックス症，黄熱，オウム病，オムスク出血熱，回帰熱，キャサヌル森林病，Q 熱，狂犬病，コクシジオイデス症，サル痘，ジカウイルス感染症，重症熱性血小板減少症候群（SFTS），腎症候群性出血熱，西部ウマ脳炎，ダニ媒介脳炎，炭疽，チクングニア熱，ツツガ虫病，デング熱，東部ウマ脳炎，鳥インフルエンザ（鳥インフルエンザ H5N1 および H7N9 を除く），ニパウイルス感染症，日本紅斑熱，日本脳炎，ハンタウイルス肺症候群，B ウイルス病，鼻疽，ブルセラ症，ベネズエラウマ脳炎，ヘンドラウイルス感染症，発しんチフス，ボツリヌス症，マラリア，野兎病，ライム病，リッサウイルス感染症，リフトバレー熱，類鼻疽，レジオネラ症，レプトスピラ症，ロッキー山紅斑熱	動物，飲食物を介してヒトに感染する。ヒトからヒトへは感染しない。
	［5類感染症］　　アメーバ赤痢，ウイルス性肝炎（E 型および A 型肝炎を除く），カルバペネム耐性腸内細菌科細菌感染症，急性脳炎（ウエストナイル・西部ウマ・ダニ媒介・東部ウマ・日本脳炎，ベネズエラウマ脳炎およびリフトバレー熱を除く），クリプトスポリジウム症，クロイツフェルト・ヤコブ病，劇症型溶血性レンサ球菌感染症，後天性免疫不全症候群，ジアルジア症，侵襲型インフルエンザ菌感染症，侵襲性髄膜炎菌感染症，侵襲性肺炎球菌感染症，水痘（入院例に限る），先天性風しん症候群，梅毒，播種性クリプトコックス症，破傷風，バンコマイシン耐性黄色ブドウ球菌感染症，バンコマイシン耐性腸球菌感染症，百日咳，風しん，麻しん，薬剤耐性アシネトバクター感染症	国が発生動向の調査を行い，発生・まん延の防止に努める。

注）令和 2 年 2 月 1 日，厚生労働省は，新型コロナウイルス感染症〔病原体がベータコロナウイルス属のコロナウイルス（令和 2 年 1 月に中華人民共和国から世界保健機関に対して，人に伝染する能力を有することが新たに報告されたものに限る）であるものに限る〕を指定感染症とし，ただちに届出をするものとした。

資料）感染症の予防及び感染症の患者に対する医療に関する法律，法律第 114 号（平成 10 年 10 月 2 日，最終改正：令和 4 年 6 月 17 日法律第 68 号）

が，いわゆる溶連菌と称される A 群β溶血性連鎖球菌が重要である。溶連菌は多くの毒素や酵素を産生し，それらが毒素として多彩な症状を引き起こす。小児にみられる咽頭炎，扁桃炎の多くは溶連菌によって生じるが，後に糸球体腎炎やリウマチ熱などの後遺症を残すことがある。さらに猩紅熱，丹毒（浅在性の蜂窩織炎），伝染性膿痂疹などの原因菌にもなる。また，壊疽性筋膜炎などの劇症型連鎖球菌感染症では致命率が高く，注意が必要である。

・ヘリコバクター・ピロリ感染症：ヘリコバクター・ピロリ菌は経口感染する。強酸の条件下でも生存可能であるため，胃の中でも生存することができる。胃粘膜を傷害することにより，胃炎，胃・十二指腸潰瘍の原因として，注目されている。胃がんの原因の一つという説も有力である。

　ヘリコバクター・ピロリ感染症の治療では，胃粘膜から菌体が証明できれば，抗菌薬などで除菌する必要がある。

・腸管感染症：以前は恐れられた腸チフス，パラチフス，細菌性赤痢などの腸管感染症も，輸液療法やニューキノロン系などの抗菌薬の発達で，致命的ではなくなった。しかし，海外では依然，猛威をふるっており，海外渡航者などでは油断は禁物である。

　　腸管感染症の治療は，輸液と抗菌薬の投与が中心となる。

・細菌性食中毒：細菌性食中毒とは，細菌によって汚染されている食品を飲食することで発症する健康障害で，サルモネラ属菌，ブドウ球菌，腸炎ビブリオ，腸管出血性大腸菌 O157 などが原因菌となる。

・コレラ：腸チフス，パラチフス，細菌性赤痢などと同様に，コレラも輸液療法や抗菌薬の進歩で状況は改善した。しかし，海外渡航者などでは油断は禁物である。

　　コレラの治療は，輸液と抗菌薬の投与が中心となる。

・レジオネラ属菌：レジオネラ・ニューモフィラが代表的で，土壌，河川などの自然界に存在するグラム陰性桿菌。温泉や噴水，加湿器などに生息し，エアロゾル状になった水とともに呼吸器から体内に入り込み，肺炎症状が起こる。潜伏期は 2 〜 10 日。これによって引き起こされるレジオネラ症は，4 類感染症に指定されている。高齢者，新生児，糖尿病患者などで重症化する。

・敗血症：血液中に一時的に微生物が存在する状態を，細菌なら菌血症，ウイルスならウイルス血症という。これは通常，無症状で経過し，治癒するが，細菌が増殖し，毒素を産生して重症の全身症状を来す場合があり，この状態を敗血症と呼ぶ。高齢者や免疫力の低下した患者では，重症の感染症から敗血症に移行することもまれではない。皮膚，尿路，肝臓・胆道，肺などの感染巣から血中に多くの細菌が流れ込み，発熱，悪寒，さらには毒素によるショック症状などを来す。原因菌としては**病原性大腸菌**，肺炎球菌，ブドウ球菌などが多い。

　　敗血症の治療は，循環，呼吸の全身管理，適切な抗菌薬の投与などを行う。しかし，ショック症状を伴う場合や播種性血管内凝固症候群（DIC）を起こした場合，極めて死亡率が高くなる。

2 ウイルス感染症

　ウイルスとは，濾過性病原体ともいわれ，DNA あるいは RNA である核酸とたんぱく質よりなる微粒子で，ほかの細胞内でのみ増殖する。

　ウイルスの体内への侵入によって発症する疾患がウイルス感染症である。

●**主なウイルス感染症**　主なウイルス感染症として，**表15-1**（p. 253）のようなものがある。

・A 型急性肝炎：A 型肝炎ウイルス（HAV）による感染症である。汚染した飲料水や食物から経口感染する。衛生環境の悪い東南アジア等への渡航で感染することも多い。一度感染すると強い免疫が得られるため，再発はまれである。衛生状態の悪い時代に育った高齢者は高率に抗体をもっているが，若

病原性大腸菌
大腸菌のうち，病原遺伝子によって疾病を引き起こす大腸菌。グラム陰性（グラム染色で染まらない）菌で，このうち腸管出血性大腸菌は度々食品に媒介され，ベロ毒素によってヒトに出血性大腸炎や溶血性尿毒症候群を起こすことから，感染症法では三類感染症に位置づけられている。

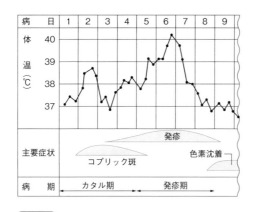

図15-3 麻疹の症状と経過

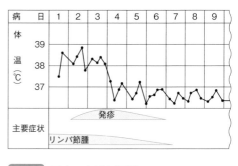

図15-4 風疹の症状と経過

者では感染の危険性が高い。潜伏期は 2 ～ 6 週間で，発熱，倦怠感，食欲不振，嘔吐などをみる。劇症化することはまれで，1 ～ 2 か月の経過の後に回復する。慢性化せず，予後は良好である。

- 麻疹：RNA ウイルスである麻疹ウイルスにより，主として乳幼児に発症する熱性発疹性疾患で，「はしか」といわれ，予防にはワクチンが使われる。麻疹の症状と経過を図 15-3 に示した。潜伏期は 10 ～ 12 日で，**カタル期**に入ると，口腔粘膜に特有のコプリック斑が出現する。その後，発熱，発疹が出現し，通常，治癒に向かう。まれに脳炎などの合併症がみられる。

- 風疹：RNA ウイルスである風疹ウイルスにより発症する急性発疹性疾患で，2 ～ 3 日で軽快するため，「三日はしか」といわれ，予防にはワクチンが使われる。風疹の症状と経過を図 15-4 に示した。風疹自体は安静程度で回復するが，妊娠 3 か月以内の妊婦が風疹に感染すると，胎児にも垂直感染し，未熟児，白内障，聴力障害などの先天性風疹症候群が発生するおそれがある。

- 手足口病：コクサッキーウイルスや，エンテロウイルスの中の一部のウイルスに感染して，口腔内や手足に小水疱を生じる疾患である。軽度の発熱を伴うこともあるが，予後は良好である。しかし，ときに髄膜炎を起こすことも報告されている。

- 日本脳炎：コガタアカイエ蚊の媒介する日本脳炎ウイルスの感染によって起こる脳炎である。ワクチンの普及により，ほとんどみられなくなった。発症すると，頭痛，けいれん，意識障害に陥り，死亡率は 10% 前後といわれている。

- 伝染性単核球症：**EB ウイルス**によって生じる全身性疾患で，小児に多くみられる。発熱，頭痛，咽頭痛などで発症し，頸部リンパ節腫脹，末梢血中での異型リンパ球の出現，ときに発疹など特徴的な症状がみられる。診断には，EB ウイルス（EBV）の抗体値の変動をみることが有用である。

- インフルエンザ：インフルエンザウイルス A，B，C による呼吸器症状を主とする感染症である。現在では，ワクチンや治療薬が発達してきたが，高齢

カタル期
カタルとは，粘膜における滲出性炎症の一種である。麻疹や百日咳などの発病初期には，38℃前後の発熱，せき，鼻汁，くしゃみ，結膜充血，眼脂，羞明などの症状を示す。この時期をカタル期という。

EB ウイルス
Epstein-Barr ウイルス。ヘルペスウイルスの一つ。日本人では多くが乳幼児期に感染し，生涯，体から排出されない。

者や乳幼児では肺炎などを併発すれば予後不良となる。近年，鳥インフルエンザウイルスのヒトへの感染が大変問題となっている。さらに，2009年には豚由来のインフルエンザA型H1N1ウイルスが，一時的にはWHOの警戒レベルをフェーズ6（世界的大流行；パンデミック）にまで引き上げた。その後，WHOは2010年8月に終息宣言を出している。

　インフルエンザの動向については，常に最新の情報を確認する必要がある。

・流行性耳下腺炎：いわゆる「おたふくかぜ」で，ムンプスウイルスの感染により生じる。発熱，耳下腺の腫脹がみられる。予後良好であるが，ときに睾丸炎が起こると男性不妊の原因となることが報告されている。

・流行性角結膜炎：アデノウイルスにより眼の結膜と角膜とが炎症を起こす疾患で，非常に伝染しやすく，「はやり目」の代表とされている。

・単純ヘルペス感染症：単純ヘルペスによって生じる皮膚の感染症で，初感染では歯肉口内炎などを起こす。ウイルスは感染後そのまま神経節にとどまり，再発性単純ヘルペス感染症となる。口唇や陰部に再発性の小水疱が出現する。性行為で感染する場合も多い。

・水痘・帯状疱疹ウイルス感染症：水痘・帯状疱疹ウイルスに感染すると，10～20日の潜伏期を経て，水痘が発症する。水痘は「みずぼうそう」と呼ばれ，発熱と特有の小水疱が全身に出現する。水痘は予後良好で治癒するが，水痘・帯状疱疹ウイルスは神経節にとどまり，加齢などで宿主の免疫力が低下すると，神経節の支配領域に帯状の小水疱と神経痛が発症する。これが帯状疱疹である。高齢者では，帯状疱疹後神経痛という後遺症を残すことがある。治療には，アシクロビルなどの抗ウイルス薬が用いられる。

・新型コロナウイルス（COVID-19）感染症：2019年12月以降，中国湖北省武漢市を中心に発生した感染症。発熱（37.5℃以上），喉の痛み，咳などの風邪症状で終わることが多いとされているが，重症肺炎，呼吸不全に進展する例もある。高齢者や基礎疾患をもつ人では重症化がみられる一方で，小児や若年層では感染しても症状が現れない無症状病原体保有者（不顕性感染者）が多い。また，症状も下痢などの消化器症状，頭痛，全身倦怠感，嗅覚・味覚異常が生じることもあり，多彩である。アメリカ，インド，ブラジル，ヨーロッパなどに爆発的な流行が生じ，全世界では，2023年1月11日現在，6億6千万人以上の感染者と670万人以上の死者が記録されている。診断には，一般的にポリメラーゼ連鎖反応（PCR）検査が行われている。

PCR検査
病原体由来のDNAを増幅させて検出する方法。検体は鼻咽頭ぬぐい液や唾液を採取する。

③ クラミジア・リケッチア感染症

　クラミジア・リケッチアの体内への侵入によって発症する疾患である。

　クラミジア・リケッチアは，細菌とウイルスの中間と考えられる微生物である。生きた細胞の中でしか増殖できないが，RNAとDNAをもち，自身でたんぱく質合成が可能である。クラミジアとリケッチアは，細胞内での増殖部位や増殖サイクルが異なる。

●**主なクラミジア・リケッチア感染症**　クラミジア感染症にはオウム病，クラミジア肺炎，トラコーマなどの疾患がある。また，リケッチア感染症には発疹チフスやツツガ虫病などの疾患がある。

4 マイコプラズマ感染症

マイコプラズマ・ニューモニエの体内への侵入によって発症する疾患である。

マイコプラズマ・ニューモニエは，細菌とウイルスの中間と考えられる微生物である。細胞壁をもたず，栄養があればヒトの細胞外でも増殖することができる。

●**主なマイコプラズマ感染症**　マイコプラズマ・ニューモニエは気道への感染が多く，主な疾患としてマイコプラズマ肺炎がある。

5 真菌感染症

下等真核生物のうち，細胞壁をもち，光合成機能を欠くものを真菌という。真菌の体内への侵入によって発症する疾患が真菌感染症である。

●**主な真菌感染症**　真菌感染症にはカンジダ症，クリプトコッカス症，アスペルギルス症などがある。いずれも病原性は弱いが，がんや糖尿病などの患者が免疫力低下により易感染性宿主となり，日和見感染を起こす場合が少なくない。

6 寄生虫症，原虫疾患

寄生虫症にはアニサキス症，回虫症，ぎょう虫症，原虫疾患には赤痢アメーバ症，マラリア，クリプトスポリジウム症などがある。イカやサバの刺し身によるアニサキス症発症例が多くみられる。

b 性行為感染症

1 性行為感染症

従来，性行為によって感染する疾患を「性病」と呼んでいた。すなわち，「性病予防法」で定められた梅毒，淋病，軟性下疳（げかん），鼠径（そけい）リンパ肉芽腫症である。しかし，より範囲を広げ，性行為のみでなく，ほかの接触でも感染する疾患を性行為感染症（STD）というようになり，従来の性病に加え，B型肝炎，疥癬（かいせん），性器クラミジア感染症，エイズなども指す。性行為が多様化する中でSTDも変容をとげている。

2 主な性行為感染症

梅毒，淋病，軟性下疳，鼠径リンパ肉芽腫症に加えて，B型肝炎，疥癬，性器クラミジア感染症，エイズなどがあるが，最も重要なのが，後天性免疫不全症候群，すなわちエイズである。

◀33-44 ## c 院内感染症◀

1 院内感染症

病院の中で発生した病原体が入院中のほかの患者に感染して発病するものを院内感染症と呼ぶ。患者や医療従事者を介して，ほかの患者に感染する。院内感染が発生したら，原因となる病原体，感染源，感染経路などをしっかり究明し，適切な対策を立てなければならない。また，手洗い，消毒の適切な励行など，院内感染の予

表15-3 院内感染症の感染経路

	特　徴	主な病原体
接触感染	感染源に接触することにより感染する。	MRSA, 多剤耐性緑膿菌などの耐性菌感染症, 疥癬, 帯状疱疹, O157感染症, 急性ウイルス性結膜炎, クロストリジウム・ディフィシル腸炎, ノロウイルス感染症など
飛沫感染	咳, くしゃみなどで生じる飛沫により感染する。	インフルエンザ, 流行性耳下腺炎, 風疹などのウイルス感染症, インフルエンザ菌感染症, 髄膜炎菌感染症, ジフテリア, マイコプラズマ肺炎, 百日咳, A群溶連菌感染症, SARSなど
空気感染	空気中に浮遊した細菌またはウイルスを吸入することにより感染する。	麻疹, 水痘（播種性または免疫不全状態での帯状疱疹を含む）, 結核

防が最も大切である。

2 主な院内感染症

表15-3に示すように，院内感染にはメチシリン耐性黄色ブドウ球菌（MRSA），O157，疥癬などの接触感染，インフルエンザウイルスなどの飛沫感染，さらに結核菌，水痘・帯状疱疹ウイルスなどの空気感染がある。院内感染で最も重要なのが，MRSA感染である。MRSAは健康な人ではあまり問題にならないが，手術後やがん患者などの免疫力が低下した入院患者に感染すると，敗血症，肺炎などを起こし，時として致命的となる。MRSAにはほとんどの抗菌薬が無効で，バンコマイシンやアルベカシンなどの一部の特殊な抗菌薬のみが有効である。しかし，これらの抗菌薬にも感受性がないバンコマイシン耐性黄色ブドウ球菌（VRSA）やバンコマイシン耐性腸球菌（VRE）などの出現も報告されている。

d 新興感染症，再興感染症
◀35-42
34-42

1 新興感染症

新興感染症とは，WHOの定義によれば「これまで知られていなかったが，1994年の時点で過去20年間に新たに発見された病原体による感染症で，地域あるいは世界的に流行して，健康上の問題を引き起こしている感染症」を意味する。表15-4にみられるように，エイズや狂牛病（BSE）などがその代表である。

2 再興感染症

再興感染症とは，以前から存在していたものの，医学の進歩でほとんど「過去の病気」とされていたものが，最近になって再び増加している感染症のことである。例えば，わが国の結核は高齢者に増加しており，1999年には厚生省（当時）が「結核緊急事態宣言」を発している。抗菌薬の乱用によって生じたと考えられる耐性菌感染症も含まれ，大きな問題となっている。また，デング熱，黄熱病などはもともと風土病であったが，交通の発達で世界中に広がり，重要な再興感染症となってい

表15-4 主な新興感染症

発見年	病原体の名称	病原体の種類	疾患
1973	ロタウイルス	ウイルス	小児の下痢症
1976	クリプトスポリジウム症	原虫	急性・慢性下痢
1977	エボラウイルス	ウイルス	エボラ出血熱
1977	カンピロバクター・ジェジュニ/コリ	細菌	下痢症
1982	プリオン	たんぱく質	狂牛病（BSE），クロイツフェルト・ヤコブ病
1982	O157：H7 大腸菌	細菌	出血性大腸炎
1983	ヒト免疫不全ウイルス（HIV）	ウイルス	エイズ
1983	ヘリコバクター・ピロリ菌	細菌	消化性潰瘍
1989	C型肝炎ウイルス	ウイルス	C型肝炎
1991	ガナリトウイルス	ウイルス	ベネズエラ出血熱
1992	コレラ O 139	細菌	新型コレラ
1995	ヒトヘルペスウイルス 8	ウイルス	エイズのカポジ肉腫
2003	SARS コロナウイルス	ウイルス	SARS
2008	高病原性鳥インフルエンザウイルス	ウイルス	鳥インフルエンザ H5N1

表15-5 主な再興感染症

疾患名	病原体の種類	主な感染経路
ペスト	細菌	ネズミを介して感染
MRSA 感染症	細菌	接触感染
結核	細菌	空気感染
百日咳	細菌	飛沫感染
サルモネラ感染症	細菌	経口感染
コレラ	細菌	経口感染
狂犬病	ウイルス	イヌやアライグマなどを介して感染
デング熱	ウイルス	蚊を介して感染
黄熱病	ウイルス	蚊を介して感染
マラリア	原虫	蚊を介して感染
トキソプラズマ症	原虫	ネコの糞などからの経口感染
住血吸虫症	寄生虫	皮膚を貫通して血中に侵入
エキノコックス症	寄生虫	キタキツネの糞などからの経口感染

る（**表** 15- 5 ）。

e 抗菌薬・抗生物質

1 化学療法

　抗菌活性を有する薬剤のうち，真菌などの微生物から生産されたものを抗生物質，化学的に合成されたものを抗菌薬と呼ぶが，広い意味で抗生物質も含めて，抗菌薬と呼ばれている。抗生物質と合成抗菌薬には，次のものがある。

　　・抗生物質：β－ラクタム薬，アミノグリコシド薬，リンコマイシン薬，マク

ロライド薬，テトラサイクリン薬

・合成抗菌薬：キノロン薬，オキサゾリジノン薬，ニューキノロン薬，サルファ
薬，ST 合剤

2 感染症に対する化学療法

感染症の治療は，安静・栄養補給や，発熱・発疹などの随伴症状を対症療法に
よって改善させること，患者の免疫力を高めることなども大切であるが，まず病原
体を退治することが重要である。それには，遺伝子検査や免疫血液検査を行い，原
因となる病原体を同定する必要がある。病原体が同定できたら，原因となる病原体
の薬剤感受性をチェックし，さらに薬剤の副作用，経済性，個々の患者の状態に応
じて，最適な薬剤を選択することが重要である。

問題 次の記述について，○か×かを答えよ。

感染症と病原体 ･･･

1 手足口病 ─────── リケッチア
2 クリプトコッカス症 ──── 細菌
3 流行性耳下腺炎 ────── クラミジア
4 肺炎 ───────── マイコプラズマ・ニューモニエ
5 帯状疱疹 ─────── 真菌

感染症 ･･･

6 ヘリコバクター・ピロリ菌は酸に弱い。
7 結核，コレラ，細菌性赤痢は1類感染症である。
8 MRSA（メチシリン耐性黄色ブドウ球菌）の感染経路は飛沫感染である。
9 真菌感染症は病原性が弱いものが多いが，がんや糖尿病患者での日和見感染が問題となる。
10 再興感染症は，既に治療法が確立されているため，特に注意する必要はない。

11 トキソプラズマ感染症は，日和見感染である。
12 垂直感染は，輸血によって伝播する感染様式である。
13 不顕性感染とは，病原体が不明の感染である。
14 ポリメラーゼ連鎖反応（PCR）は，新型コロナウイルスのみに反応する。
15 再興感染症は，同一の患者が二度感染する感染症である。

解説

1 × 手足口病はウイルス感染症である。
2 × クリプトコッカス症は真菌感染症である。
3 × 流行性耳下腺炎はウイルス感染症である。
4 ○ 肺炎の原因となる病原体の一つにマイコプラズマ・ニューモニエがある。
5 × 帯状疱疹はウイルス感染症である。

6 × 酸に強く，胃の中でも生存が可能である。胃がんの原因の一つであると考えられている。
7 × 結核は2類感染症，コレラ，細菌性赤痢は3類感染症である。
8 × MRSAは院内感染の代表的な原因である。感染経路は接触感染である。
9 ○
10 × 抗菌薬の乱用によって発生した耐性菌，風土病の感染地域の拡大などの問題もあり，楽観できない。

11 ○
12 × 垂直感染は，母体から児へ伝播する感染様式である。
13 × 不顕性感染とは，感染しても症状が現われず保菌する感染である。
14 × PCR反応は，インフルエンザやRCウイルスにも反応する。
15 × 再興感染症は，過去の病気とされていたものが再び増加している感染症。

索引

URL https://daiichi-shuppan.co.jp

上記の弊社ホームページにアクセスしてください。

＊訂正・正誤等の追加情報をご覧いただけます。

＊書籍の内容、お気づきの点、出版案内等に関する
お問い合わせは「ご意見・お問い合わせ」専用フォーム
よりご送信ください。

＊書籍のご注文も承ります。

＊書籍のデザイン、価格等は、予告なく変更される場合
がございます。ご了承ください。

- サクセス管理栄養士・栄養士養成講座 -

解剖生理学・病理学　［人体の構造と機能及び疾病の成り立ち］

| 平成23（2011）年 4 月20日 | 初 版 第 1 刷 発 行 |
| 令和 5 （2023）年 3 月 1 日 | 第 7 版 第 1 刷 発 行 |

著　者	加　藤　昌　彦
	近　藤　和　雄
	箱　田　雅　之
	大　荷　満　生

| 発 行 者 | 井　上　由　香 |

発 行 所	第 一 出 版 株 式 会 社
	〒102-0073　東京都千代田区九段北2-3-1 増田ビル1階
	電話 (03) 5226-0999　FAX (03) 5226-0906

| 印刷・製本 | 広　研　印　刷 |

※ 著者の了解により検印は省略
定価は表紙に表示してあります。乱丁・落丁本は，お取替えいたします。

© Kato,M., Kondo,K., Hakoda,M., Ohni,M., 2023

ISBN978-4-8041-1463-7　C3377

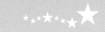

サクセス
管理栄養士・栄養士
養成講座

一般社団法人 全国栄養士養成施設協会 監修
公益社団法人 日本栄養士会

- 公衆衛生学・健康管理概論［社会・環境と健康］毎春改訂
- 生化学［人体の構造と機能及び疾病の成り立ちⅠ］
- 解剖生理学・病理学［人体の構造と機能及び疾病の成り立ちⅡ］
- 食品衛生学［食べ物と健康］
- 基礎栄養学
- 応用栄養学―ライフステージ別―
- 栄養教育論
- 臨床栄養学総論
- 疾患・病態別 臨床栄養学
- 公衆栄養学
- 給食経営管理論

過去5年間の国家試験で出題された語句や内容について、出題番号を併記。
重要なキーワードは同じページ内に解説を掲載。
要点がコンパクトにまとまった、わかりやすい学習書。

ISBN コード、価格についてはお問い合わせください。

日本人の食事摂取基準

厚生労働省「日本人の食事摂取基準」策定検討会報告書

伊藤貞嘉・佐々木敏 監修

2020年版

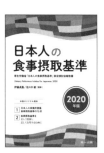

- 健康増進法に規定され、管理栄養士・栄養士にとって必要不可欠な情報源である「日本人の食事摂取基準」の2020年版。
- オリジナル資料「食事摂取基準を正しく理解し正しく活用するために」が一層理解を深めてくれる。

ISBN978-4-8041-1408-8
B5判・560ページ　定価3,080円（税込）

日本人の食事摂取基準（2020年版）の**実践・運用**

特定給食施設等における栄養・食事管理 ―演習付―

食事摂取基準の実践・運用を考える会 編 **第2版**

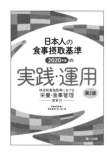

- 日本人の食事摂取基準（2020年版）に基づき、現場の管理栄養士・栄養士が対象者に望ましい栄養・食事計画、提供を行うことができるよう解説。

ISBN978-4-8041-1415-6
B5判・208ページ　定価2,310円（税込）

管理栄養士・栄養士必携

公益社団法人 日本栄養士会 編 **データ・資料集**

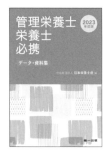

- 業務に必要な食事摂取基準、健康・栄養調査、法規などの各種データ等最新の知見を便利なハンドブックにした。管理栄養士・栄養士の皆さんはもとより、養成施設に通う学生さんにもたいへん便利。
- 毎春改訂し、最新版を発行。

＜2023年度版＞
ISBN978-4-8041-1460-6
四六判・680ページ　定価2,860円（税込）

「食事バランスガイド」を活用した
栄養教育・食育実践マニュアル

公益社団法人 日本栄養士会 監修
武見ゆかり・吉池信男 編 **第3版**

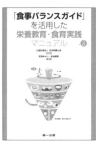

- 「食事バランスガイド」を活用した事例を全面差し替えし、栄養指導・栄養教育への展開を進化させて具体的に解説。
- 厚生労働省「健康な食事」と「食事バランスガイド」の項目を新設。食事摂取基準との関係、食品成分表2015（七訂）値を掲載。

ISBN978-4-8041-1358-6
A4判・192ページ　定価3,080円（税込）
